简 易 疗 法 治 百 病 丛 书

付 勇
章海凤
张 波
主编

极简艾灸治百病

中国医药科技出版社

内容提要

本书分为基础篇、临床篇和附录三部分，基础篇简单介绍了艾灸疗法的常识，包括艾灸操作方法、注意事项等；临床篇详细介绍了艾灸疗法在内、外、妇、伤等各科疾病中的应用；附录详细介绍了常用腧穴定位与主治。全书图文并茂，简单易学，可操作性强，适合中医爱好者、临床大夫阅读参考。

图书在版编目（CIP）数据

极简艾灸治百病 / 付勇，章海凤，张波主编 . — 北京：中国医药科技出版社，2018.6

（简易疗法治百病丛书）

ISBN 978-7-5214-0225-4

Ⅰ . ①极… Ⅱ . ①付… ②章… ③张… Ⅲ . ①艾灸 Ⅳ . ① R245.81

中国版本图书馆 CIP 数据核字（2018）第 089565 号

美术编辑 陈君杞

版式设计 锋尚设计

出版 中国医药科技出版社

地址 北京市海淀区文慧园北路甲 22 号

邮编 100082

电话 发行：010-62227427 邮购：010-62236938

网址 www.cmstp.com

规格 710 × 1000mm 1/16

印张 16 1/2

字数 256 千字

版次 2018 年 6 月第 1 版

印次 2024 年 4 月第 2 次印刷

印刷 北京顶佳世纪印刷有限公司

经销 全国各地新华书店

书号 ISBN 978-7-5214-0225-4

定价 48.00 元

编委会

前言
preface

针灸是中医学的瑰宝，是中医外治法中最具特色的疗法之一，创立了以体表微弱刺激来激活机体内在调控功能的治病新途径，它以其安全、有效、无毒副作用的优势传承千年而不衰。从伏羲制九针到公元1823年第1期《柳叶刀》杂志中记载针刺疗法，再到现代针灸病谱的461 种病证，针灸以其悠久的历史和显著的疗效得到全世界的认可。近年来，随着社会的发展，人们生活方式和疾病谱也随之不断变化，这就对针灸的临床疗效提出了新的挑战，也是机遇。艾灸疗法是针灸疗法中的灸法，不仅能治疗疾病，且能防病保健，并具有简便、安全、有效、廉价等优势，因此越来越受到人们的青睐。为了更好地将艾灸疗法向广大民众进一步普及，使中医艾灸走进百万个社区、千万个家庭中，我们组织资深艾灸疗法专家，精心编写了这本《极简艾灸治百病》，以便更加全面、细致地向广大人民群众介绍艾灸疗法。

本书分基础篇、临床篇和附录三部分。基础篇分为3章，详细介绍了艾灸疗法的概念、源流、内涵、作用及操作等，重点介绍了艾灸疗法的诊治特点，即为辨病、辨证、辨经、辨敏四大特点。临床篇分为7章，依据临床疾病特点分类并介绍58种临床常见病证，各个病证分设概述、诊断要点、辨证论治、艾灸疗法、按语等，我们广泛征求本专业专家意见，将58种临床常见病证丰富的艾灸疗法进行了统一规范，这对规范艾灸疗法具有重要指导意义。附录详细介绍了常用腧穴定位与主治，使广大读者对艾灸治疗取穴定位更加一目了然。

本书所有撰稿人均长期工作在临床一线，有丰富的临床经验，为本书的实用性和权威性提供了保证。与此同时，要向大家说明：本书中有关温针灸等专业操作，须由针灸医生操作；若无医生在场，可改为温和灸。

本书承蒙得到江西省中医院和中国医药科技出版社领导和专家的诸多支持，书中引用了国内众多中医专家的研究成果，在此，谨致以衷心的谢意。由于我们的水平有限，书中不当之处在所难免，诚恳希望各位读者和同道提出宝贵意见，以便使我们的图书更有针对性和实用性。

编者

2017年10月

目录 contents

基础篇

临床篇

附 录

基础篇

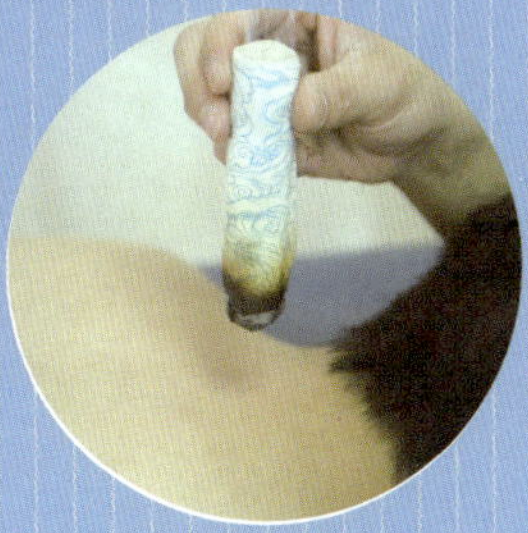

第一章 艾灸疗法概述

第一节 艾灸疗法的源流与发展

艾灸疗法是指用艾叶制成的艾灸材料产生的艾热刺激体表腧穴或特定部位，通过激发经气的活动来调整人体的生理功能，从而达到防病治病的一种治疗方法。

东汉许慎《说文解字》将灸解作灼："灼也。从火久声。"说明灸是用艾草点燃后熏灼人体以治病的方法。《中国针灸学》解释："推想灸法之起源，出在针术之前，发明取火之后，与砭石之应用或在同时。盖石器时代，民皆穴居野外，病多创伤，风雨侵袭，病多筋挛痹痛，治宜灸焫，以得温则舒，得热则和，故当时发明砭石针焫之法，殆可谓出于自然。"可知灸法起源较早，约在人类学会利用火之后。古人通过生活中点滴经验的积累，尝试用烧灼之法治疗病痛，掌握一定规律后，灸法便诞生了。

艾灸疗法历史源远流长。长沙马王堆汉墓出土的《足臂十一脉灸经》和《阴阳十一脉灸经》中提出了经脉循行部位、所主疾病及其灸治所宜等。《五十二病方》灸法记载较多，如："以艾灸癫者中颠，令烂而已。"这里指的是艾灸头顶百会穴治疝气，须灸至化脓。

《黄帝内经》中对灸法记载更为全面，如《灵枢·官能》云"针所不为，灸之所宜""阴阳皆虚，火自当之"。《灵枢·经脉》云"陷下则灸之"。说明当时灸法已有较多运用，并认识到艾灸具有调整阴阳、升阳举陷的作用。同时《黄帝内经》中还记载了艾灸具体治法，如"灸寒热之法，先灸项大椎""大风汗出，灸譩譆""失枕……灸脊中""形乐志苦，病生于脉，治之以灸刺"等，至今皆可效法。

春秋时期《孟子·离娄·桀纣章》云："今之欲王者，犹七年之病，求三年之艾也。”说明该时期使用陈艾治疗疾病已很普遍。

东汉时期，医圣张仲景在强调药治的同时，亦十分重视灸法。《伤寒论》中涉及灸法的有十二条之多，且重点论述了灸法的禁忌和某些疾病的灸治方法。书中有“可火、不可火”记载，并提出“阳证宜针，阴证宜灸”的见解。晋代皇甫谧《针灸甲乙经》在腧穴下开始注明艾灸壮数，对发灸疮、禁忌等方面做了明确的规定，使后世在灸法中有据可循，对灸法的发展起了很大的作用。东晋葛洪重视灸法，所著《肘后备急方》采用灸法治疗猝死、五尸、霍乱、吐利等急症，说明灸法不局限于虚寒证，同时可作为抢救措施。葛洪之妻鲍氏医术精湛，尤长于灸法，是我国历史上第一位女灸学家，以治赘瘤与赘疣擅名。《羊城古钞》记载：“每赘疣，灸之一炷，当即愈。不独愈病，且兼获美艳。”至两晋南北朝时期，已运用灸法预防霍乱，灸足三里穴健身，并发明使用瓦甑灸，为器械灸的发明打下了基础。

隋唐时期灸法得到了进一步发展，已成为一门独立科学，并在医疗中占有重要地位。如唐代著名医学家孙思邈所著《备急千金要方》，列针灸上下两篇，在内、外、妇、儿诸篇中皆提及灸法。《千金要方》所载“非灸不精，灸足三里”，称为“长寿灸”，可以防治疾病、强身健体。并采用灸法预防传染病，治疗某些热性病，扩展了灸法适应范围。同时重视灸量，施灸壮数可多至数百壮。同时孙思邈还将艾灸和药物结合运用于临床，提出隔蒜灸、隔姜灸、隔盐灸、豆豉灸、黄蜡灸、黄土灸等灸法，《千金要方·七窍病下》记载采用苇管灸治疗耳病等，使灸法种类更加丰富。这是灸法利用器械的开创者。此后，王焘在《外台秘要》中用灸法治疗心疝、骨疽、偏风、脚气入腹等病证，扩大了灸法适用范围。唐代设立了专业“灸师”，韩愈诗作《遣疟鬼》中提到“灸师施艾炷，酷若猎火围”。

宋金元时期灸法的应用得到了更广泛的发展。北宋王惟一的《铜人腧穴针灸图经》为经穴的统一、针灸学的发展起到很大的促进作用。《太平圣惠方》《普济本事方》《圣济总录》等医籍中均收集了大量灸疗内容，而且灸法成为当时的主要急救措施之一。《备急灸法》有云：“凡仓促救人者，惟艾灼为第一”。《扁鹊心书》是灸法专著，载灸法50条，取穴精简。同时记载用“睡圣散”进行麻醉施灸，以减轻火灼给病人带来的痛苦，并指出常灸关元、气海、中脘等穴，可以延年益寿。宋代许多医籍记载利用毛茛叶、芥子泥、墨旱莲、斑蝥等有刺激性药物贴敷腧穴，使之发泡，进行天灸、自灸等，为后世以药代灸奠定了基础。金代刘守真认为灸法有“引热外出”和“引热下行”之功，主张热证用灸。元代著名医学家朱丹溪完善热证可灸理论，并把灸法用于热证的作用归纳为泄热排下、散火祛痰、养阴清热三大法则。

明代时期，是我国灸法发展的成熟期，灸法名家辈出，明代著名医家张景岳在所著《类经图翼·卷十一》中，专门辑录明以前几百个灸法验方，涉及内、外、妇、儿各科几十种病证。另在《景岳全书》9～36卷所论述各科七十余类病证中，有二十类提到针灸疗法，其中涉及灸方的达十五类，并详细论述了灸法的治疗作用。因此，可以说是对明以前灸疗临床经验的一次总结。明代伟大针灸学家杨继洲，也很重视灸法的研究和实践，强调针灸并重。《针灸大成》第九卷，论述灸法凡四十一节，内容涉及广泛，有灸法、取膏肓穴法、相天时、发灸法及艾灸补泻等，以及灸治各种急慢疾病二十余种。在施灸方法的革新上，值得一提的是艾卷灸法的创用。此法最早记载于明初朱权之《寿域神方 · 卷三》，其云："用纸实卷艾，以纸隔之点穴，于隔纸上用力实按之，等腹内觉热，汗出即瘥"。其后，逐渐发展，又在艾绒里掺进药末，命名为"雷火针"或"太乙神针"。所谓针，其实是灸，因它操作之法类似针法——隔几层纸或布，实按在穴位上之故。艾卷灸操作方便，痛苦又较小，且可随意调节热力，故很快得以推广。后来还有《太乙神针心法》(韩贻丰)、《太乙神针》等专书出现和流传。除此之外，明代还有灯火灸的记载，系指用灯草蘸油点燃直接烧灼穴区肌肤的用来治疗痄腮；也有利用铜镜集聚日光作为施灸热源的"阳燧灸"。

清初，灸法也有所创新。《医宗金鉴》在前人基础上，用歌诀形式记载针灸法，并提出了针对传染病的灸法。《神灸经纶》倡导"灸重审穴"，是我国历史上一部系统全面的灸疗学专著。同时清代对灸法做出了创新，如砾缸灸、针柄烧艾灸（温针灸)、隔面碗灸等。

新中国成立后，灸法得到了较大发展。各级中医院开设针灸科，各省市级单位先后建立针灸研究机构，同时多数中医学院校开设针灸系，一大批针灸学教材、专著面世。随着现代科学的发展，研究者通过实验手段对艾灸的机制进行了研究，并取得了显著成果。发明了电热仪、电灸仪等各种现代灸疗仪器，使灸法可定时、定量、定性、无烟，温灸可调节，操作更方便。

近年来，腧穴敏化理论发展迅速。陈日新教授等创立了热敏腧穴疗法，当人体在疾病状态下，体表会出现对外界某种刺激较敏感的特殊反应点，呈现特异性的"小刺激大反应"，对热刺激敏感者称之为"热敏化腧穴"，热敏化腧穴在艾热刺激下极易激发灸性感传，乃至气至病所，临床疗效大幅度提高，是灸疗的最佳选穴。临床随机对照试验研究表明，应用热敏灸技术治疗过敏性鼻炎、支气管哮喘、原发性痛经、慢性前列腺炎、膝关节骨性关节炎、腰椎间盘突出症、颈椎病、肌筋膜疼痛综合征、慢性腰肌劳损、枕神经痛、跟痛症等病证，大幅度提高了临床疗效。热敏灸技术得到极大推广应用，形成“北看天津针，南看江西灸”的格局，也正在走向世界，让更多的病人受益。

综上，灸法是我国流传已久的中医外治法之一，因其简便、安全、有效、廉价等优势广为流传，是我国劳动人民与疾病抗争的经验总结，为我国中医学的重要组成部分。随着社会的发展，科学的进步，相信艾灸这一中医学的明珠，在各界同仁的共同努力下将造福更多人类，迸发出更璀璨的光芒。

第二节　艾灸疗法的原理和作用

一、艾灸疗法的原理

灸法以温热刺激作用于人体的经络腧穴，通过对经络腧穴的刺激发挥其治疗作用，以达到调整整个机体的目的。同时艾叶药性生温熟热，艾火的热力能深透经络，温行经气，气为血之帅，血随气行，气得温则行，气行则血行。

近几十年来，国内外学者以传统的艾叶药性理论为基础，运用现代科学技术和实验方法，研究其药理作用。实验证明，艾叶水浸剂、烟熏剂、艾叶油等具有消炎、抗菌、抗病毒、平喘、止血、抗过敏、增强免疫、护肝利胆、解热、镇静等作用。在灸法治疗免疫相关的疾病过程中，研究发现灸法具有抗感染、抗自身免疫病、抗过敏反应、抗癌、延缓衰老等作用，主要是通过调节体内失衡的免疫功能实现的。现代研究认为艾灸对人体具有生物物理学作用，表现为产热辐射、增加生物电流、激发机体能量等。

目前对灸法机制的研究主要有以下三种学术观点：①认为艾灸产生红外线的温热刺激是治病的关键因素；②认为机体在艾灸温热作用下，激活体内某种特殊物质，从而激活和加强了机体免疫系统功能，发挥其治疗作用；③认为艾灸使机体产生了非特异性的应激反应而达到治疗目的。

二、艾灸疗法的作用

（一）温经散寒，行气通络

艾叶性温，点燃熏灼，热力深透机体，可温通经络，调和气血。《素问·调经论》："血气者，喜温而恶寒，寒则泣不能流，温则消而去之。"临床上灸法可用于治疗寒湿痹痛、痛经、经闭、胃脘痛、寒疝腹痛、泄泻、痢疾等寒凝血滞、经络痹阻所引起的病证，具有温经散寒的功能。

（二）扶阳固脱，升阳举陷

《扁鹊心书》记载："真气虚则人病，真气脱则人死，保命之法，灼艾第一。"《伤寒论·辨厥阴病脉证并治》云："下利，手足逆冷，无脉者，灸之。"可见阳气下陷或欲脱之危证，皆可用灸法，以扶助虚脱之阳气。临床上多用于治疗脱证和中气不足、阳气下陷而引起的遗尿、脱肛、阴挺、崩漏、带下、久泄、久痢、痰饮等。

（三）泄热拔毒，消瘀散结

《医学入门》有云："热者灸之，引郁热之气外发，火就燥之义也。"《黄帝内经》中早有艾灸治疗痈疮的记载，故热证可灸有据可循。《灵枢·刺节真邪》记载："脉中之血，凝而留止，弗之火调，弗能取之。"灸能使气机通畅，营卫调和，故瘀结自散。故可用于治疗痈疮、瘰疬、瘿瘤等疾病。

（四）防病保健　延年益寿

《扁鹊心书·须识扶阳》云："人于无病时，常灸关元、气海、命门、中脘，虽未得长生，亦可保百年寿也。"《医说·针灸》也说："若要安，三里莫要干。"说明艾灸足三里有防病保健作用，今人称之为"保健灸"，也就是说无病施灸，可以激发人体的正气，增强抗病的能力，使人精力充沛，长寿不衰。

第三节　艾灸疗法的适应证和禁忌证

一、艾灸疗法的适应证

艾灸疗法通过温热刺激经络、腧穴，激发经气感传而产生独特的治疗作用，其疗法适应证广泛，各种急慢性病证、常见病、疑难杂症均可用灸法。

艾灸疗法可单独使用，对于寒证、虚证、瘀血等病证疗效显著，同时针对一些热证，亦有良效；也可联合其他疗法，如针刺、梅花针叩刺、拔罐等，治疗范围甚广。

二、艾灸疗法的禁忌证

（一）禁忌病证

对于高热、抽搐、有精神疾患不配合者，或机体极度衰竭，无调节能力者，应为禁忌，不宜艾灸。

过饥、过饱、过劳、酒醉等，不宜施灸。

（二）禁忌部位

妊娠期妇女下腹部及腰骶部、睾丸、乳头等部位不可艾灸。颜面部、心脏虚里搏动处、体表大血管处不宜直接灸，防止留下瘢痕。因灸疮不易愈合，关节活动处不宜行瘢痕化脓灸。

第二章 艾灸疗法的操作与注意事项

第一节 艾灸疗法的分类

灸法主要是以艾灸为主，艾灸主要分为艾炷灸和艾卷灸，此外还包括温针灸、温灸器灸等。

一、艾炷灸

艾炷灸是将纯净的艾绒，用手搓捏成大小不等的圆锥形艾炷，置于施灸部位点燃而治病的方法。常用的艾炷或如麦粒，或如苍耳子，或如莲子，或如半截橄榄等，依所治疾病及施灸部位而定。

艾炷灸又分直接灸与间接灸两类。

（一）直接灸

直接灸是将艾炷直接放在皮肤特定部位施灸的方法（图2–1–1）。若施灸时须将皮肤烧伤化脓，愈后留有瘢痕者，称为瘢痕灸；若不使皮肤烧伤化脓，不留瘢痕者，称为无瘢痕灸。施灸时由于艾火烧灼皮肤，因此可产生剧痛，此时可用手在施灸部位周围轻轻拍打，借以缓解疼痛。临床上常用于治疗哮喘、肺痨、瘰疬等慢性顽疾。现代研究发现，选取热敏腧穴施灸，病人艾火灼痛感较轻，甚至无

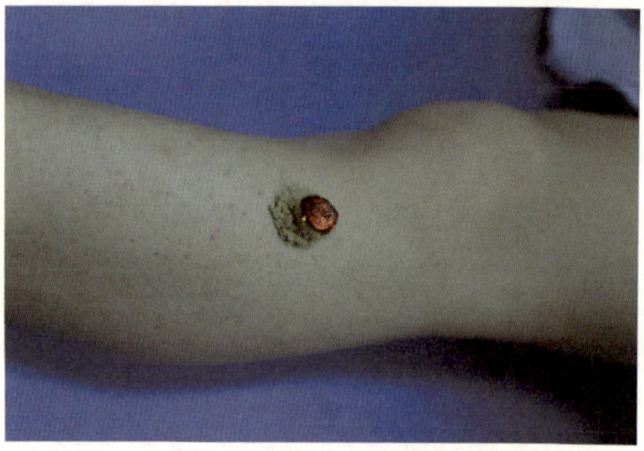

图2–1–1 直接灸

痛，便于推广应用。如临床常用麦粒大小艾炷在体表腧穴直接着肤施灸，称之为“麦粒灸”。麦粒灸的施灸壮数及疗程长短应视病人病情轻重而定，对于急重症病人不必拘泥于具体壮数，以病人症状有较明显的改善作为疗程标准，对于缓轻类病情，可每穴灸5~7壮，每周1~2次，7~10次为1个疗程。

1.瘢痕灸

又名化脓灸。施灸时可先在所灸部位，涂以少量的大蒜汁，以增加黏附和刺激作用，然后将大小适宜的（约如苍耳子大）艾炷置于特定部位，用火点燃艾炷施灸。一般每穴灸5~7壮，每壮艾炷须燃尽方可继续易炷再灸。在正常情况下，灸后1周左右，施灸部位化脓形成灸疮，5~6周，灸疮自行痊愈，结痂脱落后而留下瘢痕，故施灸前必须征求病人同意后，方可使用本法。

2.无瘢痕灸

施灸时先在所灸部位涂以少量的凡士林，以使艾炷便于黏附，然后将大小适宜的（约如苍耳子大）艾炷，置于特定部位上点燃施灸，当病人感到微有灼痛或艾炷即将燃完时，即可易炷再灸。每穴灸5~7壮，灸至局部皮肤出现红晕而不起泡为度。每日1次或隔日1次，一般7~10次为1个疗程。因其皮肤无灼伤，故灸后不化脓，不留瘢痕。

（二）间接灸

间接灸是指用药物或其他材料将艾炷与施灸腧穴部位的皮肤隔开，进行施灸的方法，故又称隔物灸。每次施灸以皮肤红润而不起泡为度。所用间隔药物或材料较多，如生姜、大蒜、盐、附子饼等。

1.隔姜灸

是用姜片置于应灸部位，再将艾炷放在姜片上点燃施灸的方法。姜片直径2~3cm，厚0.2~0.3cm，中间刺以数孔，当艾炷燃尽时，易炷施灸。每穴灸5~7壮，每日1次或隔日1次，一般7~10次为1个疗程，具体视病情轻重而定。常用于因寒而致的呕吐、腹痛以及风寒痹痛等病，有温胃止呕，散寒止痛的作用（图2-1-2）。

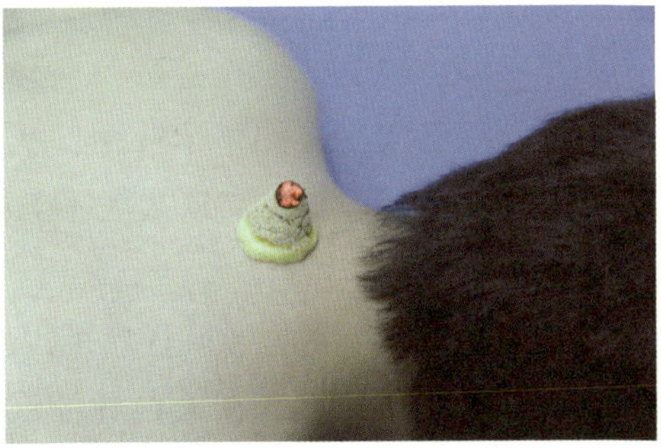

图 2-1-2 隔姜灸

2.隔蒜灸

用大蒜置于应灸腧穴或患处，然后将艾炷放在蒜片上点燃施灸的方法。将蒜切成厚0.2~0.3cm薄片，中间刺以数孔，或捣蒜如泥亦可。待艾炷燃尽时，易炷再灸。每穴灸3~5壮，每日1次或隔日1次，一般7~10次为1个疗程，具体视病情轻重而定。多用于治疗瘰疬、肺痨及初起的肿疡等病。有清热解毒，杀虫等作用（图2-1-3）。

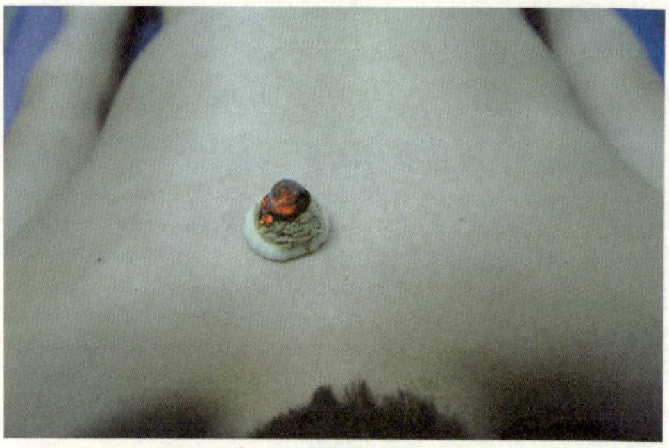
图 2-1-3　隔蒜灸

3.隔盐灸

用干燥的食盐（以青盐为佳）填敷于脐部，或于盐上再置一薄姜片，上置大艾炷施灸。每穴灸5~7壮，每日1次或隔日1次，一般7~10次为1个疗程，具体视病情轻重而定。多用于治疗伤寒阴证或吐泻并作、中风脱证等。有回阳，救逆，固脱等作用（图2-1-4）。

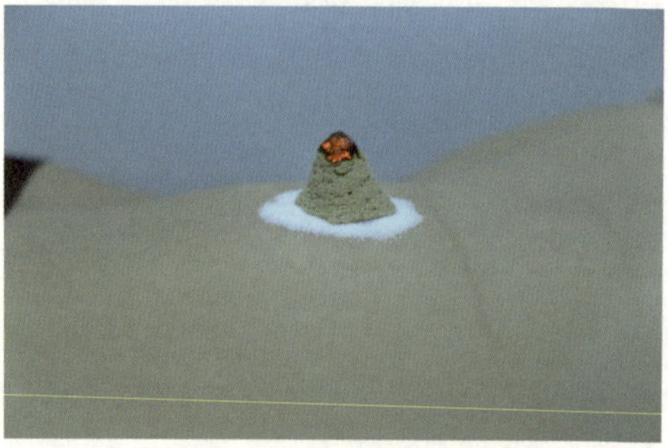
图 2-1-4　隔盐灸

4.隔附子饼灸

将附子研成粉末，用酒调和做成直径约3cm，厚约0.8cm的附子饼，中间以针刺数孔，放在应灸腧穴或患处，上面再放艾炷施灸。每穴灸5~7壮，每日1次，一般7~10次为1个疗程，具体视病情轻重而定。多用于治疗命门火衰而致的阳痿、早泄或疮疡久溃不敛等病。有温补肾阳等作用（图2-1-5）。

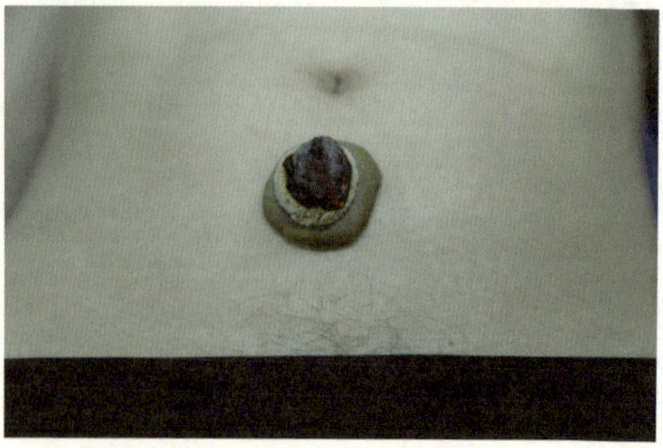
图 2-1-5　隔附子饼灸

5.铺灸

在背部督脉或膀胱经或任脉铺设姜泥或蒜泥，其上置捏成长蛇状的艾绒点燃施灸的方法，随后在相关经脉铺设宽6cm、厚2~3cm的姜泥或蒜泥，在姜泥或蒜泥上铺设长蛇状艾绒，称之为“铺灸”或“长蛇灸”。一般灸2~3壮，5~7

天1次，7~10次为1个疗程。用以治疗类风湿关节炎、强直性脊柱炎、支气管哮喘等疾病。有扶正祛邪等作用（图2-1-6）。

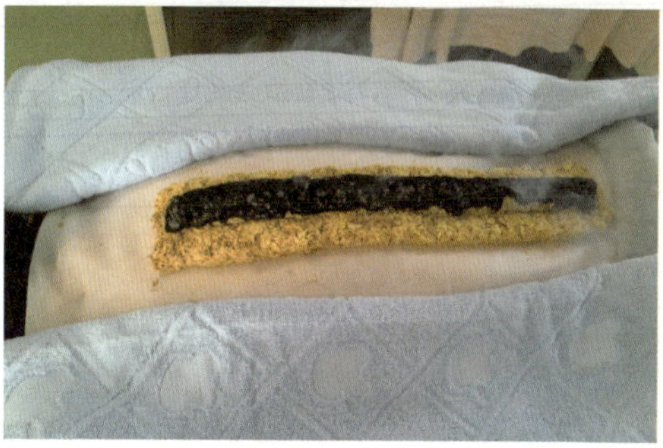

图2-1-6　铺灸

二、艾卷灸

（一）艾条灸

取纯净细软的艾绒卷成圆柱形的艾卷后点燃一端施灸。艾条灸分为悬起灸和实按灸，悬起灸又分为温和灸、回旋灸和雀啄灸。

1.悬起灸

（1）温和灸（图2-1-7）　施灸时将艾条的一端点燃，对准特定部位进行熏灼，高度一般距皮肤3cm左右，以病人舒适为度，温热微感灼热为宜。一般每穴灸40~50分钟，每次治疗以灸感消失为度，每日1次，一般10次为1个疗程。

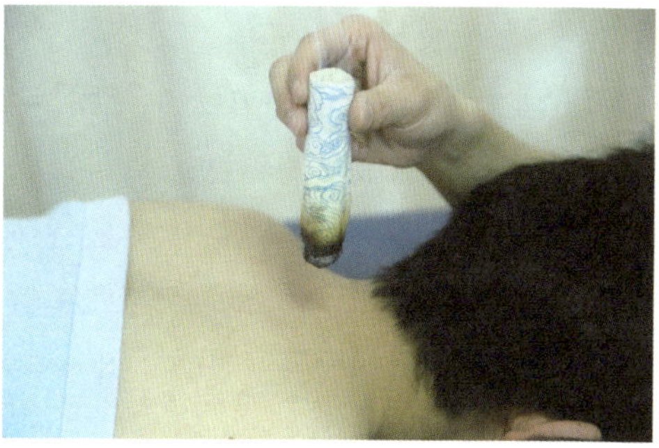

图2-1-7　温和灸

（2）雀啄灸　施灸时，将艾条点燃的一端对准施灸部位，一上一下活动地施灸，如鸟雀啄食。一般每穴灸5分钟。

（3）回旋灸　施灸时，艾条点燃的一端与施灸部位的往返移动或反复旋转施灸。一般每穴灸20~30分钟。

2.实按灸

将艾条一端点燃，隔布或棉纸数层，紧按在腧穴上施灸，使热气透入皮肉，待火灭热减后，再重新点火按灸。每穴可按灸7~10次，每日或隔日施灸1次，一般10次为1个疗程。

（1）太乙针灸　用纯净细软的艾绒150g平铺在40cm见方的桑皮纸上。将人参125g，穿山甲250g，山羊血90g，千年健500g，钻地风300g，肉桂500g，小茴香500g，苍术500g，甘草1000g，防风2000g，麝香少许，共为细末，取药末24g掺入艾绒内，紧卷成爆竹状，外用鸡蛋清封固，阴干后备用。

施灸时，将太乙针的一端烧着，用布7层包裹其烧着的一端，将其立即紧按于应灸的腧穴或患处，进行灸熨，针冷则再燃再熨。如此反复灸熨7~10次为度。每日或隔日施灸1次，一般10次为1个疗程。此法可用于治疗风寒湿痹、肢体顽麻、痿弱无力、半身不遂等病证。

（2）雷火针灸 《针灸大成·雷火针法》载："治闪挫诸骨间痛，及寒湿气痛而畏刺者。"其制作方法与"太乙针灸"相同，惟药物处方有异，方用纯净细软的艾绒125g，沉香、乳香、羌活、干姜、穿山甲各9g，麝香少许，共为细末。操作及适应证同太乙针灸。

三、温针灸

温针灸是将针刺入腧穴得气后，将纯净细软的艾绒捏在针尾上（艾团），或用艾条一段长2cm左右（艾炷），插在针柄上，点燃施灸的方法。艾团3~4壮，艾炷为1~2炷，每日1次或隔日1次，一般7~10次为1个疗程。温针灸是针刺与艾灸的结合应用，适用于既需要留针而又适宜用艾灸的病证（图2-1-8）。

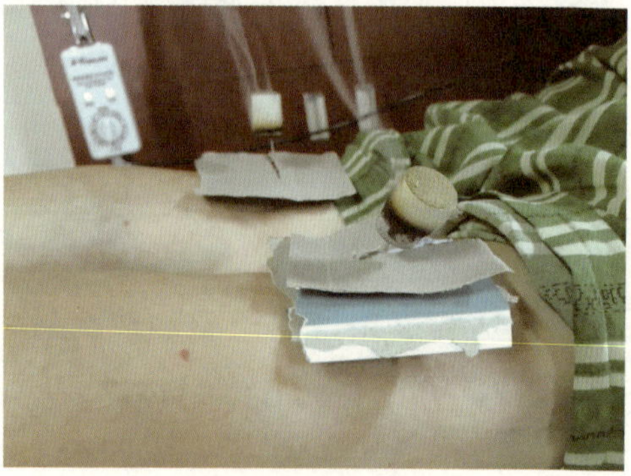

图 2-1-8 温针灸

四、温灸器灸

温灸器又名灸疗器，是一种专门用于施灸的器具，用温灸器施灸的方法称温灸器灸。临床常用的有温灸盒和温灸筒。施灸时，将艾绒或者艾条装入温灸器的小筒或置于灸器上，点燃后置于特定部位进行熨灸，以施灸部位的皮肤红润为度。具有调和气血，温中散寒的作用。每日1次，一般10次为1个疗程。

五、其他灸法

（一）灯火灸

又名灯草灸、油捻灸、十三元宵火，也称神灯照，是民间沿用已久的简便灸法。方法是用灯心草一根，以麻油浸之，燃着后用快速动作对准腧穴，猛一接触听到"叭"的一声迅速离开，如无爆焠之声可重复1次。一般3~5天1次，中病即止。具有疏风解表，行气化痰，清神止搐等作用。多用于治疗小儿痄腮、小儿脐风和胃痛、腹痛、痧胀等病证。

（二）天灸

又称药物灸、发泡灸。是用对皮肤有刺激性的药物，涂敷于腧穴或患处，使局部充血、起泡，犹如灸疮，故名天灸。所用药物多是单味中药，也有用复方，常用药物有芥子、斑蝥、生姜、大蒜、淡豆豉、栀子、胡椒、苍术、白芷、白芍、薄荷、乳香、没药、桂枝、肉桂、细辛、吴茱萸、龙胆草、硫黄、大黄、丁香、麝香、赤小豆、焦三仙、乌梅、荆芥穗、仙人掌、蓖麻子等。临床中常在夏季“三伏”时期进行药物敷灸，“冬病夏治”，称为“三伏灸”。治疗咳嗽、哮喘、过敏性鼻炎及阳虚畏寒等病证（图2-1-9）。

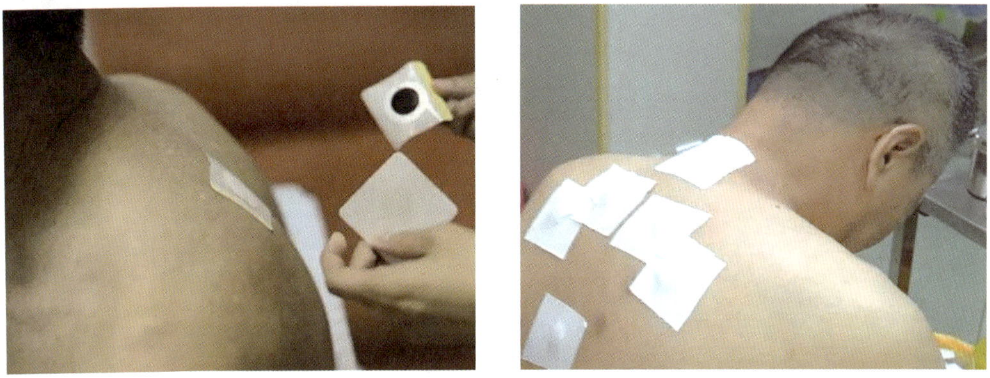

图 2-1-9　天灸

第二节　施灸的体位和顺序

一、施灸的体位

施灸时要求病人的体位宜平正舒适，这不仅有利于准确点穴而且还利于艾炷的安放和施灸过程的顺利完成。常用体位有以下5种：

（1）仰靠坐位　适宜头面、颈前和上胸部的穴位。

（2）俯伏坐位　适宜头顶、颈项和背部的穴位。

（3）侧卧位　适宜侧身部以及腰背部的穴位。

（4）仰卧位　适宜胸腹部以及足三阴经和阳明经的穴位。

（5）俯卧位　适宜背腰部以及足太阳经的穴位。

总之，要求病人体位自然，肌肉放松，施灸的腧穴充分地暴露，艾炷安放平稳。

二、施灸的顺序

临床上一般是先灸上部，后灸下部，先灸阳部，后灸阴部；壮数是先少而后多；艾炷是先小而后大。《千金要方·针灸上》记载："凡灸当先阳后阴，……先上后下。"《明堂灸经》也指出："先灸上，后灸下；先灸少，后灸多。"但在特殊情况下，则可酌情而施。如脱肛时，即可先灸长强以收肛，后灸百会以举陷。当然，临床施灸，应视病人的情况具体分析，因病制宜，灵活应用。

第三节　艾灸刺激强度和补泻

艾灸过程中，要注意刺激量的大小。艾灸刺激量的大小与疾病及病人自身具体情况密切相关，在临床中针对不同病人施以适宜的灸量刺激，可明显提高疗效。一般来说，艾灸刺激量的大小包括艾炷的大小和壮数，艾条的大小和施灸的距离，施灸时间的长短，灸疗作用持续的时间等。

古代用"壮"来计算艾炷的数量，即灸时每燃完一个艾炷就称为"一壮"。《扁鹊心书·窦材灸法》说："凡灸大人，艾炷须如莲子，底阔三分；若灸四肢及小儿，艾炷如苍耳子大；灸头面，艾炷如麦粒大。"可见，古人对于艾炷的大小一般按枣（橄榄）、莲子、玉米粒、苍耳子、麦粒计量。一般而言，艾炷越大，刺激量就越大；艾灸壮数越多，刺激量就越大。每个腧穴一般灸3~5壮，具体应以病人个体情况来确定。

艾条粗细、长短有别，以直径22mm，长度120mm艾条为例，施灸一般距离皮肤约3cm，以病人舒适为度；每次治疗时间以灸感消失为度，平均40~50分钟。一般而言，距离越大、时间越短，刺激量越小；距离越短、时间越长，刺激量越大。

《灵枢·背腧》说：“以火补者，毋吹其火，须自灭也。以火泻者，疾吹其火，传其艾，须其火灭也。”这是古人对施灸补泻操作方法的具体载述。《针灸大成·艾灸补泻》也记载：“以火补者，毋吹其火，须待自灭，即按其穴。以火泻者，速吹其火，开其穴也。”故在临床上可根据具体情况，结合腧穴特性，灵活运用。

第四节　艾灸疗法的注意事项和异常情况处理

一、艾灸疗法的注意事项

（一）治神守气

《素问·保命全形论》：“凡刺之真，必先治神。”艾灸也强调治神守气。包括施灸过程中，医者专一其神，意守神气；病人神情安定，意守感传。治神守气贯穿于艾灸治病的全过程。

（二）保持空气畅通

施灸时应保持诊疗室内空气流通，防止艾烟过浓使人呼吸不畅，对于一些有心肺疾病的病人更应注意，以免发生呛咳、哮喘或呼吸不畅等情况。

（三）防止灼伤皮肤，避免火灾

施灸过程中，火星、烟灰易掉落，灼伤皮肤或点燃易燃物品。首先须具备良好的安全意识；其次及时除去艾灰；在眼球、伤口暴露处周围施灸时，应遮盖暴露部位；施灸时，周围不宜存放易燃易爆物品，如氧气罐、煤气罐、烟花爆竹等时，应先转移易燃易爆物品；在灸疗结束后应及时清理烟灰及未燃完的艾炷、艾条，以免复燃引起火灾。

（四）防止晕灸

避免在病人过饥过饱、极度虚弱时施灸，以免发生晕灸现象。灸前应仔细询问和查看病人情况，如出现晕灸应及时处理。

二、异常情况的处理

（一）发泡

如因施灸过量，或时间过长，局部出现小水疱，注意不擦破水疱，可任其自然吸收。若水疱较大，可用消毒的毫针刺破水疱，放出水液，或用注射针抽出水液，再涂以龙胆紫，并以纱布包敷。

（二）灸疮

施以化脓灸病人，在灸疮化脓期间，要注意适当休息，加强营养，保持局部清洁，并可用敷料保护灸疮，以防污染，待其自然愈合。若处理不当，灸疮脓液呈黄绿色或有渗血现象者，可用消炎药膏或玉红膏涂敷。

（三）晕灸

当病人处于过饥过饱或极度虚弱状态时艾灸，可能出现冷汗、心慌、头晕甚至昏厥等晕灸现象。若发生此类情况，应立即停止施灸，监测病人生命体征，嘱病人去枕平卧休息，适当饮温开水，即可缓解；情况较重者可灸百会、足三里等穴；对于生命体征不稳定、情况危急者应立即通知急救人员进行抢救。

第三章 灸疗诊治特点

辨证论治是中医学基本特点，而艾灸的辨证论治有其鲜明特征，即在辨病、辨证之外，还需要通过经络学说和腧穴理论进行辨经、辨敏。艾灸治疗最终需要作用在人体体表腧穴，从而产生治疗作用，故如何辨病、辨证、辨经以及辨敏，是艾灸治疗的关键。

第一节 辨 病

辨病是指根据病人的临床症状，运用中医诊断学知识与方法，作出明确诊断。适用于症状单一或某种症状突出，或难以准确辨证分型的疾病。常用原穴、背俞穴、下合穴、募穴、郄穴、经外奇穴等。

对于急性病证和痛证，尤适于辨病选穴，临床多用郄穴治疗。阴经郄穴多治血证，如“孔最治咳血”“中都治崩漏”等；阳经郄穴多治急性疼痛，如颈项痛取胆经郄穴外丘，胃脘疼痛取胃经郄穴梁丘等。此外痛证及局部病证常用局部取穴治疗。

一般而言属脏病者首取背俞穴或原穴，也常用募穴，可单独使用，也可以配合使用。《灵枢·九针十二原》记载：“凡此十二原者，主治五脏六腑之有疾也。”六腑病首取下合穴或募穴，也常用背俞穴。

第二节 辨 证

艾灸属于传统的中医外治法，其诊治疾病也是以辨证论治为指导的。而艾灸辨证是以八纲辨证为先导，即辨阴阳、表里、寒热、虚实，包括了疾病的病位、性质及正邪关系，从而确定灸疗的具体的治疗方法和补泻手法。

一、阴阳

阴阳是八纲辨证的总纲。《灵枢·官能》说：“针所不为，灸之所宜……阴阳皆虚，火自当之。”一般而言，治疗阴证多用灸法。

二、表里

《素问·刺要论》说：“病有浮沉，刺有浅深，各至其理，无过其道。”说明疾病的表里指导针刺的深浅，而灸法，疾病的表里与艾灸的时间有关。一般而言，病在表者灸时间短或壮数少，病在里者灸时间长或壮数多。

三、寒热

一般而言，对于全身性的、热势较盛的实热证和虚热证不宜用灸，而局部的热证如疮疡，以及寒热夹杂、阴盛格阳、阴阳俱虚等证均可根据病情选择用灸法。

四、虚实

“盛则泻之，虚则补之”是针灸治疗基本原则，灸法亦有补泻之分。《灵枢·背腧》记载：“以火补者，毋吹其火，须自灭也。以火泻之，疾吹其火，传其艾，须其火灭也。”同时根据疾病的虚实，还可结合五输穴的生克补泻法选取相应的五输穴，即子母补泻法，如肝虚补曲泉，肝实泻行间等。

综上，疾病常虚实相兼、寒热并存，故临床上应结合病证，综合考虑。

第三节　辨　　经

经络内联脏腑，外络肢节。辨经论治是灸法鲜明的诊疗特点，辨经主要有以下方法：

一、辨证归经

《灵枢·经脉》中记载十二经脉各有“是动则病……”和“是主某所生病”的病候内容，意指各经脉既有其循行所过部位的外经证候，又有其相关的脏腑证候，而此经脉变动出现有关病候时，即可取此经脉腧穴来治疗。以脾经病证为例，在《灵枢·经脉》记载：“是动则病，舌本强，食则呕，胃脘痛，腹胀善噫，得后与气则快然如衰，身体皆重。是主脾所生病者，舌本痛，体不能动摇，食不下，烦心，心下急痛，溏瘕泄，水闭，黄疸，不能卧，强立股膝内肿、厥，足大指不用。”在临床上如果出现以上病候，就可辨归为脾经病，就可以取脾经的腧穴进行治疗。

二、辨位归经

人体的五脏六腑，五官九窍，四肢百骸，皮肉筋骨等组织器官都是借由经络来连接的，经络内连脏腑，外络肢节，所以对于有明确和固定部位的病证，都可以根据患病部位经络所过而辨其与何经相关，治疗时就可取其相关经脉的腧穴。故《灵枢·卫气》说：“能别阴阳十二经者，知病之所生，候虚实之所在者，能得病之高下。”

第四节　辨　　敏

针灸治疗时，最终作用的部位是体表的腧穴，所以在辨病、辨证、辨经后，都需要进一步辨敏选穴。腧穴有“静息态”和“敏化态”状态之别，如皮下组织或肌肉出现条索、结节，皮肤出现皮疹等状态，当机体处于疾病状态下，体表的一些特殊部位会有形态或功能态改变和色泽等形态改变，对外界刺激的敏感程度出现变化的功能改变。艾灸治疗时，某些腧穴对艾热敏感，易出现经气感传，表现为病人感艾热深透、扩散、传导或其他异常感觉等功能态变化，这就是腧穴敏化态的表现。选取对艾热刺激敏感的腧穴进行悬灸，激发灸性感传，甚至气至病所，临床疗效得以提高，此类腧穴是灸疗的最佳选穴，故辨敏即是辨这类“热敏腧穴”。

热敏腧穴在艾热刺激下极易出现热感深透、扩散、传导或其他异常感觉，这类感觉称之为灸感，而灸感的出现也是辨别热敏腧穴的金标准，与疗效关系密切。一般情况下，每次艾灸至病人灸感消失，即为最佳灸量，是提高临床疗效的关键之一。

热敏腧穴该如何探寻？腧穴是疾病的反应点，随疾病发生、发展，热敏腧穴的位置也将发生改变，故热敏腧穴的探查需要一定的方法。

一、探查部位

热敏腧穴的分布是有规律的。在疾病状态下，某些区域（以经穴为参考坐标）发生热敏化的概率较高，此区域即为热敏腧穴高发区。如感冒、过敏性鼻炎的热敏腧穴高发部位在上印堂区域；支气管哮喘的热敏腧穴高发部位在肺俞区域；面瘫的热敏腧穴高发部位在翳风区域等（详见下篇）。此为粗定位的过程。

二、探查方法

热敏腧穴在艾热的刺激下，会产生不同灸感，包括透热、扩热、传热、局部不（微）热远部热、表面不（微）热深部热、非热觉等热敏灸感，只要出现一种或一种以上灸感就表明该腧穴为热敏腧穴。艾条点燃后，在热敏腧穴的高发区域进行仔细探查，依序进行回旋、雀啄、循经往返、温和灸四步法施灸操作：先行回旋灸2分钟温热局部气血，继以雀啄灸1分钟加强敏化，循经往返灸2分钟激发经气，再施以温和灸发动感传、开通经络。探查过程中，病人应集中注意力，仔细体会灸感变化，当出现上述灸感时，所灸部位即为热敏腧穴。此为细定位的过程。

每次治疗前均须于主穴及其相应配穴区等热敏腧穴高发区进行腧穴热敏探查，标记热敏腧穴。

三、选穴原则

在敏感穴位探查过程中，很可能会出现不止一个热敏腧穴，在所有探查出来的热敏腧穴里，按照以下原则选择2~3个最佳腧穴进行艾灸治疗。

（1）灸感直达或经过病变部位的热敏腧穴是最佳选择。

（2）出现非热觉灸感的热敏腧穴。

（3）热敏灸感较强的腧穴。

四、施灸方法

热敏灸疗法采用艾条悬灸的方法，可分为单点温和灸、双点温和灸、三点温和灸、接力温和灸、循经往返灸。

（1）单点温和灸将点燃的艾条对准一个热敏穴位，在距离皮肤3cm左右施行温和灸法，以病人无灼痛感为度。

（2）双点温和灸即同时对两个热敏穴位进行艾条悬灸操作。

（3）三点温和灸包括T形灸和三角灸，即同时对3个热敏穴位进行艾条悬灸操作。

（4）接力温和灸在上述施灸的基础上，如热敏灸感传不能达到病所，再取一支点燃的艾条放置于感传所达部位的端点，使热敏灸感继续向前传导，这样可以延长感传的距离。

（5）循经往返灸是用点燃的艾条在病人体表距离皮肤3cm左右，沿经脉循行往返匀速移动施灸，以病人感觉施灸路线温热为度。

五、施灸剂量

热敏灸疗法强调每次艾灸要达到个体化的消除穴位敏化状态的饱和灸量，这是保证热敏灸临床疗效的关键之一。每次给予艾热刺激的量最终取决于热敏化态穴位的消敏或脱敏量，达到这个剂量灸疗疗效明显提高，这时穴位的热敏态转化为消敏态（即非热敏态）。这个艾灸剂量就是这个热敏穴位的最佳充足剂量。

综上，艾灸治疗的诊治特点包括辨病、辨证、辨经以及辨敏。辨病、辨证是基础，辨经是特点，辨敏是关键。选取热敏腧穴施灸，有效激发经气感传，是提高灸疗疗效的关键，是临床艾灸治疗的首选腧穴。

临床篇

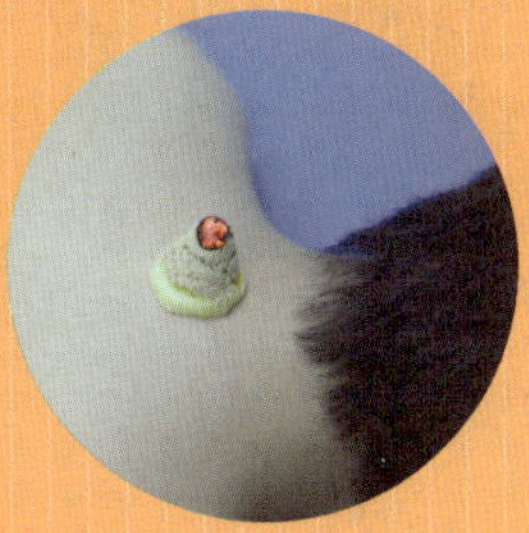

第四章 内科疾病

第一节 感　冒

感冒是感受风邪或时行疫毒，导致肺卫失和的外感病证。主要临床表现为发热、恶寒、鼻塞、流涕、喷嚏、头痛、全身乏力等症状，亦称“伤风”或“冒寒”。此病全年可发，尤以冬、春两季多见。相当于西医学的普通感冒、流行性感冒及其他上呼吸道感染表现为感冒症状者。

普通感冒初起多见鼻咽和卫表症状，鼻咽作痒而不适，流涕，喷嚏，声重，头痛，恶风等。继而恶寒发热，咽痛，咳嗽，肢节酸痛不适等。由于风邪有挟暑、挟湿、挟燥的不同，还可见相关症状。时行感冒，多呈流行性，在同一时期发病数剧增，且病证相似，多突然起病，憎寒，发热，体温常达39℃~40℃，周身酸痛，疲乏无力，1~3日后出现明显的鼻塞、流涕、喷嚏、咳嗽、咽痛等，病情一般较普通感冒为重，体力恢复较慢。

风寒感冒

【主症】轻者鼻塞声重，喷嚏，时流清涕，咽痒，痰清稀色白；重者恶寒重，发热轻，无汗，头痛，肢节酸痛。舌质淡红、苔薄白，脉浮紧。

【取穴】印堂、太阳、风池、大椎、至阳、风门、肺俞。

【灸法】

1. 印堂、太阳　温和灸，风寒感冒见鼻塞、流涕、前额痛者，可于印堂、太阳温和灸，常出现紧压感或热感扩散至前额部等灸感。每次灸45分钟，每日灸1次，10次为1个疗程（图4-1-1、图4-1-2）。

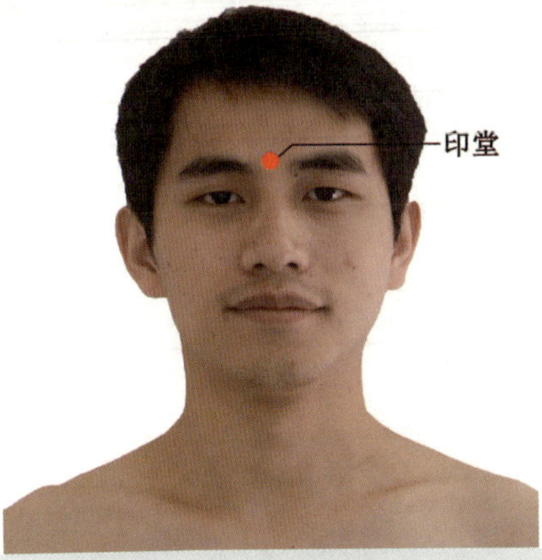

图4-1-1　印堂

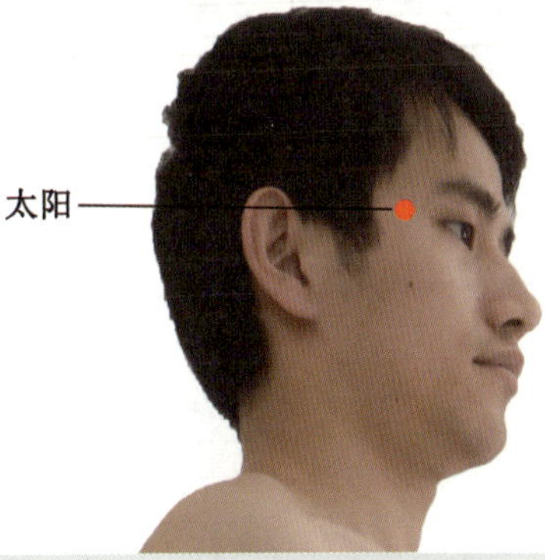

图4-1-2　太阳

2. 风池、大椎　温和灸，风寒感冒伴头项强痛者，可于风池、大椎温和灸，常出现热感透至深部或扩散至整个项背部或向头顶传导。每次灸45分钟，每日灸1次，10次为1个疗程（图4-1-3）。

3. 大椎、至阳　温和灸，恶风恶寒重者多可于大椎、至阳探查到热敏腧穴，可感觉热感沿头项腰背部督脉传导。每次灸45分钟，每日灸1次，10次为1个疗程（图4-1-3）。

4. 大椎、风门、肺俞　隔姜灸，常出现热感透至深部或向周围扩散，每穴灸5~7壮，每日1次或隔日1次，7~10次为1个疗程（图4-1-3）。

风热感冒

【主症】鼻塞，咽喉红肿疼痛，咳嗽，痰黄黏稠。舌质红、苔薄黄，脉浮数。

【取穴】大椎。

【灸法】温和灸，常出现热感向肩背部扩散或自觉热感透至深部等灸感。每次灸45分钟，每日灸1次，10次为1个疗程（图4-1-3）。

气虚感冒

【主症】恶寒发热，头痛鼻塞，倦怠无力，气短懒言，反复发作，稍有不慎则发病。舌质淡、苔薄白，脉浮而无力。

【取穴】大椎、至阳、命门、足三里。

【灸法】

1. 大椎、至阳、命门　温和灸，可感觉热感沿头项腰背部督脉传导。每次灸45分钟，每日灸1次，10次为1个疗程（图4-1-3、图4-1-4）。

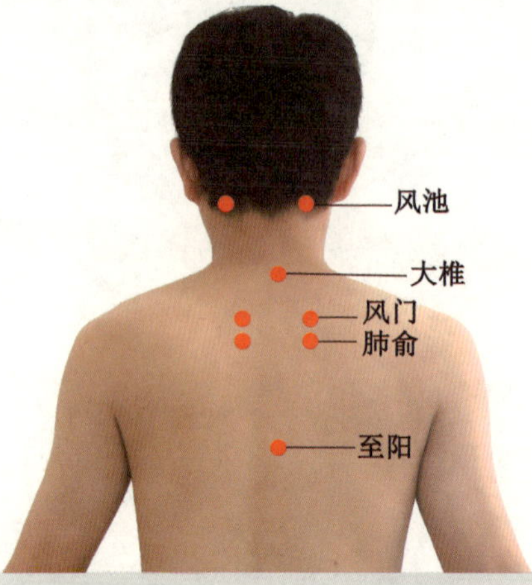

图4-1-3　风池、大椎、至阳、风门、肺俞

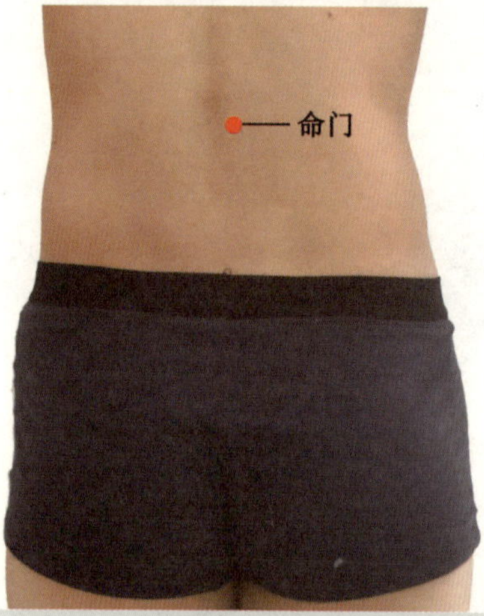

图4-1-4　命门

2. 足三里　直接灸（无瘢痕灸），出现灸感深透或沿足阳明胃经向上传导。灸5~7壮，灸至局部皮肤出现红晕而不起泡为度，每日1次或隔日1次，7~10次为1个疗程（图4-1-5）。

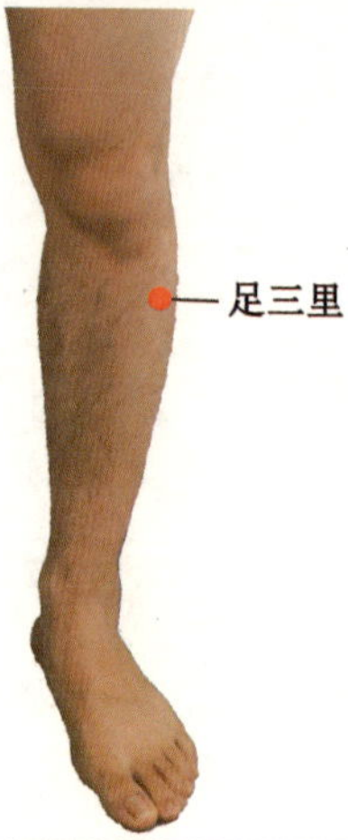

图4-1-5　足三里

阳虚感冒

【主症】畏寒肢冷，冬季易感。舌质淡胖、苔白，脉沉细或浮大。

【取穴】大椎、风门、肺俞、定喘、膏肓。

【灸法】天灸，每年三伏天（初、中、末）时，选择大椎、风门、肺俞、定喘、膏肓等特定腧穴。每次治疗4~6小时，每伏治疗1次，共3次（图4-1-3、图4-1-6）。

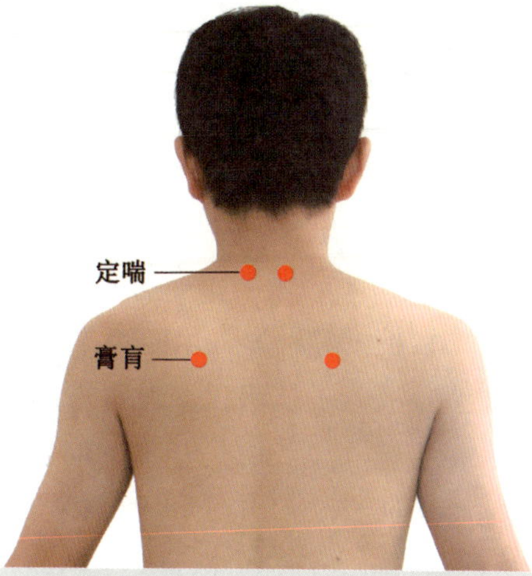

图4-1-6　定喘、膏肓

专家提示

① 艾灸有很好的驱寒解表作用，治疗感冒疗效可靠。注意避风寒，多饮温水。

② 体虚易感人群可常灸足三里、大椎、至阳等预防。

第二节 咳 嗽

咳嗽是指肺失宣肃，肺气上逆而导致的以咳嗽或咯痰为主要表现的一种病证。咳嗽的病因可分为外感、内伤两大类。外感咳嗽为六淫外邪侵袭于肺；内伤咳嗽为脏腑功能失调累及于肺。相当于西医学的上呼吸道感染、急慢性支气管炎、支气管扩张、肺炎等以咳嗽为主症的疾病。

外感咳嗽，多是新病，起病急，病程短，初起多兼有寒热、头痛、鼻塞等肺卫表证，多属邪实。内伤咳嗽，起病慢，往往有较长的咳嗽病史，常反复发作，常兼他脏病证。

风寒束肺证

【主症】咳嗽，咽喉作痒，咯痰稀薄色白，鼻塞流涕，头痛，肢体酸楚，或恶寒发热，无汗。舌淡、苔薄白，脉浮紧。

【取穴】大椎、肺俞。

【灸法】隔姜灸，可觉热感透至深部或扩散至整个项背部。每穴灸5~7壮，每日1次或隔日1次，7~10次为1个疗程（图4-2-1）。

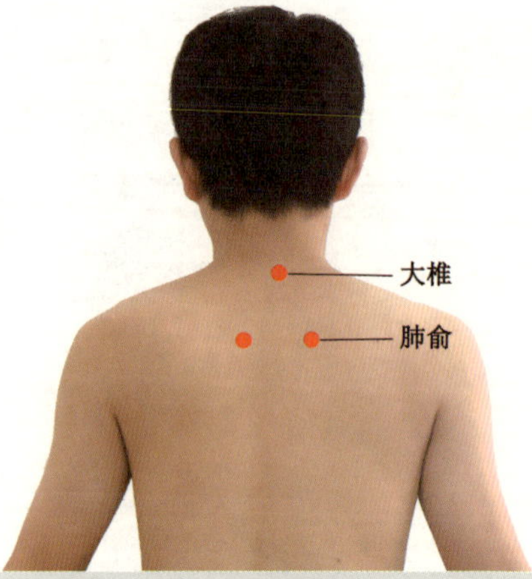

图4-2-1 大椎、肺俞

痰湿蕴肺证

【主症】咳嗽痰多，质黏腻或稠厚成块，晨起或食后则咳甚痰多，胸闷脘痞，呕恶纳呆。舌淡、苔白腻，脉濡滑。

【取穴】脾俞。

【灸法】温和灸，可觉热感透至深部或扩散至整个腰背部。每次灸45分钟，每日灸1次，10次为1个疗程（图4-2-2）。

肺阴亏耗证

【主症】干咳，咳声短促，痰少质黏，或痰中带血，口干咽燥，五心烦热，潮热盗汗，身体日渐消瘦，神疲乏力。舌红少苔，脉细数。

【取穴】肺俞、中府。

【灸法】温和灸，多可出现热感向上肢传导或透至胸腔或扩散至整个肩背部等热敏灸感。每次灸45分钟，每日灸1次，10次为1个疗程（图4-2-1、图4-2-3）。

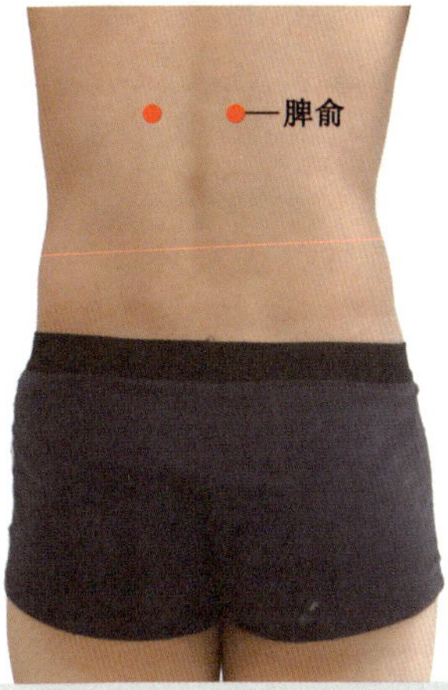

图4-2-2　脾俞

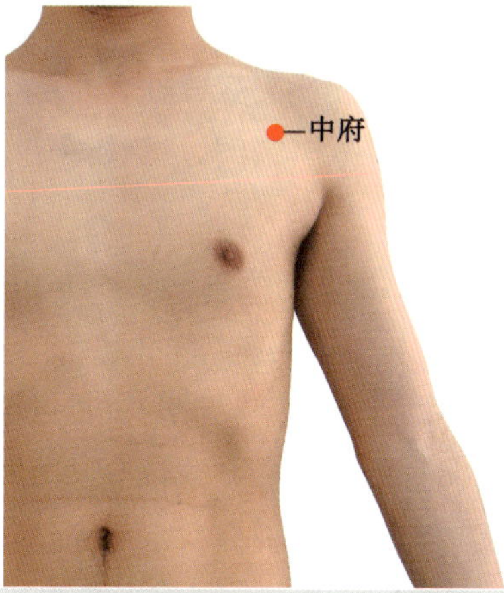

图4-2-3　中府

专家提示

① 艾灸对本病发作期或初期疗效较满意。若出现高热、咯吐脓痰、胸闷喘促、气短等重证时，应采用综合治疗措施。

② 内伤咳嗽病程较长，易反复发作，应坚持长期治疗。

③ 积极进行心肺功能锻炼，提高机体防病、抗病的能力。

第三节　哮　　喘

哮喘是以反复发作的呼吸急促，喉间哮鸣，甚则张口抬肩、鼻翼扇动、不能平卧等为主要临床表现的病证。“哮”以呼吸急促，喉间有哮鸣音为特征；“喘”以呼吸困难，甚则张口抬肩为特征。哮必兼喘，喘未必兼哮。哮喘是临床常见多发病，无论成年人或小儿一年四季均可发病，尤以冬季及气候急骤变化时发病较多。

本病常因气候突变，饮食不当，情志失调，劳累等因素诱发，发作前多有鼻痒、喷嚏、咳嗽、胸闷、情绪不宁等先兆症状。

风寒外袭证

【主症】喉中哮鸣如水鸡声，痰质稀色白，或带泡沫，咯吐不易，形寒无汗，或兼头痛身痛，多在冬季或受寒发作。舌淡、苔白滑，脉浮紧。

【取穴】风门、肺俞。

【灸法】温和灸，可觉热感透至胸腔或向上肢传导。每次灸45分钟，每日灸1次，10次为1个疗程（图4-3-1）。

肺气虚证

【主症】喘促气短，动则加剧，喉中痰鸣，痰液清稀，神疲体倦，汗出，平素畏风，易于感冒。舌淡苔白，脉细弱。

【取穴】肺俞、大椎、膏肓。

【灸法】

1. 肺俞、大椎　温和灸，可觉热感透至深部或扩散至整个项背部或向头顶传导。每次灸45分钟，每日灸1次，10次为1个疗程（图4-3-1）。

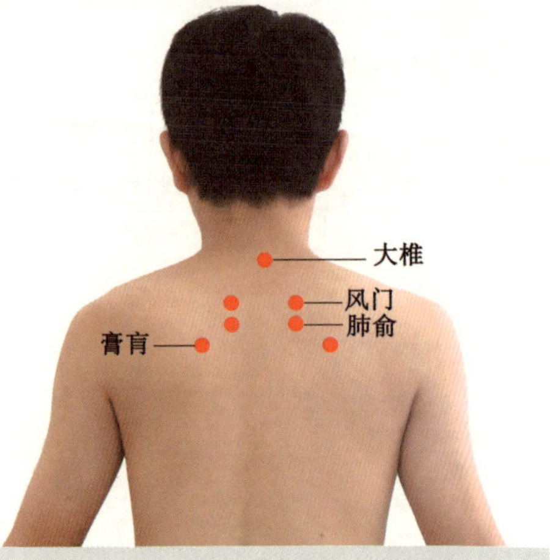

图4-3-1　风门、肺俞、大椎、膏肓

2. 大椎、膏肓　麦粒灸，可觉热感透至胸腔或向上肢传导。每次灸5~7壮，每周1~2次，7~10次为1个疗程（图4-3-1）。

肾气虚证

【主症】气息短促，呼多吸少，动则喘甚，耳鸣，面色㿠白，滑精，早泄，尿后滴沥不尽，小便清长，腰膝酸软。舌淡、苔薄白，脉沉细。

【取穴】至阳、命门、神阙。

【灸法】

1. 至阳、命门　温和灸，行循经往返灸振奋督脉阳气，可觉热感沿头项背腰部督脉传导。每次灸45分钟，每日灸1次，10次为1个疗程（图4-3-2）。

2. 命门　隔附子饼灸，以热感向深部透至腹腔为宜。每次灸5~7壮，每日1次，7~10次为1个疗程（图4-3-2）。

3. 神阙　隔盐灸，以热感向深部透至腹腔为宜。每次灸5~7壮，每日1次或隔日1次，7~10次为1个疗程（图4-3-3）。

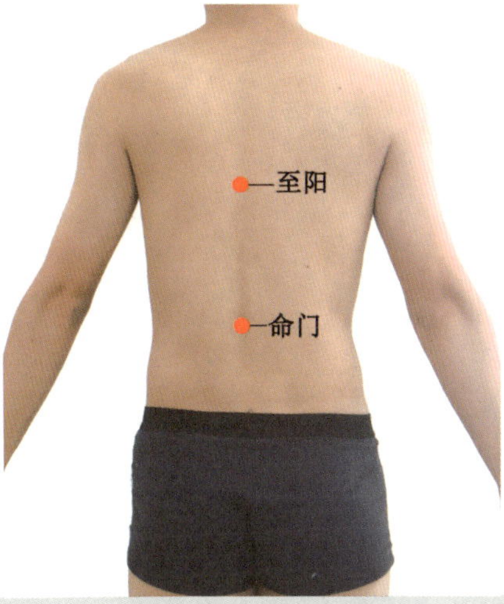

图4-3-2　至阳、命门

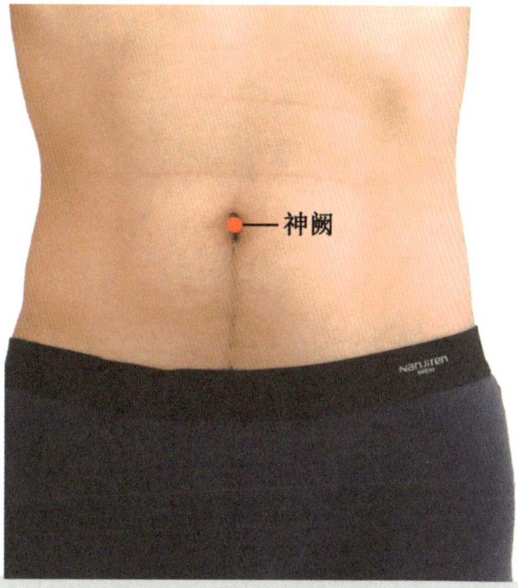

图4-3-3　神阙

专家提示

① 艾灸治疗缓解期和慢性持续期哮喘均有满意疗效，发作期哮喘应紧急采取相应措施。如由其他心肺疾病等引起的喘息、胸闷、咳嗽症状，要积极治疗原发病。

② 饮食宜清淡，忌油腻，避风寒，有明确过敏史的病人应避免接触过敏原。

③ 平日可艾灸肺俞、风门等腧穴预防哮喘的发作。

第四节　头　　痛

头痛是指头部经脉绌急或失养导致清窍不利所引起的以头部疼痛为主要症状的一种病证，可见于临床各科急慢性疾病。头痛的发生常与外感风邪，以及情志、饮食、体虚久病等因素有关。相当于西医学的高血压性头痛、低血压性头痛、低颅压、偏头痛、紧张性头痛、丛集性头痛等疾病。

本病以头痛为主症，头痛部位可在前额、额颞、巅顶、枕项，可一侧或两侧或全头痛。头痛的性质可为剧痛、隐痛、胀痛、灼痛、晕痛、跳痛等。外感头痛者多有起居不慎，感受外邪的病史；内伤头痛多有饮食、劳倦、房事不节、久病体虚等病史；瘀血头痛多有外伤病史、血瘀征象。

阳明头痛

【主症】头痛多位于前额、眉棱部，痛时较剧烈，常喜裹头，恶风寒，遇风尤剧，口不渴。舌质淡、苔白腻，脉弦滑。

【取穴】阳白、印堂。

【灸法】温和灸，常出现热向颅内深透，或向头面部传导，或自觉头部有紧、压、酸、胀、痛的异常感觉，以头部出现紧压感为佳。每次灸45分钟，每日灸1次，10次为1个疗程（图4–4–1）。

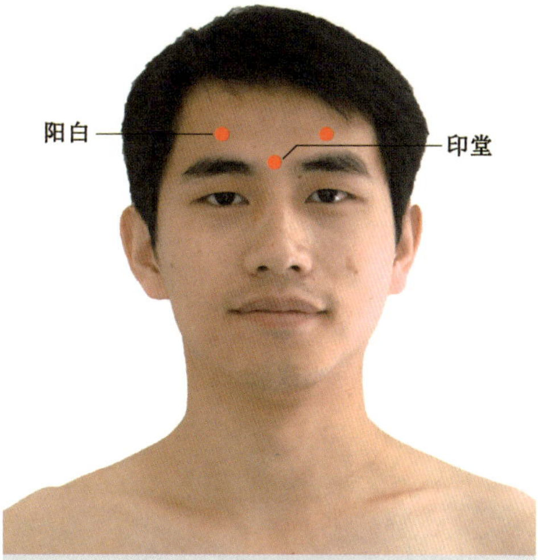

图4–4–1　阳白、印堂

少阳头痛

【主症】头两侧连耳根、发际作痛，或偏头痛，伴有寒热往来，胸胁苦满，口苦目眩。舌质偏红、苔薄黄，脉弦细。

【取穴】风池、率谷、阳陵泉、日月。

【灸法】

1. 风池、率谷、阳陵泉　温和灸，可出现热感深透或向周围扩散，灸阳陵泉时部分病人感传可直接到达头面部，如感传不能上至头面部者，依次接力使感传到达头面部，最后再将两支艾条分别固定于阳陵泉和头面部热敏区进行温和灸。每次灸45分钟，每日灸1次，10次为1个疗程（图4–4–2、图4–4–3）。

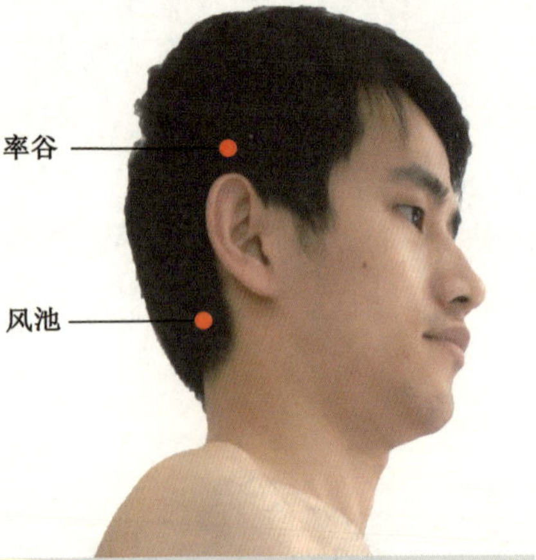

图4–4–2　风池、率谷

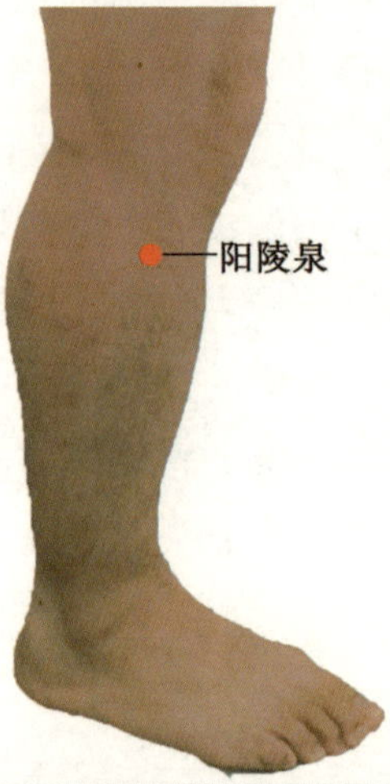

图4–4–3　阳陵泉

2. 阳陵泉、日月　隔姜灸，多可出现热感向周围扩散或沿经脉向头面传导。每穴灸5~7壮，每日1次或隔日1次，7~10次为1个疗程（图4–4–3、图4–4–4）。

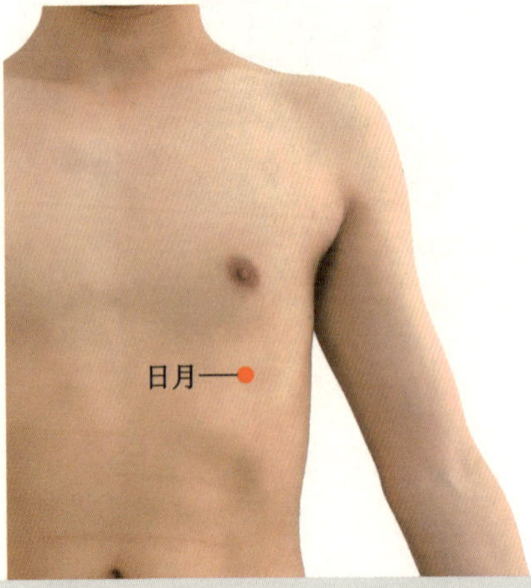

图4–4–4　日月

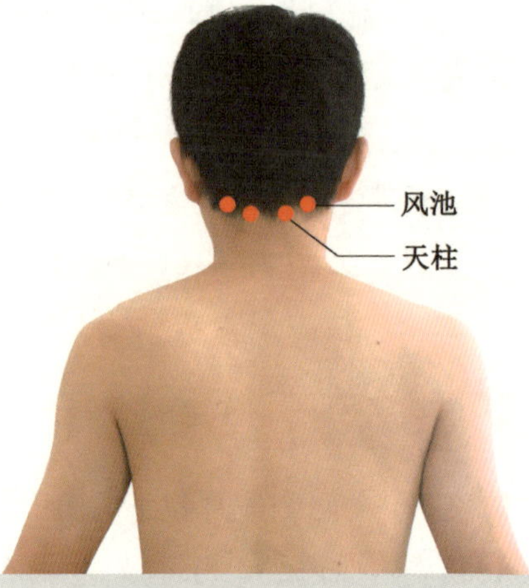

图4–4–5　风池、天柱

太阳头痛

【主症】枕项部为主，痛连巅顶、前额，或牵连头侧，或枕项部拘紧或酸痛，连及颞额，或伴肩背不适。舌质淡红、苔薄白，脉弦或紧。

【取穴】风池、天柱。

【灸法】温和灸，行温和灸常出现热向颅内深透，或向头面部传导，或自觉头部有紧、压、酸、胀、痛的异常感觉，以头部出现紧压感为佳。每次灸45分钟，每日灸1次，10次为1个疗程（图4-4-5）。

专家提示

① 艾灸激发经气，疏通经络，有灸到痛止之效，但对器质性头痛只起到临时止痛作用，消除病因是关键。

② 血压增高或降低是头痛的常见原因，头痛病人就诊时宜先测量血压。同时应注重调畅情志。

第五节 眩 晕

眩晕是由于清窍失养，脑髓不充，临床上以头晕、眼花为主症的一类病证。相当于西医学的高血压、低血压、贫血、前庭周围性眩晕、前庭中枢性眩晕、脑外伤、脑动脉硬化、脑动脉供血不足以眩晕为主要症状的疾病。

本病表现为头晕目眩，视物旋转，轻者闭目即止，重者如坐车船，甚则仆倒；伴有恶心、呕吐、汗出、面色苍白等。有急性起病，亦有慢性起病，逐渐加重，可反复发作。

痰湿中阻证

【主症】头重如裹，视物旋转，胸闷恶心，呕吐痰涎，思卧嗜睡，神疲困倦，口黏，纳差。舌淡嫩、苔白腻，脉弦滑。

【取穴】风池、中脘、丰隆。

【灸法】

1. 风池、中脘　温和灸，风池温和灸常出现热感向周围扩散，或向颅内深透，或向头面部方向传导，以热感向颅内深透为佳。灸中脘可自觉热感深透至腹腔或沿两侧扩散至腰部。每次灸45分钟，每日灸1次，10次为1个疗程（图4–5–1、图4–5–2）。

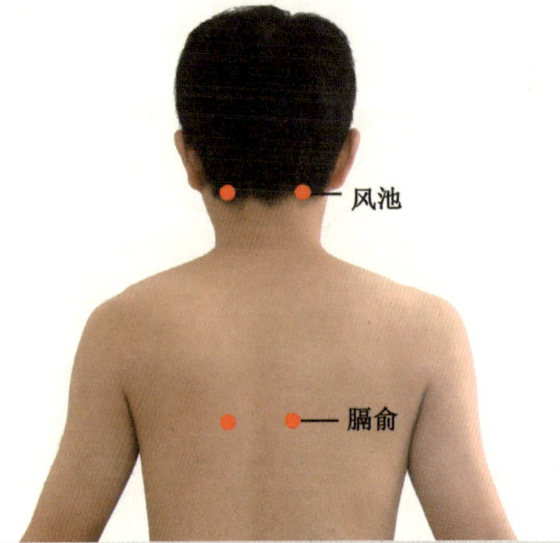

图4–5–1　风池、膈俞

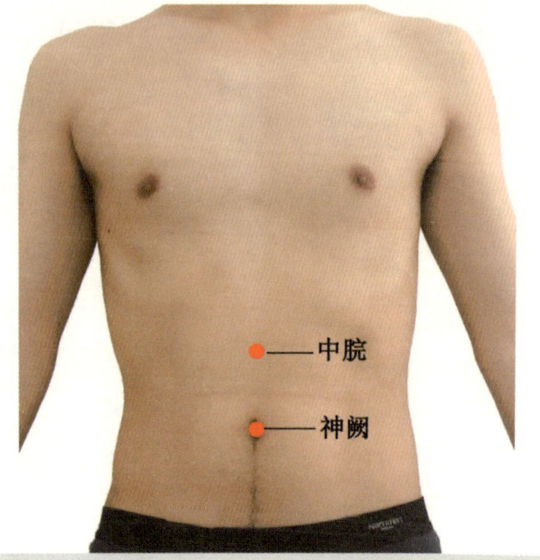

图4–5–2　中脘、神阙

2. 丰隆 隔姜灸，出现灸感向上沿足阳明胃经传导。每次灸5~7壮，每日1次或隔日1次，7~10次为1个疗程（图4-5-3）。

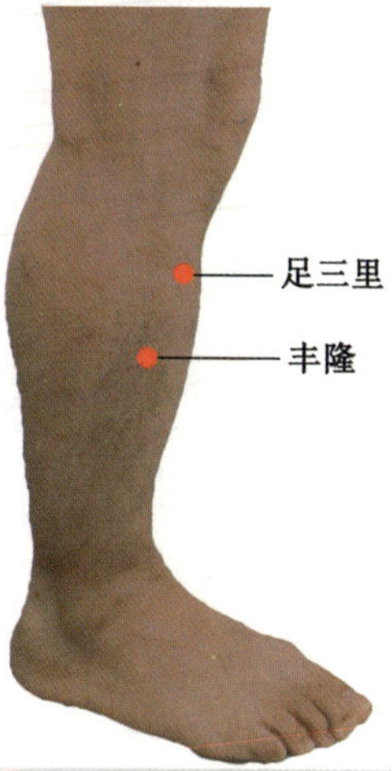

图4-5-3 丰隆、足三里

瘀血阻窍证

【主症】头痛如刺，耳鸣耳聋，健忘，失眠，心悸，精神不振，面唇紫暗。舌暗有瘀斑，脉涩或细涩。

【取穴】膈俞、血海。

【灸法】温和灸，灸膈俞可感热透至深部或向项背部传导，灸血海可出现热感沿足太阴脾经向上传导。每次灸45分钟，每日灸1次，10次为1个疗程（图4-5-1、图4-5-4）。

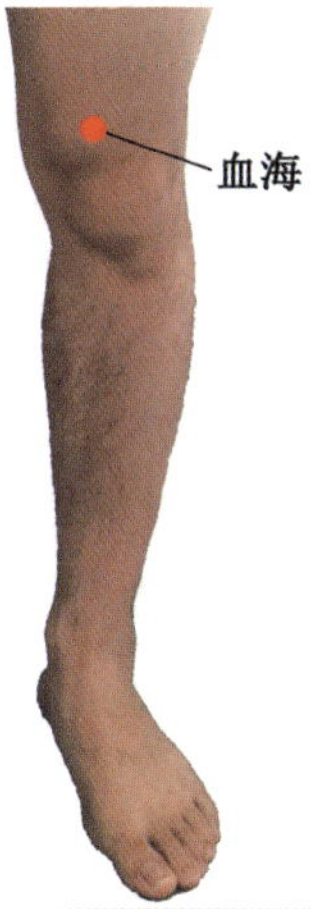

图4-5-4 血海

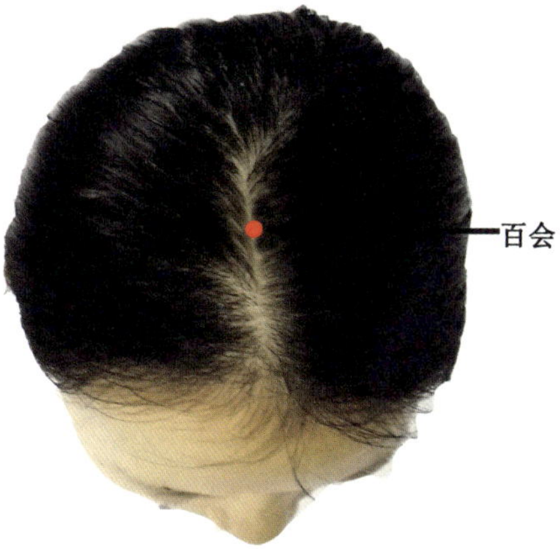

图4-5-5 百会

气血亏虚证

【主症】头晕目眩，劳累即发，动则加剧，面色淡白或萎黄，神倦乏力，心悸少寐，腹胀纳呆，神疲懒言，气短声微。舌淡、苔薄白，脉弱。

【取穴】神阙、百会、足三里。

【灸法】

1. 神阙、百会　温和灸，神阙温和灸可出现热感深透至腹腔或沿两侧扩散至腰部，百会温和灸常出现热向颅内深透，或向头面部传导，或自觉头部有紧、压、酸、胀、痛的异常感觉，以头部出现紧压感为佳。每次灸45分钟，每日灸1次，10次为1个疗程（图4–5–2、图4–5–5）。

2. 足三里　直接灸（无瘢痕灸），出现灸感深透或沿足阳明胃经向上传导。每次灸5~7壮，每周1~2次，7~10次为1个疗程（图4–5–3）。

肾精不足证

【主症】眩晕久发不已，视力减退，少寐健忘，心烦口干，耳鸣，神疲乏力，腰酸膝软，不耐劳作，或遗精滑泄，齿摇发落。舌微红、苔薄，脉弦细或细数。

【取穴】神阙、肾俞、命门。

【灸法】

1. 神阙、肾俞、命门　温和灸，神阙温和灸自觉热感深透至腹腔或沿两侧扩散至腰部，命门、双侧肾俞三点温和灸时自觉热感深透至腹腔或沿两侧扩散至腹部。每次灸45分钟，每日灸1次，10次为1个疗程（图4–5–2、图4–5–6）。

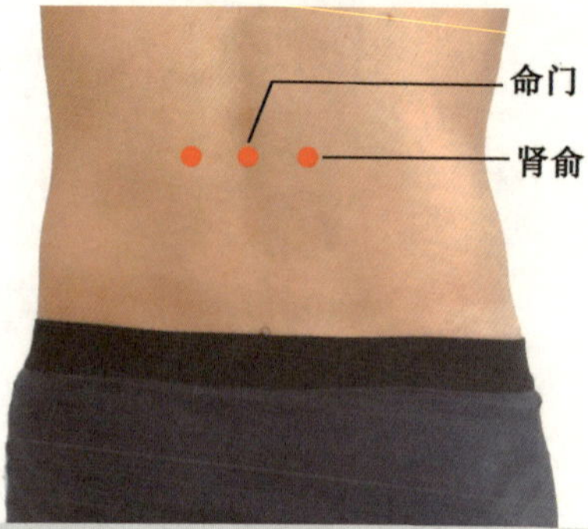

图4–5–6　肾俞、命门

2. 神阙　隔盐灸，自觉热感向深透至腹腔。每次灸5~7壮，每日1次或隔日1次，7~10次为1个疗程（图4–5–2）。

3. 命门　隔附子饼灸，自觉热感深透至腹腔。每次施灸5~7壮，每日1次，7~10次为1个疗程（图4–5–6）。

专家提示

① 本病艾灸治疗效果较好，但应分清标本缓急。眩晕急重者，先治其标；眩晕较轻或发作间歇期，注意求因治本。

② 若头晕持续时间长，灸后不见好转，走路不稳，共济失调，应做颅脑相关检查。

第六节　胁　　痛

胁痛是指由于肝胆络脉失和引起的以一侧或两侧胁肋部疼痛为主要表现的一种病证。胁，指两侧季肋部，为腋下至第12肋骨的总称。

本病表现为肝区（或胁）作痛，头晕乏力，面色少华，肝大，口苦胁胀或脘腹胀满；或纳谷不香；或形体消瘦；或睡眠不佳。

【取穴】肝俞、胆俞、期门、阳陵泉、中脘、足三里。

【灸法】

1. 肝俞、胆俞　隔姜灸，自觉热感深透至腹腔或扩散至腰背部。每次灸5~7壮，每日1次或隔日1次，7~10次为1个疗程（图4-6-1）。

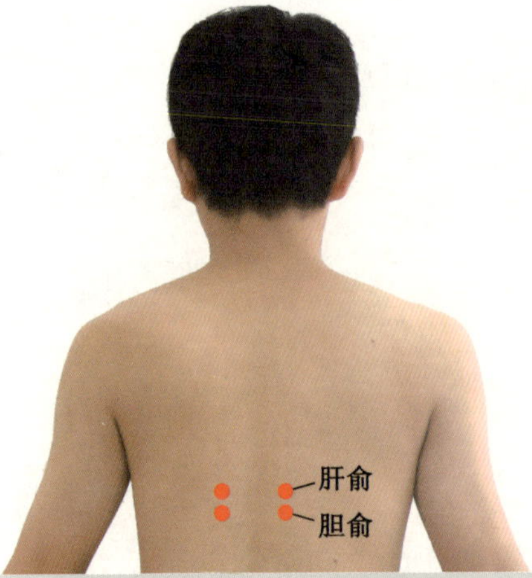

图4-6-1　肝俞、胆俞

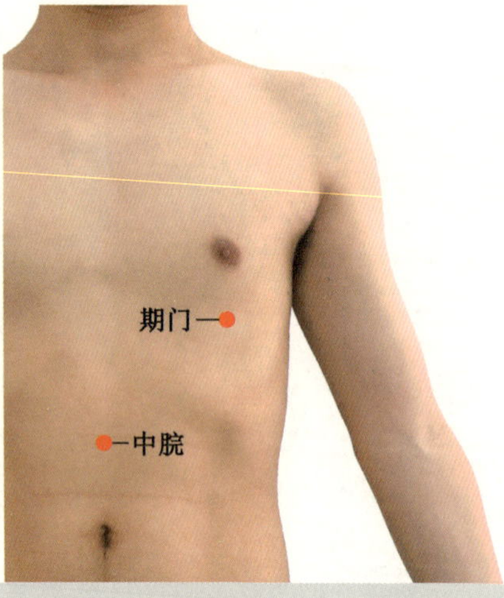

图4-6-2　期门、中脘

2. 肝俞、期门、阳陵泉　温和灸，灸肝俞、期门多可出现热感深透至腹腔，或热感向胁肋扩散，以灸感向胁肋扩散为佳。灸阳陵泉可出现热感沿经脉向腹部传导。每次灸45分钟，每日灸1次，10次为1个疗程（图4-6-1、图4-6-2、图4-6-3）。

3. 肝俞、胆俞、期门、中脘、阳陵泉、足三里　温针灸，针刺得气后施灸，常出现热感向周围扩散或透至深部。每次灸艾团3~4壮，艾炷为1~2炷，每日1次或隔日1次，7~10次为1个疗程（图4-6-1、图4-6-2、图4-6-3、图4-6-4）。

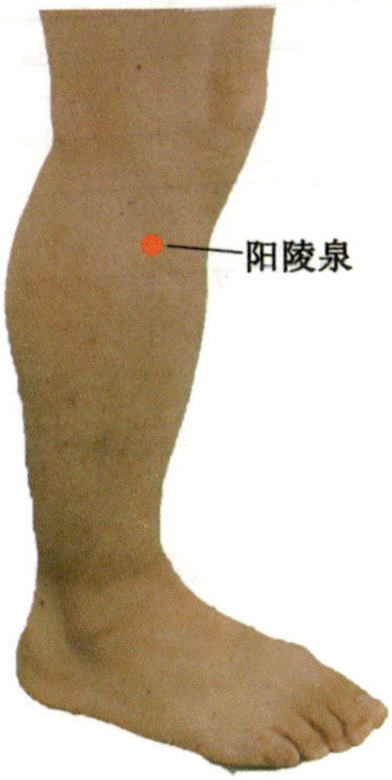

图4-6-3　阳陵泉

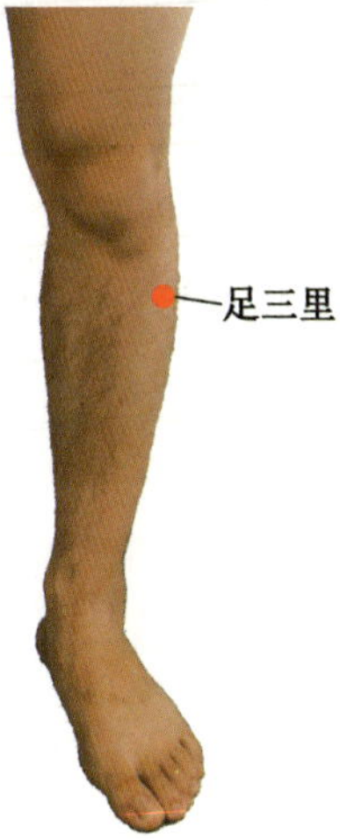

图4-6-4　足三里

专家提示

① 艾灸可作为辅助疗法治疗本病，内外并治，提高疗效。

② 若在肝俞、阳陵泉经常采用艾条温和灸，可以提高免疫力。

第七节　高脂血症

高脂血症是指当血浆脂质浓度超过正常限度时，谓之高脂血症。中医学无此病名，类属于“痰证”“湿阻”“肥胖”等范畴。

本病多数病人并无明显症状和异常体征。不少人是由于其他原因进行血液生化检验时才发现有血浆脂蛋白水平升高。生化检查中血浆总胆固醇浓度>5.17mmol/L可定为高胆固醇血症，血浆甘油三酯浓度>2.3mmol/L为高甘油三酯血症。

痰浊中阻证

【主症】形体肥胖，心悸眩晕，胸脘痞满，腹胀食少，乏力疲倦，恶心吐涎，口渴不欲饮水。舌淡体胖、边有齿痕，苔腻，脉濡。

【取穴】阴陵泉、丰隆、天枢。

【灸法】

1. 阴陵泉、丰隆　温和灸，多可出现热感深透或沿经脉向腹部传导。每次灸45分钟，每日灸1次，10次为1个疗程（图4–7–1）。

2. 天枢　隔姜灸，可出现热感深透至腹腔或热感向周围扩散。每次灸5~7壮，每日1次或隔日1次，7~10次为1个疗程（图4–7–2）。

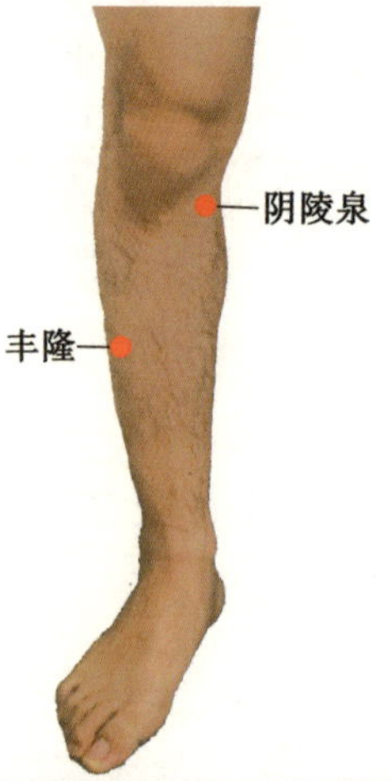

图4–7–1　阴陵泉、丰隆

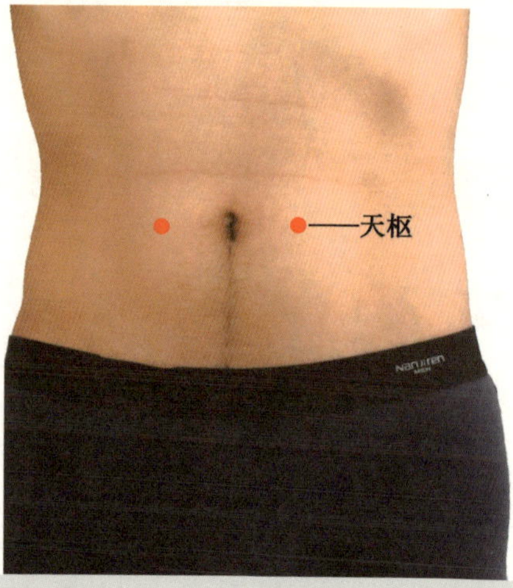

图4–7–2　天枢

胃热滞脾证

【主症】多食，容易饥饿，形体肥胖，脘腹胀满，面色红润，口干口苦，心烦头晕，得食则缓。舌红、苔黄腻，脉弦滑。

【取穴】阴陵泉、胃俞。

【灸法】温和灸，可出现热感深透至腹腔或向周围扩散。每次灸45分钟，每日灸1次，10次为1个疗程（图4-7-1、图4-7-3）。

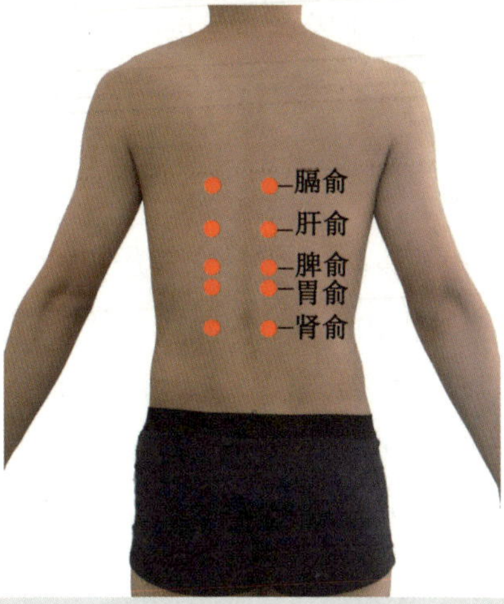

图4-7-3　胃俞、肝俞、肾俞、脾俞、膈俞

肝肾亏虚证

【主症】头晕目眩，耳鸣健忘，失眠，多梦，咽干，胁痛，腰膝酸软，五心烦热。舌红少苔，脉细数。

【取穴】肝俞、肾俞。

【灸法】温和灸，可出现热感深透至胸腹腔或热感向周围扩散。每次灸45分钟，每日灸1次，10次为1个疗程（图4-7-3）。

肝郁脾虚证

【主症】精神抑郁或急躁易怒，健忘失眠，口干，不思饮食或纳谷不香，四肢无力，腹胀便溏。舌淡苔白，脉弦细。

【取穴】肝俞、脾俞。

【灸法】温和灸，可出现热感深透至胸腹腔或向周围扩散。每次灸45分钟，每日灸1次，10次为1个疗程（图4-7-3）。

气滞血瘀证

【主症】胸胁胀闷，走窜疼痛或憋闷不适，性情急躁，胁下痞胀，刺痛拒按，舌紫暗或见瘀斑，脉弦涩。

【取穴】膈俞、内关。

【灸法】

1. 膈俞　温和灸，可出现热感深透至胸腔或向周围扩散。每次灸45分钟，每日灸1次，10次为1个疗程（图4-7-3）。

2. 内关　温和灸，可出现热感沿经脉向上或向下传导。每次灸45分钟，每日灸1次，10次为1个疗程（图4-7-4）。

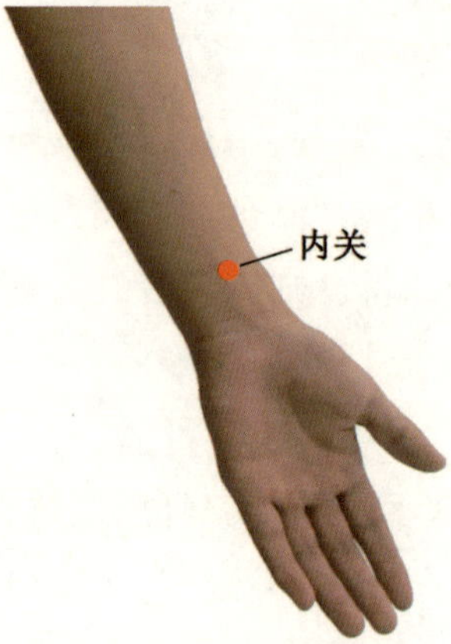

图4-7-4　内关

专家提示

① 本病艾灸预防和治疗效果较好，可配合药物治疗。

② 注意控制理想体重，平日注意作息规律，适当加强锻炼，提高身体素质。

③ 平日可常灸丰隆、阴陵泉等预防。

第八节　心　悸

心悸是指由于阴阳失调，气血失和，心神失养，出现心中悸动不安，甚则不能自主的一类病证。相当于西医学的各种心脏病、神经官能症、甲状腺功能亢进、贫血等引起的心悸。

本病自觉心搏异常，或快速或缓慢，或跳动过重，或忽跳忽止，呈阵发性或持续不解，神情紧张，心悸不安；伴有胸闷不适，心烦寐差，颤抖乏力，头晕等症。中老年病人，可伴有心胸疼痛，甚则喘促，汗出肢冷，或见昏厥。可见数、促、结、代、缓、迟等脉象。常有情志刺激、惊恐、紧张、劳倦、饮酒等诱发因素。血常规、血沉、抗“O”、T_3、T_4及心电图、X线胸部摄片、测血压等检查，有助明确诊断。

心气不足证

【主症】心悸气短，头晕，自汗，神疲乏力，动则悸发，静则悸缓。舌淡红、苔薄白，脉细弱。

【取穴】气海、心俞。

【灸法】温和灸，可出现热感深透至胸腹腔或向周围扩散。每次灸45分钟，每日灸1次，10次为1个疗程（图4-8-1、图4-8-2）。

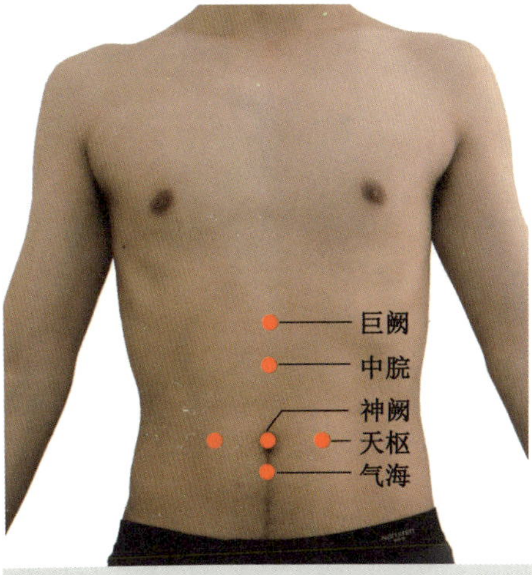

图4-8-1　气海、巨阙、中脘、神阙、天枢

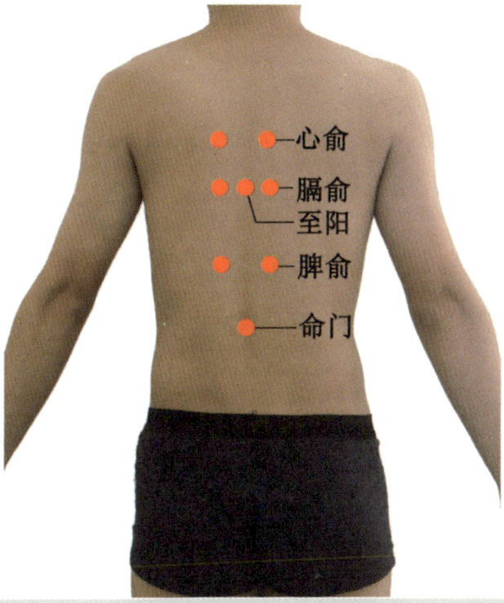

图4-8-2　心俞、膈俞、至阳、命门、脾俞

心阴亏虚证

【主症】心悸易惊，心烦失眠，眩晕耳鸣，口干微热，五心烦热，盗汗，咽干口燥，小便短黄，大便干结。舌红少津、苔少或无，脉细数。

【取穴】巨阙、内关。

【灸法】

1. 巨阙、内关　温和灸，可出现热感深透或热感向周围扩散，灸内关还可出现热感沿上下传导。每次灸45分钟，每日灸1次，10次为1个疗程（图4-8-1、图4-8-3）。

2. 内关　温针灸，针刺得气后施灸，可出现热感透至深部。每次灸艾团3~4壮，艾炷为1~2炷，每日1次或隔日1次，7~10次为1个疗程（图4-8-3）。

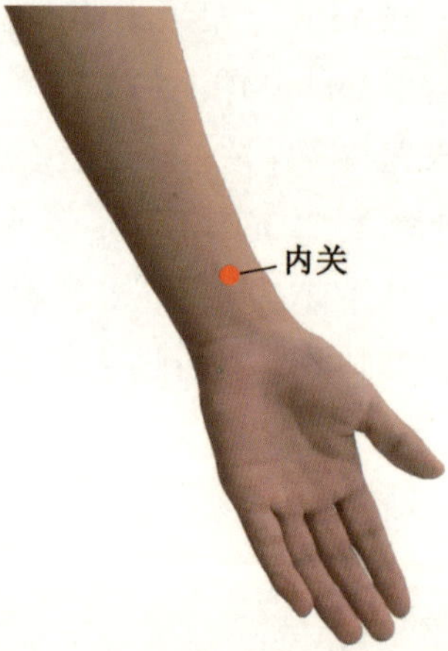

图4-8-3　内关

脾胃虚证

【主症】心悸气短，失眠多梦，思虑劳心则甚，头晕目眩，面色不华，神疲乏力，食少腹胀。舌淡、苔薄白，脉细弱。

【取穴】中脘、足三里。

【灸法】温和灸，可出现热感深透或向周围扩散，灸足三里还可出现热感向上传导。每次灸45分钟，每日灸1次，10次为1个疗程（图4-8-1、图4-8-4）。

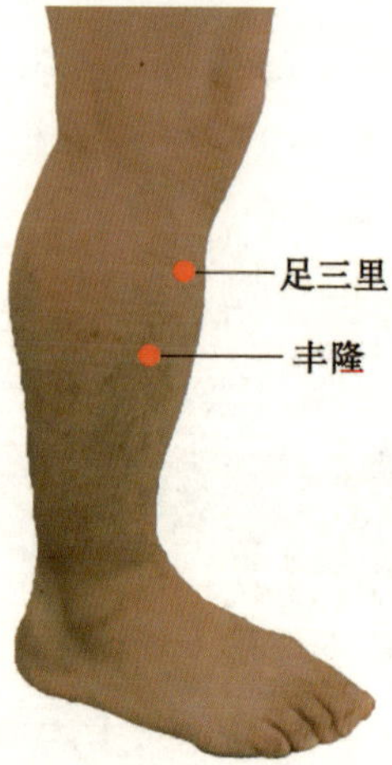

图4-8-4　足三里、丰隆

肾阴虚证

【主症】心悸失眠，五心烦热，眩晕耳鸣，急躁易怒，腰痛遗精。舌红少津、苔少，脉细数。

【取穴】三阴交、涌泉。

【灸法】温和灸，可出现热感扩散或沿经脉向上传导。每次灸45分钟，每日灸1次，10次为1个疗程（图4–8–5、图4–8–6）。

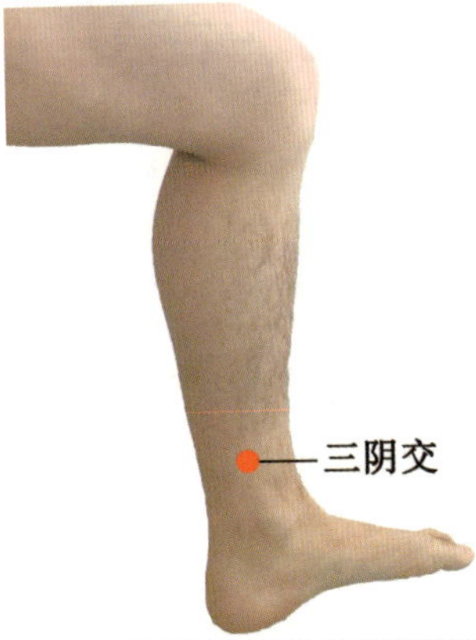

图4–8–5　三阴交

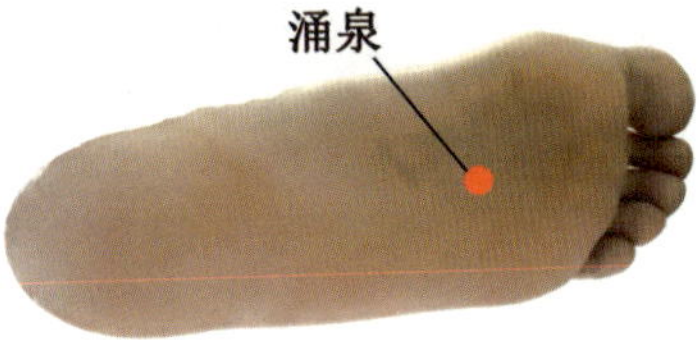

图4–8–6　涌泉

脾肾阳虚证

【主症】心悸倦怠，少气懒言，大便溏薄，腹胀食少，腰痛阴冷，畏寒，小便不利。舌淡、苔白腻，脉沉细或结代。

【取穴】神阙、至阳、命门。

【灸法】

1. 神阙　隔附子饼灸，以热感深透至腹腔为佳，每次灸5~7壮，每日1次，7~10次为1个疗程（图4–8–1）。

2. 至阳、命门　温和灸，可出现热感深透至胸腹腔或向周围扩散。每次灸45分钟，每日灸1次，10次为1个疗程（图4–8–2）。

痰浊阻滞证

【主症】心悸气短，心胸痞闷胀满，痰多，食少腹胀，或有恶心呕吐。舌苔白腻或滑腻，脉弦滑。

【取穴】中脘、天枢、脾俞、丰隆。

【灸法】

1. 中脘、天枢　隔姜灸，可出现热感深透至腹腔，甚至感背腰部温热。每次施灸5~7壮，每日1次或隔日1次，7~10次为1个疗程（图4–8–1）。

2. 脾俞、丰隆　温和灸，可出现热感深透或热感向周围扩散。每次灸45分钟，每日灸1次，10次为1个疗程（图4–8–2、图4–8–4）。

血脉瘀阻证

【主症】心悸，短气喘息，胸闷不舒，心痛时作，或形寒肢冷，面色晦暗，唇甲青紫。舌质暗或有瘀点、瘀斑，脉虚或结代。

【取穴】膈俞、内关。

【灸法】

1. 膈俞　温和灸，可出现热感深透至胸腔或向周围扩散。每次灸45分钟，每日灸1次，10次为1个疗程（图4–8–2）。

2. 内关　温和灸，可出现热感沿经脉向上或向下传导。每次灸45分钟，每日灸1次，10次为1个疗程（图4–8–3）。

专家提示

① 本病艾灸预防和治疗效果较好，但须积极治疗原发病。

② 若有心衰不能控制者，当及时采用综合治疗措施。

③ 体虚人群可常灸心俞、内关等预防。

第九节 失 眠

失眠是指阳不入阴所引起的，以经常不易入睡为特征的一种病证。轻者入睡困难，睡后易醒，醒后不能再睡，严重者整夜不能入睡。失眠的发生常与情志失调、饮食不节、劳逸失调、病后体虚等因素有关。相当于西医学的抑郁症、神经症、围绝经期综合征等以失眠为主症的疾病。

本病轻者入寐困难或寐而易醒，醒后不寐，重者彻夜难眠。常伴有头痛，头晕，心悸，健忘，多梦等症。经各系统和实验室检查未发现异常。

心脾两虚证

【主症】夜寐虚烦难眠，或睡中多梦易醒，醒后更难入睡，伴心悸气短，神疲健忘，不欲饮食，头晕目眩，神疲乏力，面色无华，纳呆便溏。舌淡苔白，脉细弱。

【取穴】心俞、至阳。

【灸法】温和灸，可出现热感深透至胸腔或向周围扩散。每次灸45分钟，每日灸1次，10次为1个疗程（图4-9-1）。

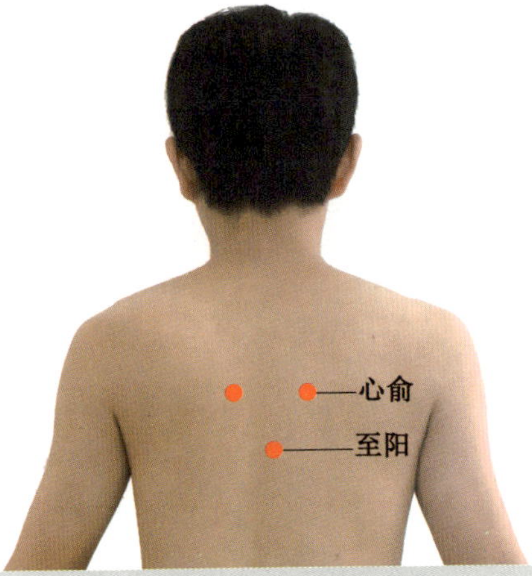

图4-9-1 心俞、至阳

心肾不交证

【主症】心烦不寐、入睡困难，多梦易醒，心悸善惊，头晕耳鸣，烦热盗汗，手足心热，腰膝酸软，咽干少津，神疲健忘，男子遗精，女子月经不调。舌红苔少，脉细数。

【取穴】涌泉、内关、三阴交。

【灸法】

1. 涌泉、内关 温和灸，可出现热感沿经脉向胸腹部传导。每次灸45分钟，每日灸1次，10次为1个疗程（图4-9-2、图4-9-3）。

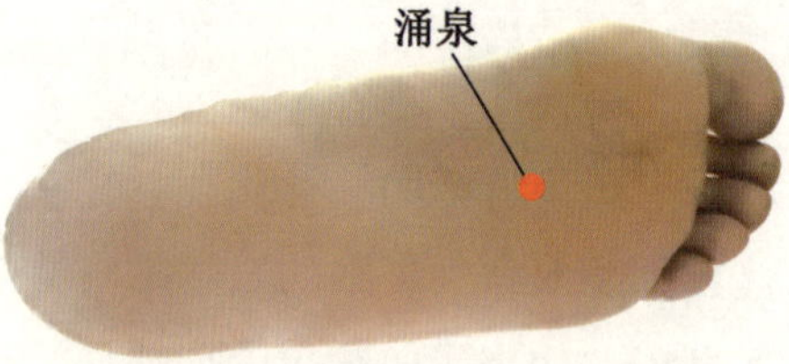

图4-9-2　涌泉

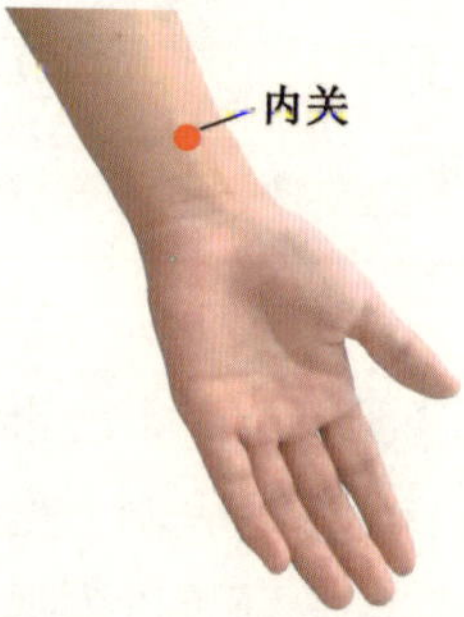

图4-9-3　内关

2. 三阴交　麦粒灸，可出现热感沿经脉向上传导。每次灸5~7壮，每周1~2次，7~10次为1个疗程（图4-9-4）。

心胆气虚证

【主症】易于惊醒，胆怯心悸，心神不安，遇事易惊，伴气短倦怠。舌淡苔薄，脉弦细。

【取穴】至阳、百会、神阙。

【灸法】

1. 至阳、百会　温和灸，可出现热感向四周扩散或沿督脉传导。每次灸45分钟，每日灸1次，10次为1个疗程（图4-9-1、图4-9-5）。

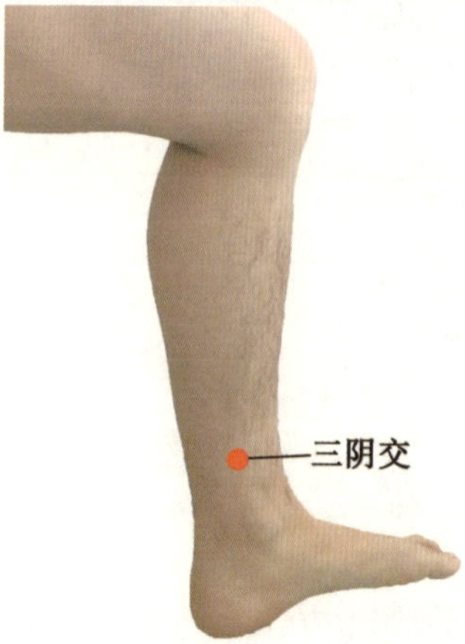

图4-9-4　三阴交

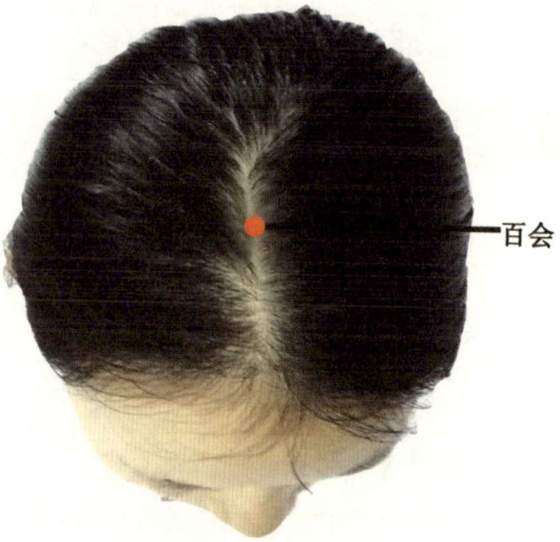

图4-9-5　百会

2. 神阙　隔盐灸，以热感深透至腹腔为佳。每次施灸5~7壮，每日1次或隔日1次，7~10次为1个疗程（图4-9-6）。

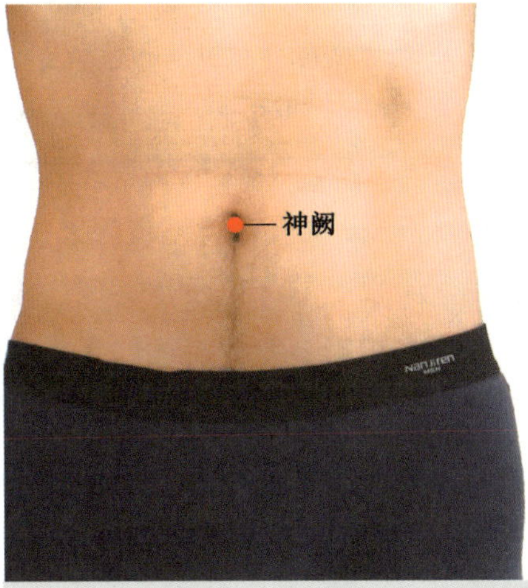

图4-9-6　神阙

专家提示

① 本病艾灸可配合心理治疗。睡前1小时施灸，疗效更佳。

② 艾灸能安神定志，对治疗失眠疗效较好，且无药物副作用，但对长期依赖安眠药的病人则效果较差。

第十节　腹　痛

腹痛是指脏腑气机阻滞，经脉痹阻，或脏腑经脉失养所致的以胃脘以下、耻骨毛际以上部位疼痛为主要表现的一种病证。腹痛的发生常与感受外邪、饮食不节、情志不畅、劳倦体虚等因素有关。相当于西医学的急慢性阑尾炎、胃肠痉挛、不完全性肠梗阻、肠易激综合征、功能性消化不良等以腹痛为主要表现的疾病。

腹痛以胃脘以下，耻骨毛际以上的部位发生疼痛为诊断的主要依据。疼痛性质可表现为隐痛、胀痛、冷痛、灼痛、绞痛、刺痛。急性腹痛多因外感，突然剧痛，伴发症状明显；慢性腹痛多因内伤，起病缓慢，病势缠绵；肠道病变腹痛，多伴有腹泻或便秘；膀胱病变腹痛，常牵引前阴，小便淋沥；蛔虫腹痛，多伴嘈杂吐涎，时作时止；瘀血腹痛，常有外伤或手术史；胆病腹痛，痛在右胁连及腰背，伴恶寒发热，恶心呕吐。

寒邪内阻证

【主症】腹痛急暴，得温痛减，遇冷则甚，腹中雷鸣，大便溏薄或泄泻，四肢欠温，口不渴，小便清长。舌淡苔白，脉沉紧。

【取穴】中脘、关元。

【灸法】

1. 中脘、关元　温和灸，热感可透至腹腔或向四周扩散。每次灸45分钟，每日灸1次，10次为1个疗程（图4-10-1）。

2. 中脘　隔姜灸，热感可透至腹腔。每次灸5~7壮，每日1次或隔日1次，7~10次为1个疗程（图4-10-1）。

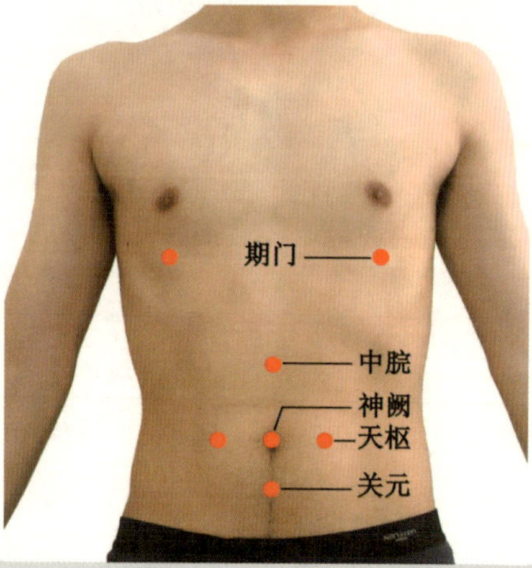

图4-10-1　中脘、关元、天枢、期门、神阙

饮食积滞证

【主症】暴饮暴食后脘腹胀痛，拒按，嗳腐吞酸，恶食，吐泻后痛减或痛而欲泻，或大便秘结。舌苔厚腻，脉滑。

【取穴】天枢、足三里。

【灸法】

1. 天枢　温和灸，热感可透至腹腔。每次灸45分钟，每日灸1次，10次为1个疗程（图4-10-1）。

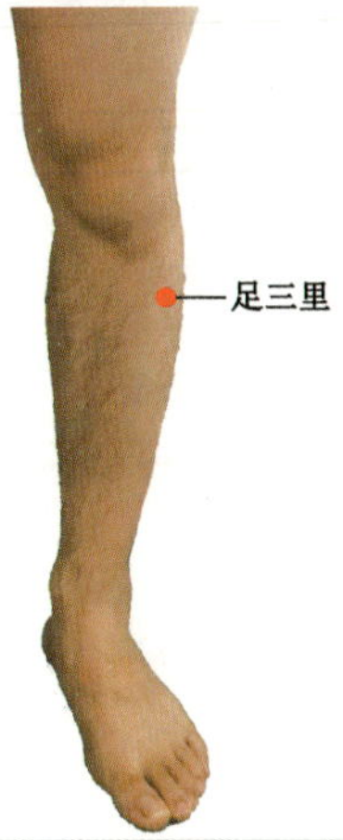

图4-10-2　足三里

2. 足三里　温和灸，可出现热感沿经脉向上或向下传导。每次灸45分钟，每日灸1次，10次为1个疗程（图4-10-2）。

肝郁气滞证

【主症】腹痛胀闷，攻窜不定，痛引少腹，得嗳气或矢气则胀痛减轻，遇恼怒加剧，喜太息。舌苔薄白，脉弦。

【取穴】中脘、期门。

【灸法】温和灸，可出现热感深透至腹腔，甚至觉背腰部温热。每次灸45分钟，每日灸1次，10次为1个疗程（图4-10-1）。

中虚脏寒证

【主症】腹痛隐隐，时作时止，喜热恶冷，痛时喜按，饥饿劳累后加剧，食少纳差，大便溏薄，神疲怯冷。舌质淡、苔薄白，脉沉细。

【取穴】中脘、关元、神阙。

【灸法】

1. 中脘、关元　温和灸，热感可透至腹腔或扩散至整个腹部。每次灸45分钟，每日灸1次，10次为1个疗程（图4-10-1）。

2. 神阙　隔盐灸，可出现热感深透至腹腔，感整个腹腔温热。每次灸5~7

壮，每日1次或隔日1次，7~10次为1个疗程（图4-10-1）。

瘀血内停证

【主症】痛势较甚，痛如针刺，痛处固定不移，或有包块，疼痛经久不愈。舌质紫暗或有瘀斑，脉弦或涩。

【取穴】膈俞、血海。

【灸法】温和灸，灸膈俞可出现热感深透至胸腹腔或热感向周围扩散，灸血海可出现热感深透或向腹部传导。每次灸45分钟，每日灸1次，10次为1个疗程（图4-10-3、图4-10-4）。

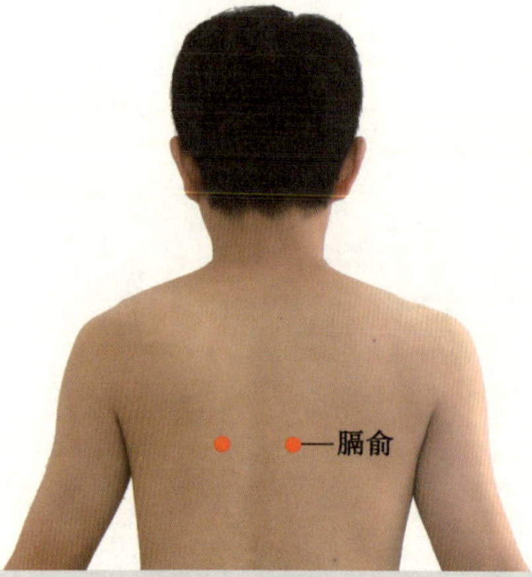

图4-10-3　膈俞

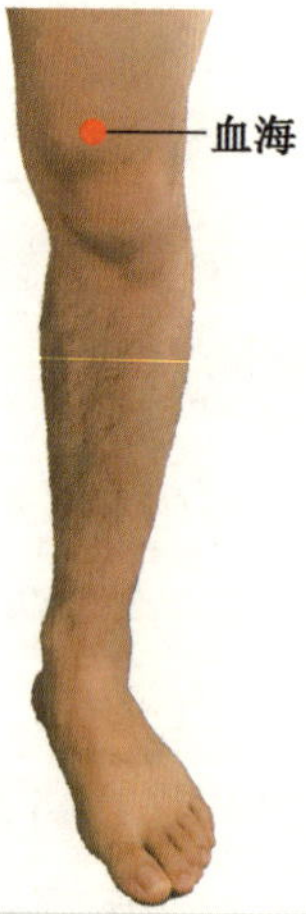

图4-10-4　血海

专家提示

① 艾灸疗法对腹痛之寒痛、虚痛的疗效较好。

② 急腹症者应及时采取相应治疗措施，以免贻误病机。

③ 体虚易感人群可常灸足三里、关元等预防。

第十一节　便　　秘

便秘是指由于大肠传导功能失常导致的以大便排出困难，排便时间或排便间隔时间延长或虽有便意但排便不畅为临床特征的一种病证。其发生常与饮食不节、情志失调和年老体虚等因素有关。相当于西医学的功能性便秘、肠易激综合征便秘型、药物性便秘、内分泌及代谢性疾病所致的便秘等疾病。

便秘以排便时间延长，两天以上一次，粪便干燥坚硬为主要诊断依据。重者大便艰难，干燥如栗，可伴少腹胀急，神倦乏力，胃纳减退等症，诊断须排除肠道器质性疾病。

气秘证

【主症】欲便不得，腹中胀痛，嗳气频作，胸胁胀满，食欲不振，肠鸣矢气。舌红、苔薄腻，脉弦。

【取穴】天枢、次髎。

【灸法】

1. 天枢　温和灸，可出现热感深透至腹腔或向周围扩散。每次灸45分钟，每日灸1次，10次为1个疗程（图4-11-1）。

2. 次髎　温和灸，可出现热感扩散至骶部或向下肢传导。每次灸45分钟，每日灸1次，10次为1个疗程（图4-11-2）。

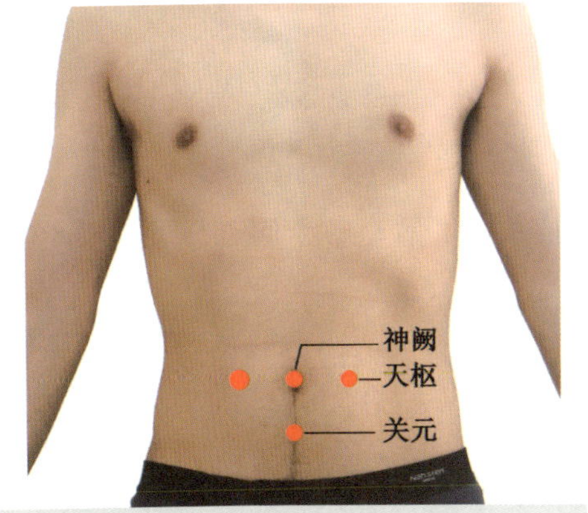

图4-11-1　天枢、神阙、关元

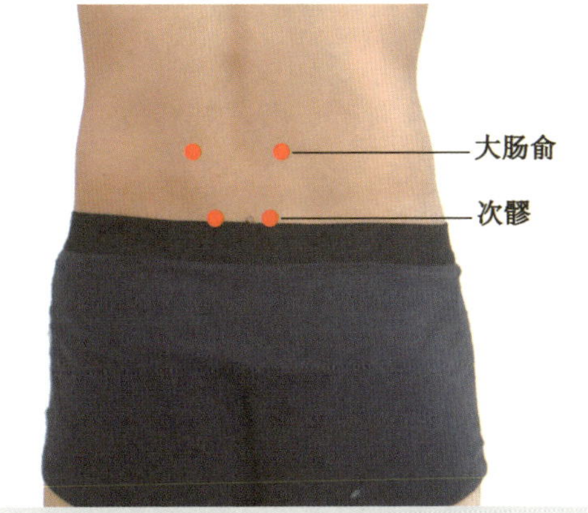

图4-11-2　次髎、大肠俞

冷秘证

【主症】大便艰涩，排出困难，腹中冷痛，拘急拒按，喜热恶寒，面色㿠白，四肢不温，小便清长。舌淡苔白，脉沉迟。

【取穴】神阙、关元、大肠俞、上巨虚。

【灸法】

1. 神阙　隔盐灸，可出现热感深透至腹腔甚至热感深透到腰部。每次灸5~7壮，每日1次或隔日1次，7~10次为1个疗程（图4–11–1）。

2. 关元、大肠俞　温和灸，热感可透至腹腔或向周围扩散。每次灸45分钟，每日灸1次，10次为1个疗程（图4–11–1、图4–11–2）。

3. 上巨虚　隔姜灸，可出现热感沿经脉向上或向下传导。每次灸5~7壮，每日1次或隔日1次，7~10次为1个疗程（图4–11–3）。

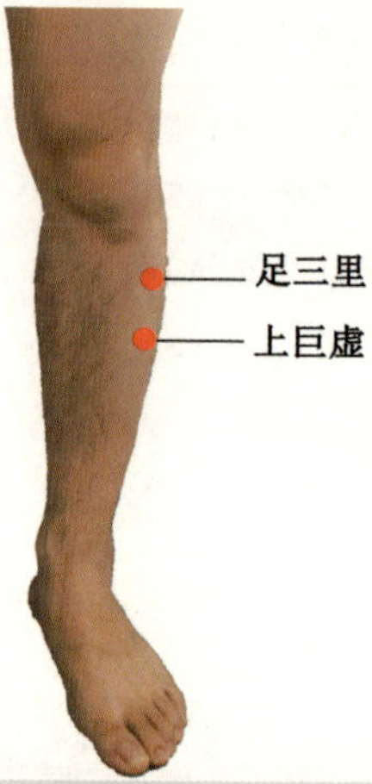

图4–11–3　上巨虚、足三里

虚秘证

【主症】虽有便意，但排出不畅，便质不干硬，神疲气怯，面色无华，头晕心悸。舌淡嫩、苔薄，脉细弱。

【取穴】神阙、关元、足三里。

【灸法】

1. 神阙、关元　温和灸，热感可透至腹腔或扩散至整个腹部。每次灸45分钟，每日灸1次，10次为1个疗程（图4–11–1）。

2. 足三里　直接灸（无瘢痕灸），常出现热感深透或沿经脉上下传导。每次灸5~7壮，灸至局部皮肤出现红晕而不起泡为度，每日1次或隔日1次，7~10次为1个疗程（图4–11–3）。

专家提示

① 病人应养成定时排便的习惯，并注意多吃新鲜蔬菜、水果，特别是粗纤维瓜果。

② 防治习惯性便秘，可在天枢、气海、上巨虚采用艾炷或艾条温和灸；防治老年性便秘可在气海、支沟、上巨虚采用艾炷或艾条温和灸。经常施灸，效果较好。

第十二节 腹　　泻

腹泻是指脾胃运化功能失职，湿邪内盛导致的以排便次数增多，粪便稀溏，甚至泻出如水样为主症的一种病证。一年四季均可发生，但以夏秋两季多见。相当于西医学的急性肠炎、慢性肠炎、胃肠功能紊乱、肠结核等以腹泻为主要表现的疾病。

腹泻以大便粪质清稀为主要诊断依据，或大便次数增多，粪质清稀，甚则如水样；或次数不多，粪质清稀；或泻下完谷不化。常先有腹胀腹痛，旋即泄泻。腹痛常与肠鸣同时存在。暴泻起病急，泻下急迫而量多；久泄起病缓，泻下势缓而量少，且有反复发作病史。

寒湿内盛证

【主症】大便清稀或如水样，腹痛肠鸣，得热则舒，脘闷食少，或兼见恶寒，发热等。舌苔白滑，脉濡缓。

【取穴】大肠俞、阴陵泉、神阙。

【灸法】

1. 大肠俞、阴陵泉　温和灸，灸大肠俞热感可透至腹腔并扩散至整个腹部，灸阴陵泉可出现热感沿经脉向腹部传导。每次灸45分钟，每日灸1次，10次为1个疗程（图4-12-1、图4-12-2）。

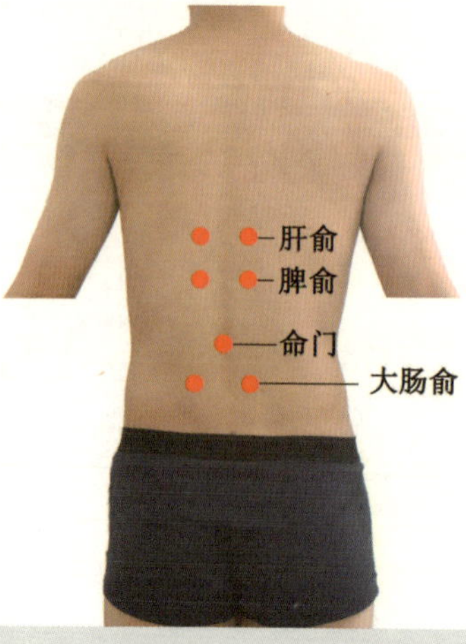

图4-12-1　大肠俞、肝俞、脾俞、命门

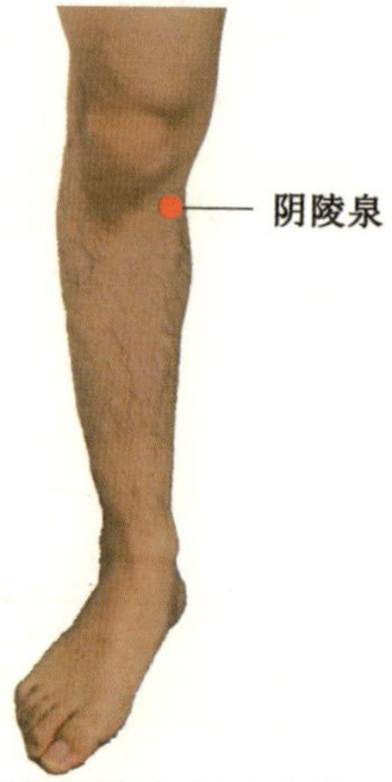

图4-12-2　阴陵泉

2. 神阙　隔附子饼灸，以热感可深透至腹腔为佳。每次灸5~7壮，每日1次，7~10次为1个疗程（图4-12-3）。

食滞肠胃证

【主症】暴饮暴食后腹满胀痛、拒按，泻后痛减，大便臭如败卵，纳呆，嗳腐吞酸。舌苔垢或厚腻，脉滑。

【取穴】天枢、上巨虚。

【灸法】温和灸，灸天枢热感可透至腹腔或向四周扩散，灸上巨虚可出现热感沿经脉向腹部传导。每次灸45分钟，每日灸1次，10次为1个疗程（图4-12-3、图4-12-4）。

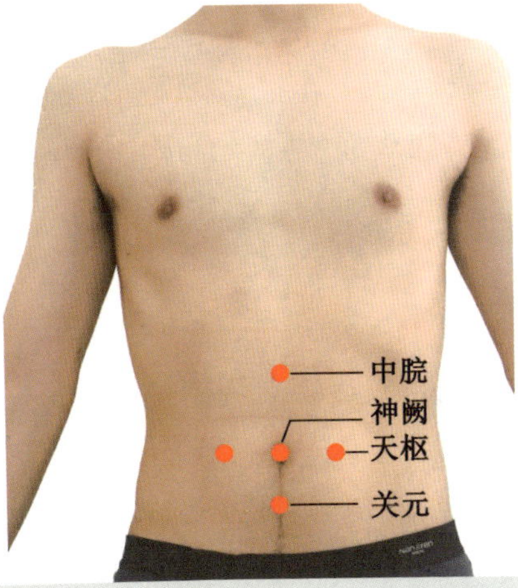

图4-12-3　神阙、天枢、中脘、关元

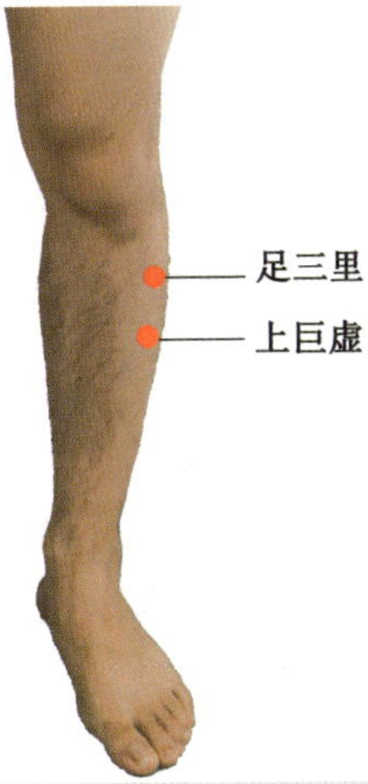

图4-12-4　上巨虚、足三里

肝气乘脾证

【主症】素有胸胁胀闷，嗳气食少，泄泻，腹痛，肠鸣，每因情志不畅时发作或加重，攻窜作痛，矢气频作。舌红、苔薄白，脉弦。

【取穴】肝俞、脾俞。

【灸法】温和灸，可出现热感深透至腹腔或扩散至整个背腰部。每次灸45分钟，每日灸1次，10次为1个疗程（图4-12-1）。

脾胃虚弱证

【主症】大便溏薄，或完谷不化，迁延反复，稍进油腻食物则便次增多，腹部隐痛喜按，神疲乏力，面色萎黄。舌淡、苔薄白，脉细。

【取穴】神阙、中脘、足三里。

【灸法】

1. 神阙　隔盐灸，以热感深透至腹腔为佳。每次灸5~7壮，每日1次或隔日1次，7~10次为1个疗程（图4–12–3）。

2. 中脘、足三里　温和灸，灸中脘可出现热感深透至腹腔或向四周扩散，灸足三里可出现热感沿经脉向腹部传导。每次灸45分钟，每日灸1次，10次为1个疗程（图4–12–3、图4–12–4）。

肾阳虚衰证

【主症】晨起泄泻，泻下完谷，泻后则安，脐腹冷痛，喜暖喜按，形寒肢冷，面色㿠白。舌胖而淡、苔白，脉沉细。

【取穴】命门、神阙、关元。

【灸法】

1. 命门　隔附子饼灸，可出现热感深透至腹腔或热感向周围扩散。每次灸5~7壮，每日1次，7~10次为1个疗程（图4–12–1）。

2. 神阙　隔盐灸，以热感可深透腹腔为佳。每次灸5~7壮，每日1次或隔日1次，7~10次为1个疗程（图4–12–3）。

3. 关元　温和灸，可出现热感深透至腹腔，或向四周扩散。每次灸45分钟，每日灸1次，10次为1个疗程（图4–12–3）。

专家提示

① 本病艾灸临床效果显著，但须与痢疾、霍乱相鉴别。

② 常在中脘、天枢、气海温和灸，可预防虚泻。

③ 平日须注意生活习惯，忌食生冷、滑利之品，避免加重腹泻。

第十三节　胃　痛

胃痛是指由于脾胃受损，气血不调导致的胃脘部疼痛的病证，又称“胃脘痛”。胃脘部一般系指上、中、下三脘部位，或指两侧肋骨下缘连线以上至鸠尾的梯形部位。本病相当于西医学的急、慢性胃炎，消化性溃疡，胃神经症，胃癌，以及部分肝、胆、胰疾病等以胃脘部疼痛为主要表现的疾病。

临床上须与腹痛相鉴别。胃痛在上腹胃脘部，位置相对较高；腹痛在胃脘以下，耻骨毛际以上的部位，位置相对较低。胃痛常伴脘闷，嗳气，泛酸等胃失和降，胃气上逆之症；而腹痛常伴有腹胀，矢气，大便性状改变等腹疾症状。相关部位的X线检查、纤维胃镜或肠镜检查、B超检查等有助于鉴别诊断。

寒邪犯胃证

【主症】胃痛暴作，得温痛减，遇寒痛增，恶寒喜暖，口不渴，喜热饮。舌红、苔薄白，脉弦紧。

【取穴】中脘、关元、神阙。

【灸法】

1. 中脘、关元　温和灸，多可出现热感深透至腹腔或向四周扩散至整个腹部。每次灸45分钟，每日灸1次，10次为1个疗程（图4–13–1）。

2. 中脘　隔姜灸，多可出现热感向四周扩散或深透至腹腔。每次灸5~7壮，每日1次或隔日1次，7~10次为1个疗程（图4–13–1）。

3. 神阙　隔盐灸，以热感深透至腹腔为佳。每次灸5~7壮，每日1次或隔日1次，7~10次为1个疗程。多用于胃寒体虚者（图4–13–1）。

饮食伤胃证

【主症】胃脘胀满疼痛，嗳腐吞酸，嘈杂不舒，呕吐或矢气后痛减，大便不爽。舌红、苔厚腻，脉滑。

【取穴】下脘、天枢。

【灸法】温和灸，多可出现热感深透至腹腔或扩散至整个腹部。每次灸45分钟，每日灸1次，10次为1个疗程（图4-13-1）。

肝气犯胃证

【主症】胃脘胀满，脘痛连胁，嗳气频频，吞酸，大便不畅，每因情志不畅而诱发，心烦易怒，喜太息。舌红、苔薄白，脉弦。

【取穴】期门、肝俞。

【灸法】温和灸，多可出现热感深透至腹腔或向胁肋部扩散。每次灸45分钟，每日灸1次，10次为1个疗程（图4-13-1、图4-13-2）。

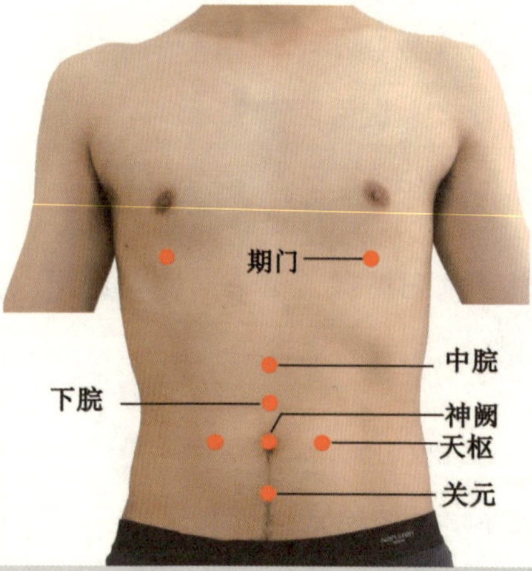

图4-13-1 中脘、关元、神阙、下脘、天枢、期门

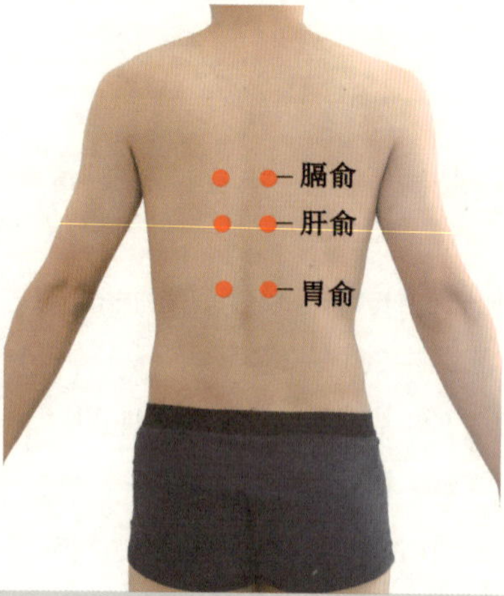

图4-13-2 肝俞、膈俞、胃俞

瘀血停胃证

【主症】胃痛拒按，状如针刺或刀割，痛有定处，或有呕血便黑，胃痛反复发作而不愈。舌质紫暗或有瘀斑，脉细涩。

【取穴】中脘、膈俞。

【灸法】温和灸，多可出现热感深透至腹腔或向四周扩散。每次灸45分钟，每日1~2次，10次为1个疗程（图4-13-1、图4-13-2）。

脾胃虚寒证

【主症】泛吐清水，喜暖畏寒，大便溏薄，神疲乏力，或手足不温。舌淡苔薄，脉虚弱或迟缓。

【取穴】关元、神阙、足三里。

【灸法】

1. 关元　温和灸，多可出现热感深透至腹腔或向四周扩散。每次灸45分钟，每日1次，10次为1个疗程（图4-13-1）。

2. 神阙　隔附子饼灸，以热感深透至腹腔为佳。每次灸5~7壮，每日1次，7~10次为1个疗程。多用于胃寒体虚者（图4-13-1）。

3. 足三里　直接灸，多可出现热感深透或沿经脉向腹部传导。每次灸5~7壮，每日1次或隔日1次，7~10次为1个疗程（图4-13-3）。

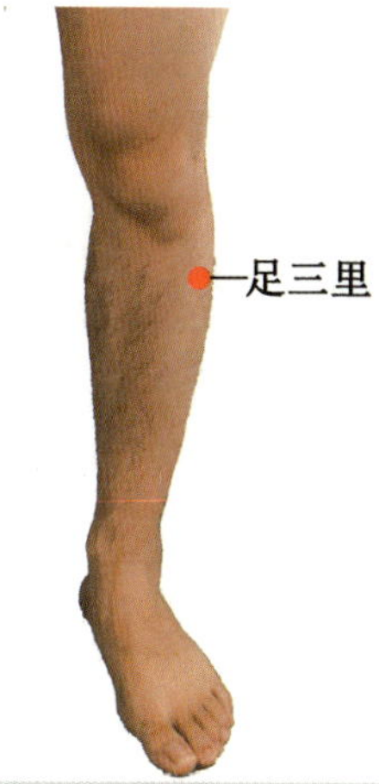

图4-13-3　足三里

胃阴不足证

【主症】胃脘灼热隐痛，似饥而不欲食，口燥咽干，大便干结。舌红少津，脉弦细或细数。

【取穴】中脘、胃俞。

【灸法】温和灸，灸中脘多可出现热感深透至腹腔或热感扩散至整个上腹部，或向两侧扩散至腰部，灸胃俞可出现热感深透或扩散至整个腰背部。每次灸45分钟，每日1次，10次为1个疗程（图4-13-1、图4-13-2）。

专家提示

① 艾灸对胃脘疼痛效果较好，但应及时查明病因，积极治疗原发病。

② 注意与肝胆疾患及胰腺炎、心肌梗死相鉴别。

③ 平时调畅情志，注意饮食规律，忌食不洁、肥甘、生冷、辛辣食物。

第十四节　呕　　吐

呕吐是指胃失和降，气逆于上，迫使胃中之物从口中吐出的一种病证。一般以有物有声谓之呕，有物无声谓之吐，无物有声谓之干呕，临床呕与吐常同时发生，故合称为呕吐。凡外感内伤或饮食失节及他病有损于胃者，皆可发生呕吐。相当于西医学的神经性呕吐、急慢性胃炎、胃黏膜脱垂症、贲门痉挛、幽门梗阻、十二指肠壅积症、肠梗阻、肝炎、胰腺炎、胆囊炎、尿毒症、颅脑疾病以及一些急性传染病等伴随呕吐的疾病。

临床表现主要有呕吐食物残渣，或清水痰涎，或黄绿色液体，甚则兼夹少许血丝，一日数次不等，持续或反复发作。伴有恶心，纳谷减少，胸脘痞胀，或胁肋疼痛。多有骤感寒凉，暴伤饮食，劳倦过度及情志刺激等诱发因素。或有服用化学制品药物，误食毒物史。

外邪犯胃证

【主症】起病较急，突然呕吐，伴胸闷脘胀，头晕纳呆，或兼发热恶寒，头痛无汗或有汗。舌红、苔薄白或薄黄，脉浮紧或浮数。

【取穴】中脘、胃俞。

【灸法】温和灸，灸中脘可出现热感深透至腹腔或向四周扩散至整个上腹部，灸胃俞可出现热感深透或扩散至整个腰背部。每次灸45分钟，每日灸1次，10次为1个疗程（图4–14–1、图4–14–2）。

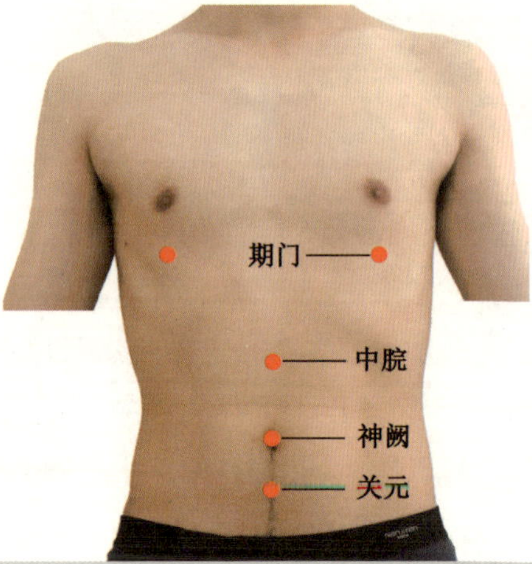

图4–14–1　中脘、期门、关元、神阙

痰饮内阻证

【主症】呕吐清水痰涎，胸膈痞闷，不思饮食，头眩心悸或呕而肠鸣有声。

舌红、苔白腻，脉滑。

【取穴】脾俞、丰隆。

【灸法】温和灸，灸脾俞可出现热感深透或扩散至整个腰背部，灸丰隆可出现热感深透或沿经脉向腹部传导。每次灸45分钟，每日灸1次，10次为1个疗程（图4-14-2、图4-14-3）。

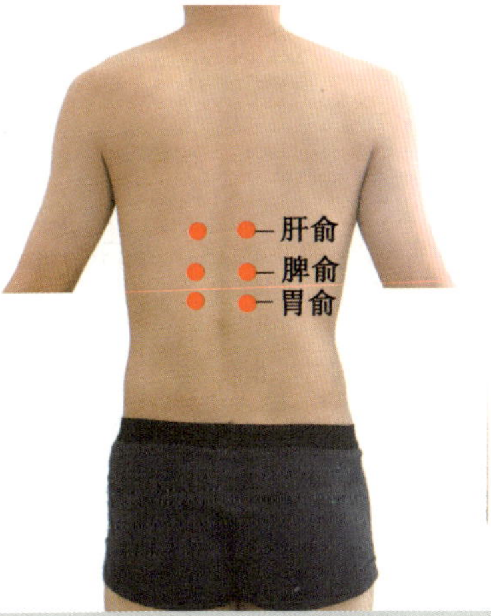

图4-14-2　胃俞、脾俞、肝俞

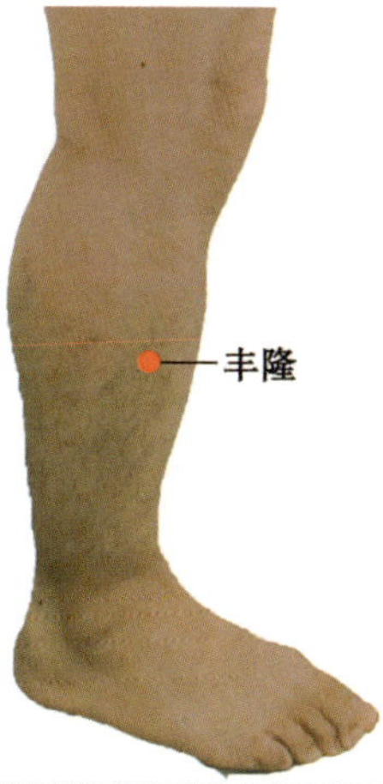

图4-14-3　丰隆

情志失调证

【主症】呕吐吞酸，嗳气频作，胸胁胀满，烦闷不舒，每因情志不遂而呕吐吞酸更甚。舌边红、苔薄白，脉弦。

【取穴】期门、肝俞。

【灸法】温和灸，可出现热感深透或向胁肋部扩散。每次灸45分钟，每日灸1次，10次为1个疗程（图4-14-1、图4-14-2）。

脾胃虚寒证

【主症】饮食稍多即吐，时作时止，面色㿠白，倦怠乏力，喜暖恶寒，四肢不温，口干而不欲饮，大便溏薄。舌质淡、苔薄，脉濡弱。

【取穴】中脘、关元、神阙。

【灸法】

1. 中脘、关元　温和灸，可出现热感深透至腹腔或向周围扩散。每次灸45分钟，每日灸1次，10次为1个疗程（图4-14-1）。

2. 神阙　隔盐灸，可出现热感深透至腹腔。每次灸5~7壮，每日1次或隔日1次，7~10次为1个疗程（图4-14-1）。

专家提示

① 本病艾灸治疗效果良好，但应注意原发病因。

② 平时宜注意饮食调理，忌暴饮暴食，忌食不洁、肥甘、生冷、辛辣食物，以免伤及胃气。

③ 呕吐日久变证多，顽固性呕吐日久，多伤津损液耗气，引起气随津脱等变证。结合临床实际，可进行补充液体，或静脉滴注生脉注射液，以维持水电解质平衡。

第十五节　腹　　胀

腹胀是指由于脏腑气机阻滞所导致的以腹部胀满不适为主要表现的一种病证。一般单纯性腹胀甚少，多见于急性肠炎、肝病、胃病、小儿疳积、术后等表现为腹胀的疾病。

临床上常见的引起腹胀的疾病有吞气症、急性胃扩张、幽门梗阻、肠梗阻、肠麻痹、顽固性便秘、肝胆疾病及某些全身性疾病，实验室检查及腹部平片、CT、B超检查有助于鉴别诊断。晚期妊娠也可引起腹胀，但属生理性的。

【主症】腹胀时轻时重；或食后胀甚；或遇情绪变化而加重；矢气后稍舒；或与腹痛并见；腹胀一般多有兼证。

【取穴】中脘、天枢、神阙。

【灸法】

1. 中脘、天枢　温和灸，可出现热感深透至腹腔或向周围扩散。每次灸45分钟，每日灸1次，10次为1个疗程（图4–15–1）。

2. 神阙　隔附子饼灸，以出现热感深透至腹腔为佳。每次灸5~7壮，每日1次，7~10次为1个疗程。多用于体虚者（图4–15–1）。

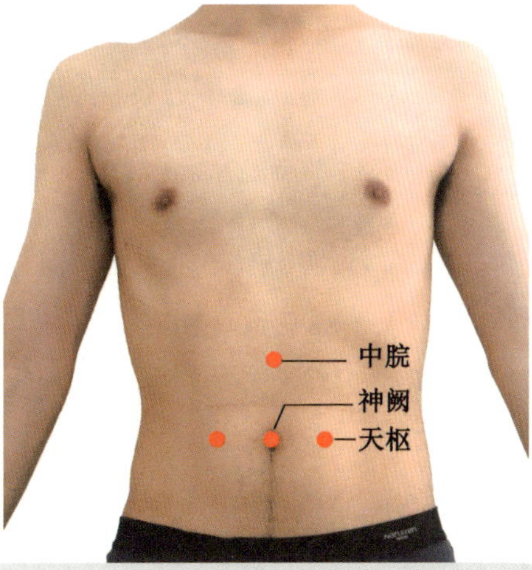

图4–15–1　中脘、天枢、神阙

专家提示

① 艾灸有很好的疏通经络作用，治疗腹胀疗效可靠，须坚持长期治疗，同时多喝水，饮食清淡，调情志，注意休息。
②灸治时应注意火候，不宜过热，以免烫伤皮肤，增加感染机会。

第十六节　肠梗阻

肠梗阻是由于饮食不节、寒邪凝滞、热邪闭阻、湿邪中阻等影响肠腑传导功能，导致肠腑气滞血瘀，以腹部呈持续性胀痛不适，全腹膨胀，不排气，不排便，溢出样呕吐为主要表现的一种病证。相当于中医学的“肠结”。按脏腑辨证多为阳明腑实证。临证可见寒热虚实各种证候。

本病一般分器质性和功能性两类，前者多因蛔虫、食积、肠套叠等所致；后者多因肠麻痹或肠痉挛等所引起。一般结合临床表现及相关实验室检查及腹部平片可明确诊断。

【主症】腹部绞痛，呕吐（呕吐物常含有胆汁和粪便），无大便，肛门不排气，听诊或可闻及尖锐的肠鸣音。

【取穴】天枢、大横、神阙、足三里。

【灸法】

1. 天枢、大横　温和灸，可出现热感深透至腹腔或向周围扩散。每次灸45分钟，每日灸1次，10次为1个疗程（图4-16-1）。

2. 神阙　隔盐灸，可出现热感深透至腹腔。每次灸5~7壮，每日1次或隔日1次，7~10次为1个疗程。多用于虚寒证、体质虚弱者（图4-16-1）。

3. 足三里　麦粒灸，可出现热感深透或沿经脉向腹部传导。每次灸5~7壮，每周1~2次，7~10次为1个疗程（图4-16-2）。

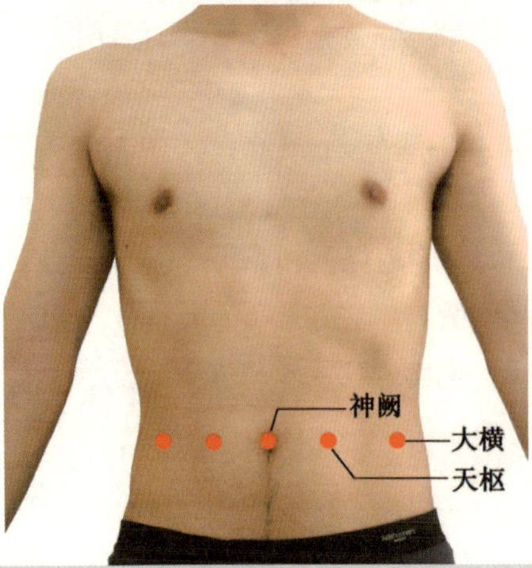

图4-16-1　天枢、大横、神阙

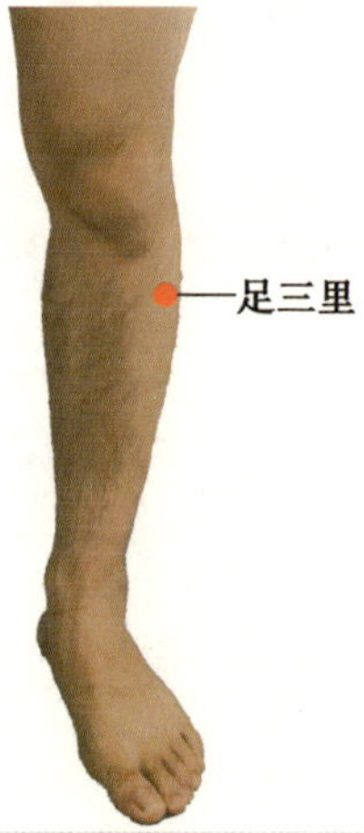

图4-16-2　足三里

专家提示

① 艾灸对功能性肠梗阻效果较好，可作为机械性肠梗阻辅助治疗方法。

② 肠梗阻严重时会出现脱水，电解质紊乱，酸碱平衡失调，甚至发生感染性休克。必须送往医院治疗以控制症状，挽救生命。

第十七节　胃下垂

胃下垂是指由于长期饮食失节，或七情内伤，或劳倦过度，导致中气下陷，升降失常，从而出现脘腹痞满、嗳气不舒、胃脘疼痛、漉漉有声等以脾胃虚弱为主要表现的一种病证。相当于中医学的“胃缓”。

胃下垂常出现饱胀不适、厌食、嗳气、便秘、腹痛等，餐后站立过久和劳累后加重；体检一般体形消瘦，立位时，下腹部有时呈“葫芦样”外形，胃区可有振水音，上腹部易触到明显的腹主动脉搏动，通常伴有肝、脾、肾和结肠等器官的下垂。疑胃下垂病人主要依靠X线检查确诊。

【主症】面色萎黄，情神倦怠，不思饮食，食后脘腹痞满，嗳气不舒，或腹胀而坠，或呕吐清水痰涎，肌肉瘦削。舌淡苔白，脉缓弱。

【取穴】百会、气海、中脘、胃俞、神阙、足三里。

【灸法】

1. 百会、气海　温和灸，灸百会可出现热感深透至颅内或向四周扩散，灸气海可出现热感深透至腹腔或向周围扩散。每次灸45分钟，每日灸1次，10次为1个疗程（图4-17-1、图4-17-2）。

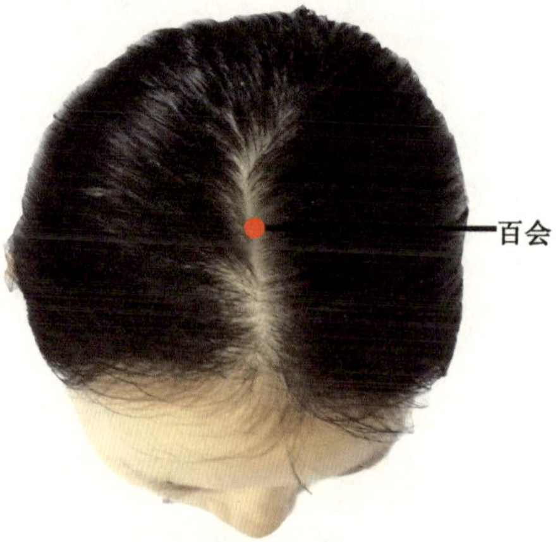

图4-17-1　百会

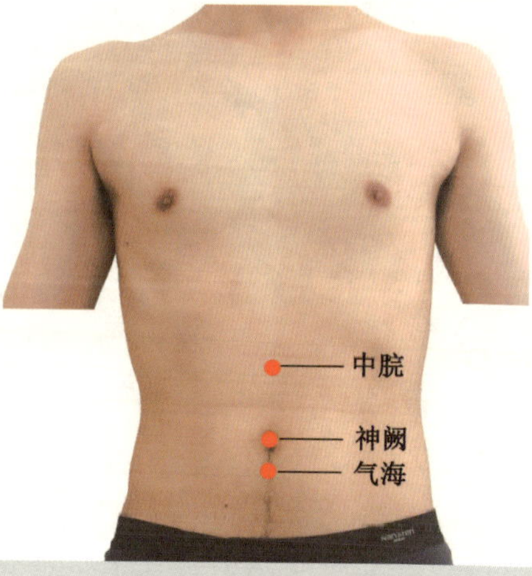

图4-17-2　气海、中脘、神阙

2. 气海、中脘、胃俞　温针灸，可出现热感深透至腹腔或向周围扩散。每次灸艾团3~4壮，艾炷1~2炷，每日1次或隔日1次，7~10次为1个疗程（图4-17-2、

图4–17–3）。

3. 神阙　隔盐灸，可出现热感深透至腹腔。每次灸5~7壮，每日1次或隔日1次，7~10次为1个疗程（图4–17–2）。

4. 足三里　麦粒灸，可出现热感深透或沿经脉向腹部传导。每次灸5~7壮，每周1~2次，7~10次为1个疗程（图4–17–4）。

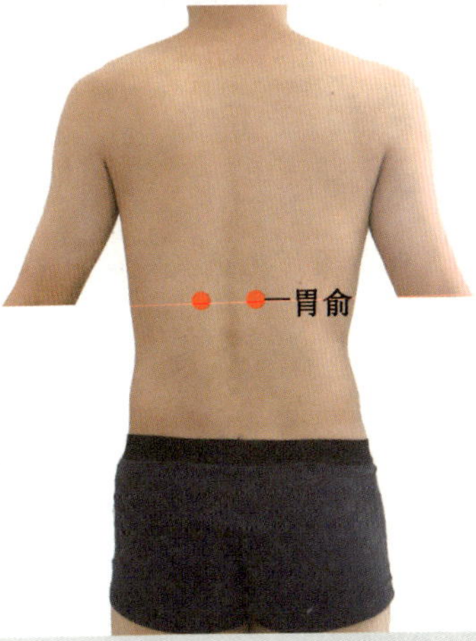

图4–17–3　胃俞

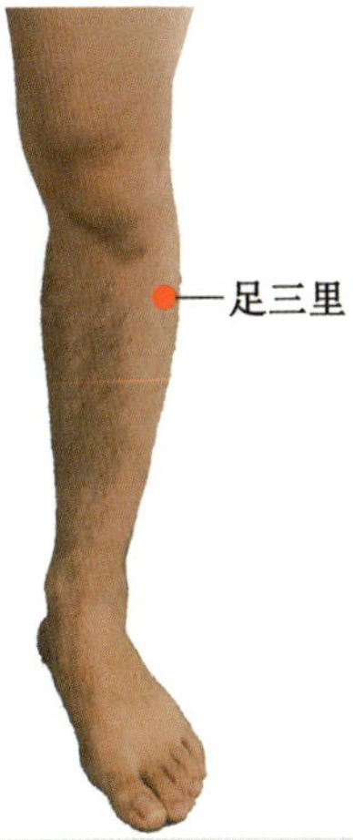

图4–17–4　足三里

专家提示

① 胃下垂目前尚无特异性治疗，艾灸疗法有温阳益气举陷作用，可改善症状助胃升举，配合在胃脘部、下腹部、肚脐部按摩10~15分钟，每日1次，并用胃托以助之，可提高治疗效果。

② 治疗期间宜减轻工作，适当卧床休息，放松衣带，减少汤茶饮量，少吃多餐，禁忌房事。

③ 治疗期间同时配合功能锻炼：如腹式呼吸法、仰卧起坐法与上肢运动法等。

第十八节　功能性消化不良

功能性消化不良是指上腹疼痛或不适、早饱、胀气、恶心等排除器质性疾病的一组特定的上消化道症状，症状可持续或反复发作。以上腹痛、上腹烧灼感为主症者，属于中医学“胃脘痛”范畴；以早饱、餐后饱胀不适为主症者，属于中医学“痞满”“积滞”的范畴。

此外，诊断本病尚须排除其他疾病引起的消化不良。对于45岁以上，近期出现消化不良症状，有消瘦、贫血、呕血、黑粪、吞咽困难、腹部肿块、黄疸等症状，或消化不良症状进行性加重的病人需要引起重视，进行彻底检查，寻找病因。

脾胃虚弱证

【主症】胃脘胀闷或胀痛，食少，神疲乏力，大便常不成形或腹泻。舌淡、苔薄白，脉细。

【取穴】中脘、脾俞、足三里、上巨虚。

【灸法】

1. 中脘、脾俞　温和灸，可出现热感深透至腹腔或向周围扩散。每次灸45分钟，每日灸1次，10次为1个疗程（图4–18–1、图4–18–2）。

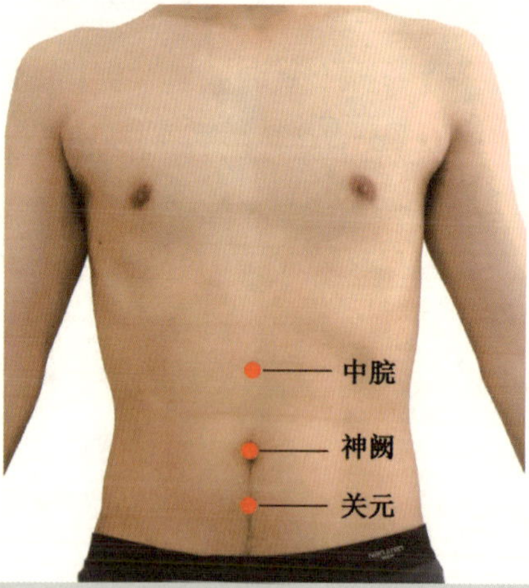

图4–18–1　中脘、关元、神阙

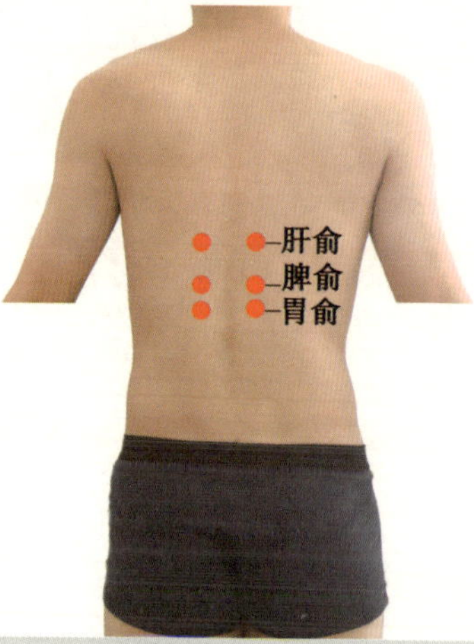

图4–18–2　脾俞、胃俞、肝俞

2. 足三里、上巨虚　麦粒灸，多可出现热感深透或沿经脉向腹部传导。每穴灸5~7壮，每周1~2次，7~10次为1个疗程（图4–18–3）。

肝胃不和证

【主症】胃部及两胁肋胀痛，心烦易怒，每因情志不畅而发作或加重。舌淡红、苔薄白，脉弦。

【取穴】胃俞、肝俞。

【灸法】温和灸，可出现热感深透至腹腔或扩散至整个腰背部。每次灸45分钟，每日灸1次，10次为1个疗程（图4–18–2）。

脾胃寒冷证

【主症】胃脘隐痛或胀满，畏寒，喜温喜按，手足不温。舌淡苔白，脉细弱。

【取穴】中脘、关元、神阙。

【灸法】

1. 中脘、关元　温和灸，可出现热感深透至腹腔。每次灸45分钟，每日灸1次，10次为1个疗程（图4–18–1）。

2. 神阙　隔盐灸，可出现热感深透至腹腔。每次灸5~7壮，每日1次或隔日1次，7~10次为1个疗程（图4–18–1）。

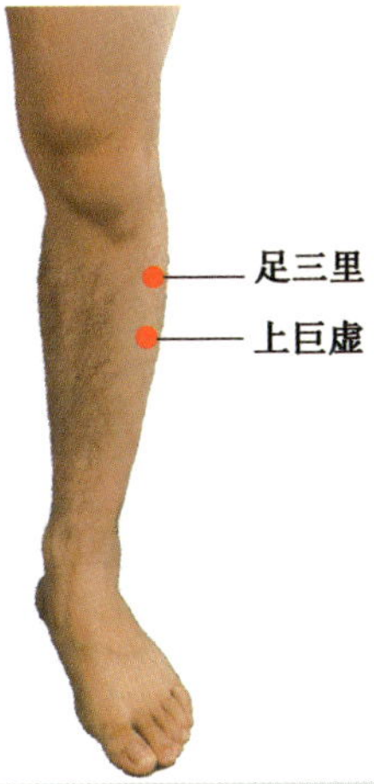

图4–18–3　足三里、上巨虚

专家提示

① 艾灸对功能性消化不良效果较好，尤适于脾虚气滞、脾胃虚寒、寒热错杂者。

② 治疗功能性消化不良应排除消化道器质性疾病。

第十九节　面　　瘫

面瘫是以口、眼向一侧歪斜为主要表现的病证，又称“口眼㖞斜”。面瘫多与劳作过度，正气不足，风寒或风热乘虚而入等因素有关。多见于青壮年，属于脑神经疾病中的常见病。相当于西医学的周围性面神经麻痹。

本病常急性发作，多在睡眠醒来时，突然出现一侧面部肌肉板滞、麻木、瘫痪，额纹消失，眼裂变大，露睛流泪，鼻唇沟变浅，口角下垂歪向健侧，病侧不能皱眉、蹙额、闭目、露齿、鼓腮；部分病人初起时有耳后疼痛，还多可出现患侧舌前2/3味觉减退或消失，听觉过敏等症。病程日久，可因瘫痪肌肉出现挛缩，口角反牵向患侧，形成“倒错”现象。依据面瘫发生的迟早、程度，电兴奋和肌电图检查，可评估面神经损伤的程度以判断预后。本病须与中枢性面瘫相鉴别，影像学检查可明确鉴别诊断。

风寒外袭证

【主症】见于发病初期，面部有受凉史。兼见咽喉作痒，咯痰稀薄色白，鼻塞流涕，头痛，肢体酸楚，或恶寒发热，无汗。舌淡、苔薄白，脉浮紧。

【取穴】翳风、阳白、风池、颊车、地仓。

【灸法】

1. 翳风、阳白、风池　温和灸，可出现热感深透或扩散至整个面颊部，还可出现紧、压、酸、胀感。每次灸45分钟，每日灸1次，10次为1个疗程（图4–19–1、图4–19–2、图4–19–3）。

2. 颊车、阳白、地仓　隔姜灸，可出现热感扩散至整个面颊部。每穴灸5~7壮，每日1次或隔日1次，7~10次为1个疗程（图4–19–1、图4–19–2）。

风热侵袭证

【主症】见于发病初期，伴有发热，头痛，鼻塞浊涕，口干而渴，咽喉红肿疼痛，咳嗽，痰黄黏稠，耳后乳突部疼痛。舌红、苔薄黄，脉浮数。

【取穴】阳白、地仓、大椎。

【灸法】温和灸，灸阳白、地仓可出现热感深透或扩散至整个面颊部，还可出现紧、压、酸、胀感，灸大椎可出现热感深透或扩散至项背部且向头顶传导。每次灸45分钟，每日灸1次，10次为1个疗程（图4-19-2、图4-19-3）。

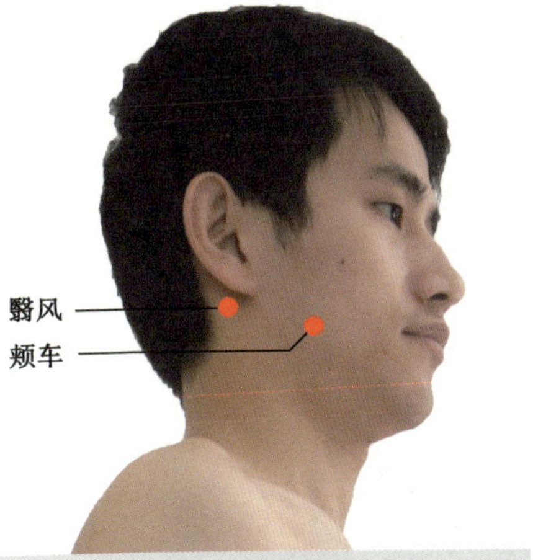

图4-19-1　翳风、颊车

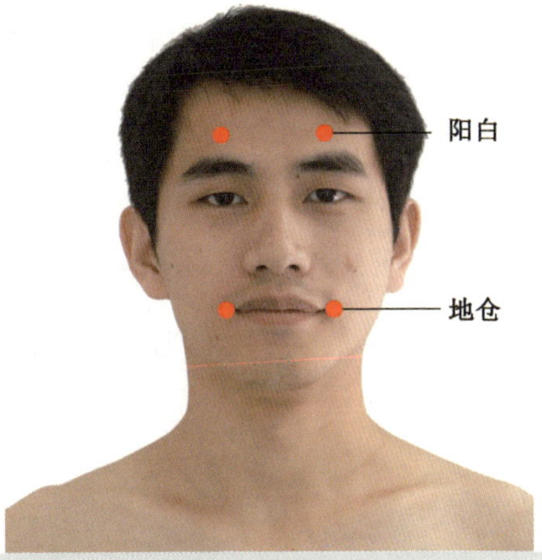

图4-19-2　阳白、地仓

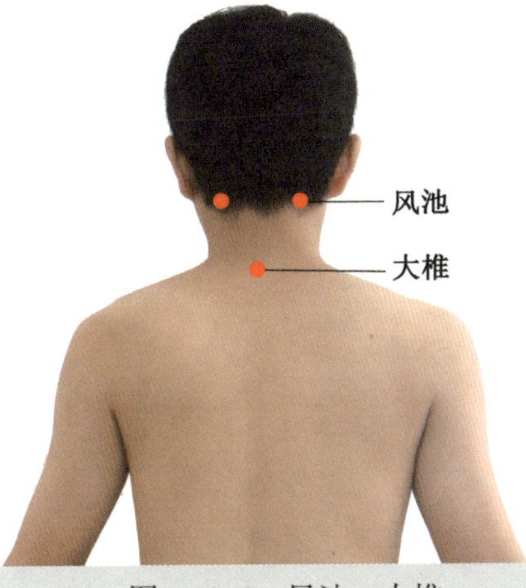

图4-19-3　风池、大椎

气血不足证

【主症】多见于恢复期或病程较长的病人，兼见肢体困倦无力，面色淡白，头晕等。舌淡苔薄，脉细弱。

【取穴】神阙。

【灸法】隔盐灸，可出现热感深透至腹腔。每次灸5~7壮，每日1次或隔日1次，7~10次为1个疗程（图4-19-4）。

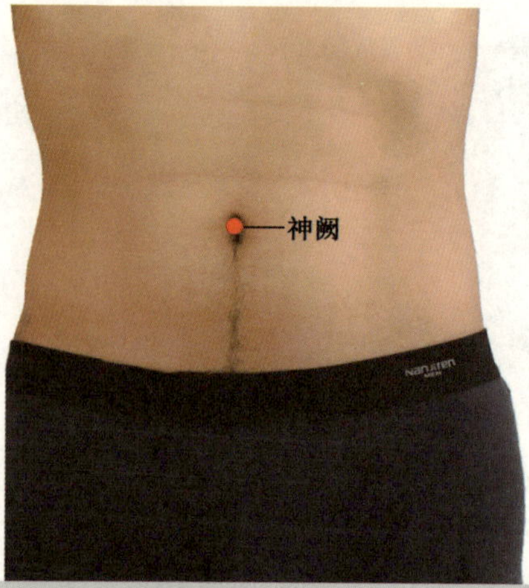

图4-19-4　神阙

专家提示

① 艾灸治疗本病效果较好，应及时就诊，配合相关治疗。

② 病人应注意防寒保暖，眼睑闭合不全时可配合滴眼液滴眼。

第二十节　面肌痉挛

面肌痉挛是指外邪阻滞，壅遏筋脉或虚风内动导致的以阵发性、不规则的一侧面部肌肉不自主抽搐为主要表现的疾病。其发生常与外邪侵入、正气不足等因素有关。

本病起初多为眼轮匝肌阵发性痉挛，逐渐扩散到同侧面部、眼睑和口角，痉挛范围不超过面神经支配区。少数病人阵发性痉挛发作时，伴有面部轻微疼痛。后期多可出现肌无力、肌萎缩和肌瘫痪。多为中年后起病，女性多于男性。情绪、劳累、精神因素等可使症状加重。可有数天至数月间隙期，间隙期内如正常人。神经系统检查除可有轻度面瘫外，无其他神经系统阳性体征。

风寒外袭证

【主症】见于发病初期，面部有受凉史。舌淡、苔薄白，脉浮紧。

【取穴】风池、下关、太阳。

【灸法】温和灸，灸风池可出现热感深透至颅内，灸下关、太阳可出现热感深透并扩散至面部。每次灸45分钟，每日灸1次，10次为1个疗程（图4-20-1、图4-20-2）。

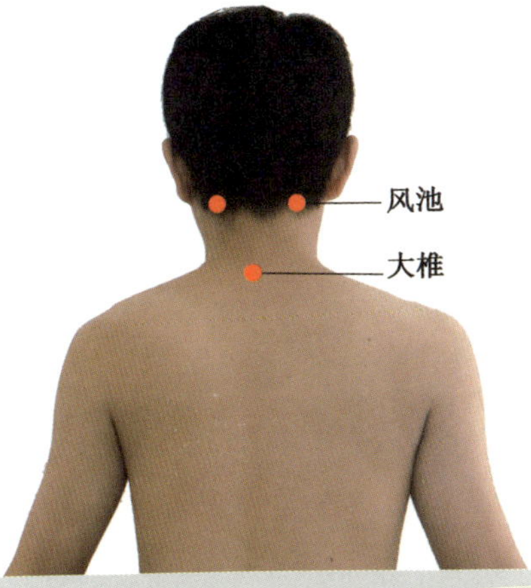

图4-20-1　风池、大椎

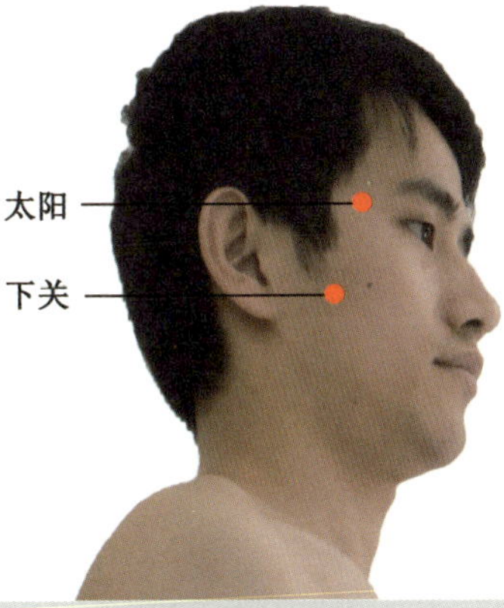

图4-20-2　下关、太阳

风热侵袭证

【主症】面肌痉挛见于发病初期，伴有咽痛，口干。舌红、苔薄黄，脉浮数。

【取穴】大椎、手三里、阳陵泉。

【灸法】温和灸，灸大椎可出现热感深透或扩散至项背部且向头顶传导，灸手三里可出现热感深透或向头面部传导，灸阳陵泉可出现热感沿经脉向腹部传导。每次灸45分钟，每日灸1次，10次为1个疗程（图4-20-1、图4-20-3、图4-20-4）。

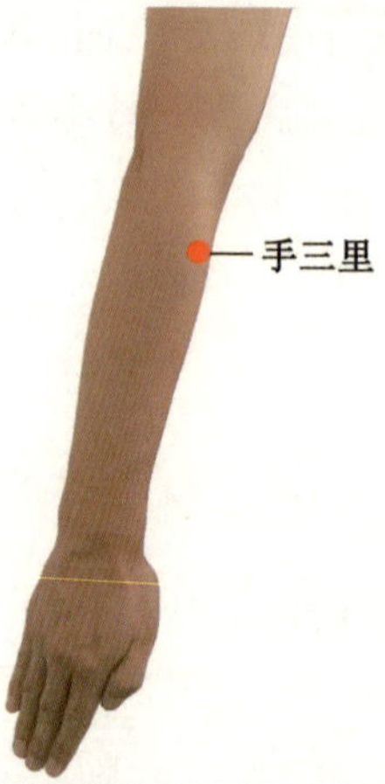

图4-20-3　手三里

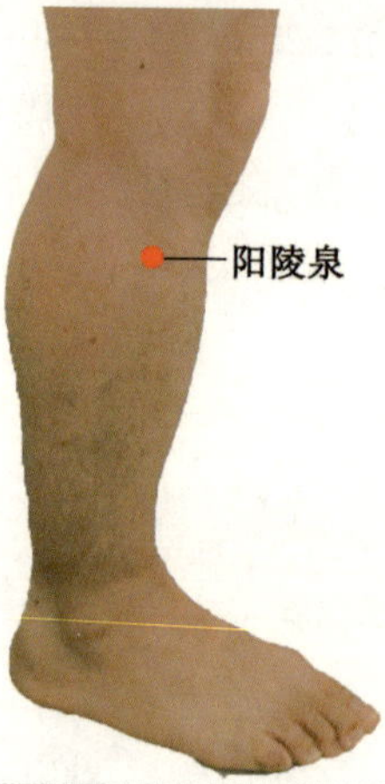

图4-20-4　阳陵泉

阴虚风动证

【主症】面肌痉挛，兼见心烦失眠，口干咽燥。舌红少苔，脉细数。

【取穴】三阴交、涌泉。

【灸法】温和灸，可出现热感深透或沿经脉向腹部传导。每次灸45分钟，每日灸1次，10次为1个疗程（图4-20-5、图4-20-6）。

气血不足证

【主症】面肌痉挛，兼见头晕目眩，神疲肢倦，食欲不振。舌淡、苔薄白，脉沉缓。

【取穴】足三里、神阙。

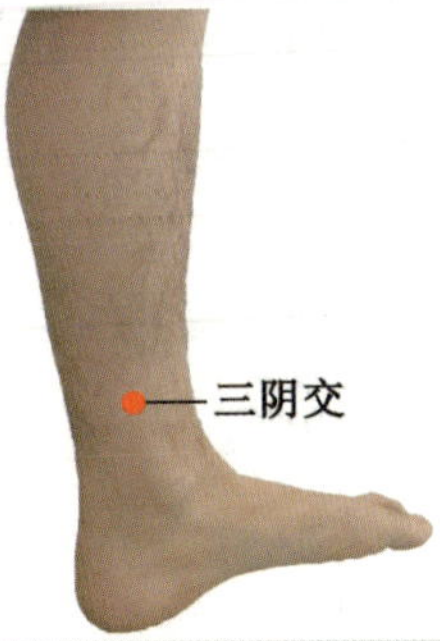

图4-20-5　三阴交

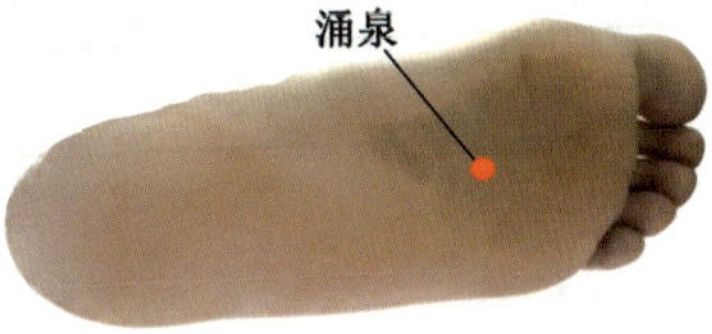

图4-20-6　涌泉

【灸法】

1. 足三里　温和灸，可出现热感深透或沿经脉向腹部传导。每次灸45分钟，每日灸1次，10次为1个疗程（图4-20-7）。

2. 神阙　隔盐灸，以热感深透至腹腔为佳。每次灸5~7壮，每日1次或隔日1次，7~10次为1个疗程（图4-20-8）。

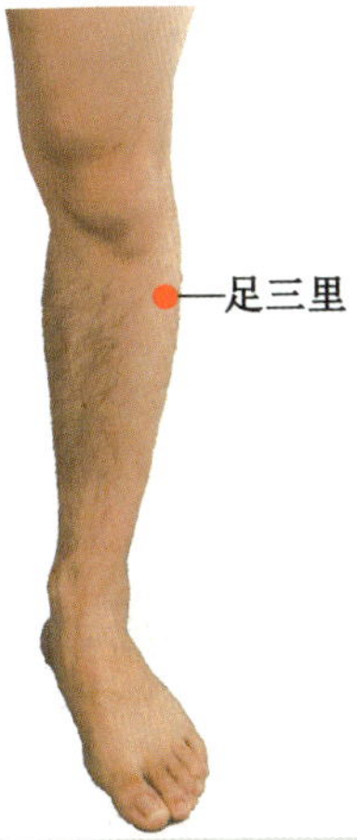

图4-20-7　足三里

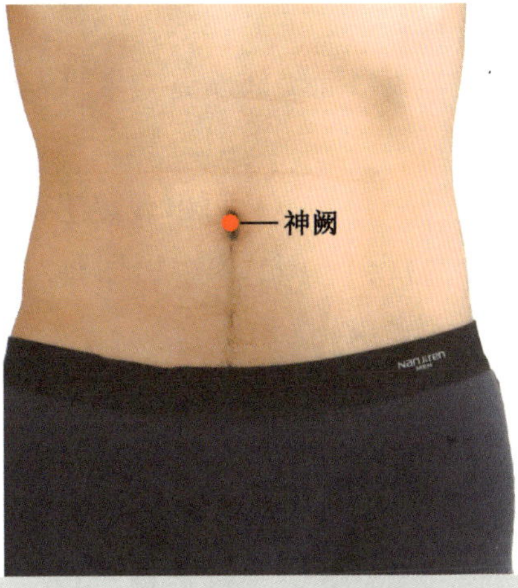

图4-20-8　神阙

专家提示

① 本病针灸治疗效果较好，可减少发作次数，注意与面瘫相鉴别。

② 针灸治疗时，配合心理治疗，防止精神紧张及急躁。

第二十一节　面　　痛

面痛是以眼、面颊部出现放射性、烧灼样抽掣疼痛为主症的疾病。又称“面风痛”“面颊痛”。本病多发于40岁以上，女性多见。相当于西医学的三叉神经痛，是临床上典型的神经痛。

本病表现为常无预兆骤然出现的闪电式、短暂而剧烈的疼痛。如电灼样、针刺样、刀割样或撕裂样剧痛。病人常以手掌或毛巾紧按病侧面部或用力摩擦面部，以期减轻疼痛。严重者伴有面部肌肉反射性抽搐，口角牵向一侧，并有面部发红、结膜充血、流泪、流涎等症状，又称“痛性抽搐”。每次发作仅持续数秒到1~2分钟即骤然停止。间歇期一切如常，发作频度可数日一次，或数分钟一次。根据三叉神经分支主要分为额支痛、上颌支痛及下颌支痛。

额支痛

【主症】以面额部疼痛为主要表现。

【取穴】阳白、太阳。

【灸法】温和灸，可出现热感扩散至整个面部。每次灸45分钟，每日灸1次，10次为1个疗程（图4–21–1、图4–21–2）。

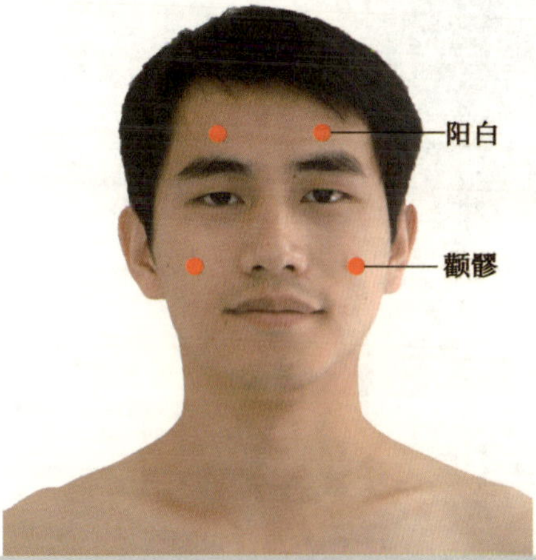

图4–21–1　阳白、颧髎

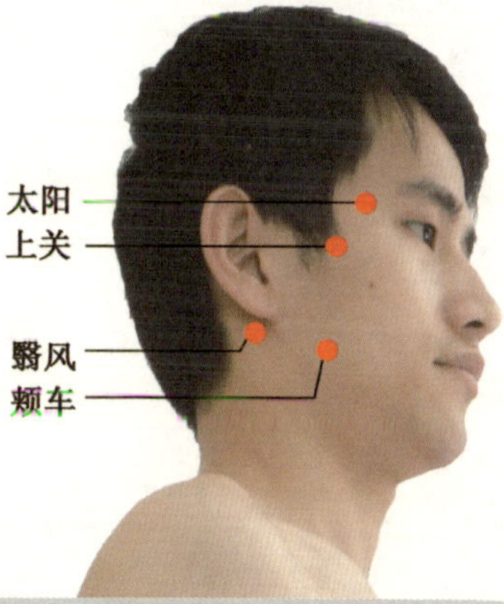

图4–21–2　太阳、上关、颊车、翳风

上颌支痛

【主症】以面部、口腔等部位疼痛为主。

【取穴】颧髎、上关。

【灸法】温和灸，可出现热感扩散至整个面部。每次灸45分钟，每日灸1次，10次为1个疗程（图4-21-1、图4-21-2）。

下颌支痛

【主症】以下颌、齿龈疼痛为主。

【取穴】颊车、翳风。

【灸法】温和灸，可出现热感深透或扩散至整个面部。每次灸45分钟，每日灸1次，10次为1个疗程（图4-21-2）。

专家提示

① 本病针灸治疗效果显著，可减少发作次数，注意与面肌痉挛相鉴别。

② 平时注意休息，配合心理治疗，防止精神紧张及急躁。

第二十二节　中　风

中风是指脏腑阴阳失调，气血逆乱，上扰清窍而导致的以突然昏倒、不省人事，伴口角歪斜、言语不利、半身不遂，或不经昏仆仅以口歪、半身不遂为主要表现的一种病证。其发生与饮食不节、五志过极、年老体衰等因素有关，风、火、痰、瘀为主要病因。相当于西医学的急性脑血管病，包括出血性（脑出血、蛛网膜下腔出血）和缺血性（脑血栓形成、脑梗死）脑血管意外等。

本病以半身不遂，口舌歪斜，舌强言謇，偏身麻木，甚则神志恍惚、迷蒙、神昏、昏愦为主症。发病急骤，有渐进发展过程。病前多有头晕头痛，肢体麻木等先兆。常有年老体衰，劳倦内伤，嗜好烟酒，膏粱厚味等因素。每因恼怒、劳累、酗酒、感寒等诱发。监测血压，及时完善神经系统、脑脊液及血常规、眼底等检查，有条件做CT、磁共振检查，可有异常表现。

中经络

【主症】半身不遂，肌肤不仁，舌强言謇，口角歪斜。

【取穴】风池、百会、手三里、阳陵泉。

【灸法】温和灸，灸风池、百会可出现热感深透至颅内或沿督脉传导，灸手三里可出现热感深透或向上传导，灸阳陵泉可出现热感深透或沿经脉向腹部传导。每次灸45分钟，每日灸1次，10次为1个疗程（图4-22-1、图4-22-2、图4-22-3、图4-22-4）。

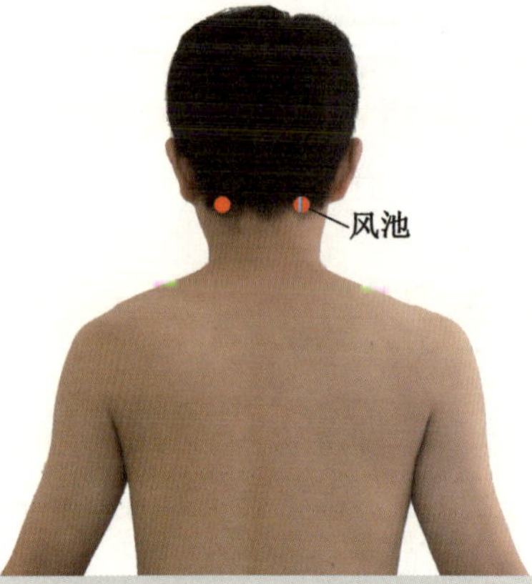

图4-22-1　风池

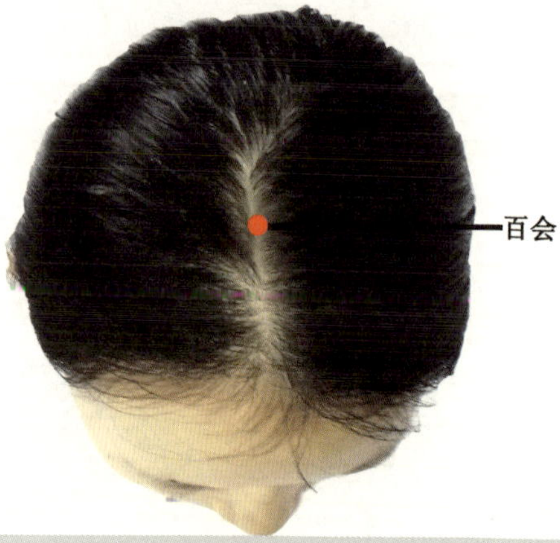

图4-22-2　百会

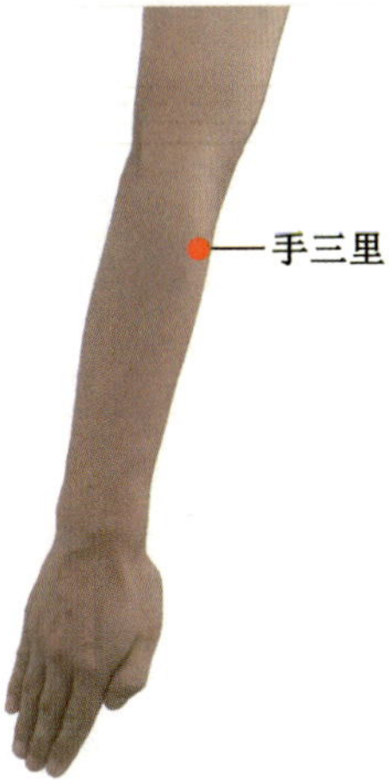

图4-22-3　手三里

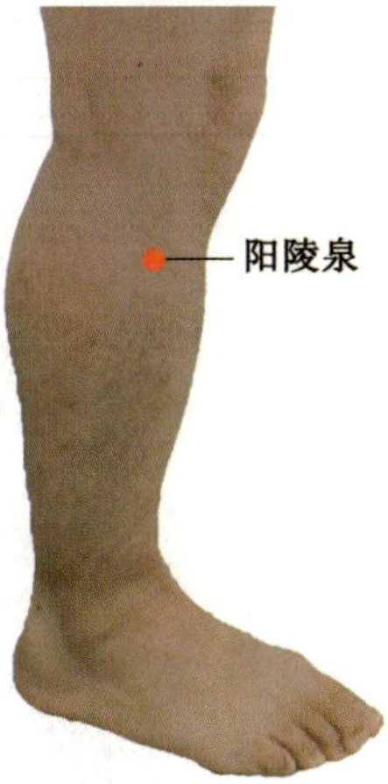

图4-22-4　阳陵泉

中脏腑

【主症】突然昏倒，神志恍惚，嗜睡，或昏迷，伴见半身不遂、舌强语謇、口角歪斜等。

【取穴】百会、内关、神阙。

【灸法】

1. 百会、内关　温和灸，每次每穴灸45分钟，每日灸1次，10次为1个疗程（图4-22-2、图4-22-5）。

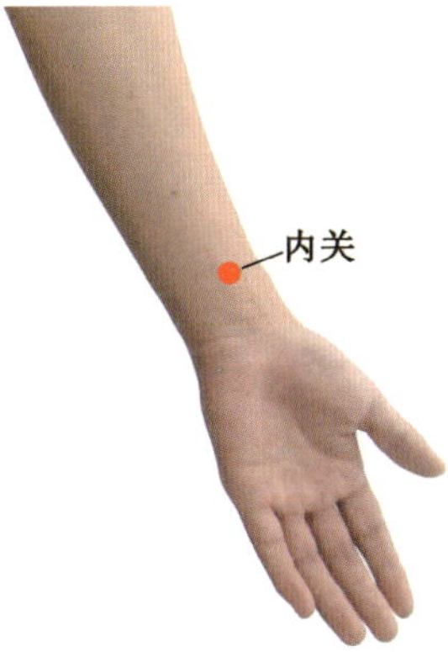

图4-22-5　内关

2. 神阙　隔盐灸，每次灸5~7壮，每日1次或隔日1次，7~10次为1个疗程。多用于体虚汗多、小便不利者（图4-22-6）。

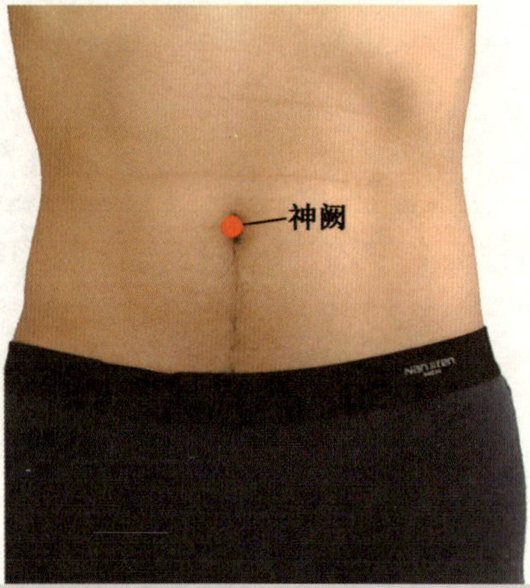

图4-22-6　神阙

专家提示

① 在内科治疗基础上配合针灸治疗本病有较好的疗效，尤其对肢体运动、语言、吞咽等功能的康复具有促进作用，病人生命体征平稳，无禁忌证者应及早开始针灸治疗。

② 艾灸治疗期间，应经常按摩患肢，并进行主动或被动运动，促进肢体功能恢复。

第二十三节　水　　肿

水肿是指由于肺失通调、脾失转输、肾失开合，膀胱气化不利，导致体内水液潴留，泛滥肌肤，表现以头面、眼睑、四肢、腹背甚至全身浮肿为特征的一类病证，严重者还可伴有胸水、腹水等。相当于西医学的急慢性肾小球肾炎、肾病综合征、充血性心力衰竭、内分泌失调，以及营养障碍等病证所出现的水肿。

水肿先从眼睑或下肢开始，继及四肢、全身。轻者仅眼睑或足胫浮肿，重者全身皆肿，甚则腹大胀满，气喘不能平卧。严重者可见尿闭，恶心呕吐，口有秽味，齿衄鼻衄，甚则头痛，抽搐，神昏谵语等危象。可有乳蛾、心悸、疮毒、紫癜以及久病体虚史。

阳水

【主症】阳水头面水肿渐及全身，腰以上肿甚，按之凹陷即起，皮色光泽，尿少。

【取穴】肺俞、三焦俞、膀胱俞、水道、水分。

【灸法】

1. 肺俞、三焦俞　温和灸，可出现热感深透或扩散至整个背部。每次灸45分钟，每日灸1次，10次为1个疗程（图4-23-1）。

2. 肺俞、三焦俞、膀胱俞、水道、水分　灯火灸。每穴灼灸一下，3~5天1次，中病即止（图4-23-1、图4-23-2）。

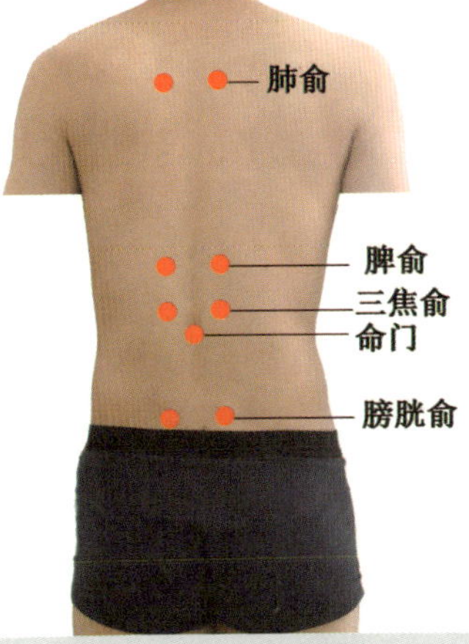

图4-23-1　肺俞、三焦俞、膀胱俞、脾俞、命门

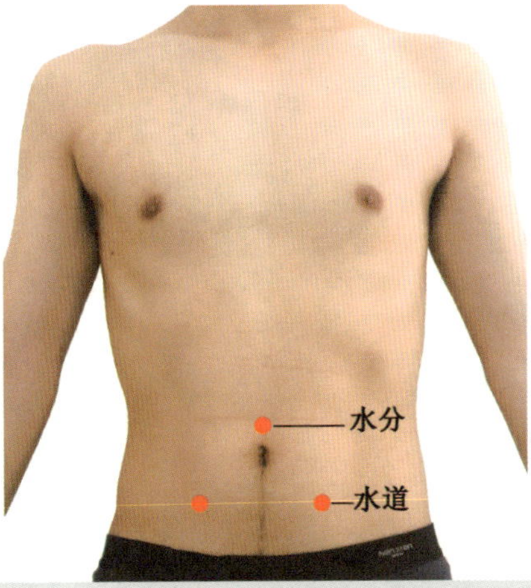

图4-23-2　水道、水分

阴水

【主症】下肢水肿渐及全身，腰以下肿甚，按之凹陷不易恢复，皮色晦暗，尿少。

【取穴】脾俞、命门、阴陵泉。

【灸法】温和灸，灸脾俞、命门可出现热感深透或扩散至整个腰背部，灸阴陵泉可出现热感深透或沿经脉上下传导。每次灸45分钟，每日灸1次，10次为1个疗程（图4-23-1、图4-23-3）。

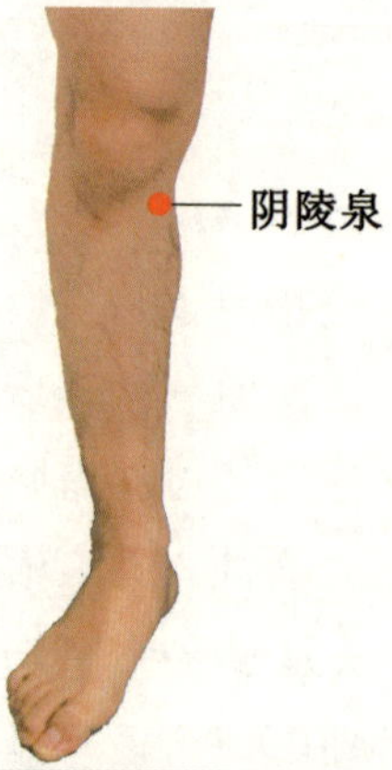

图4-23-3　阴陵泉

专家提示

① 艾灸疗法有很好的健脾补肾、温阳化水的作用，若病重者应以药物内治为主，本疗法为辅，内外并治，疗效尤佳。

② 体虚易感人群可常灸足三里、命门、水分等预防。

③ 艾灸治疗水肿期间注意饮食不可过咸，饮食应富含蛋白质，清淡易消化，忌食辛辣肥甘之品。

第二十四节 淋 证

淋证是指由于肾虚、膀胱湿热、气化失司所致，以小便频急，淋沥不尽，尿道涩痛，小腹拘急，或痛引腰腹为主要临床表现的一种病证。相当于西医学的泌尿系感染、泌尿系结石、泌尿系结核、急慢性前列腺炎、泌尿系肿瘤、尿道综合征及乳糜尿等疾病。

淋证具有小便频急，滴沥不尽，尿道涩痛，小腹拘急，痛引腰腹等基本临床特征，根据临床表现可分为热淋、石淋、血淋、气淋、膏淋、劳淋。病久或反复发作后，常伴有低热，腰痛，小腹坠胀，疲劳等症。多见于已婚女性，每因劳累过度，情志变化，感受外邪而诱发。

热淋

【主症】小便频急短涩，尿道灼热刺痛，尿色黄赤，少腹拘急胀痛，腰痛拒按，或寒热起伏，口苦，呕恶，或大便秘结。舌红、苔黄或黄腻，脉滑数。

【取穴】中极、次髎。

【灸法】温和灸，可出现热感深透至腹腔或向四周扩散。每次灸45分钟，每日灸1次，10次为1个疗程（图4-24-1、图4-24-2）。

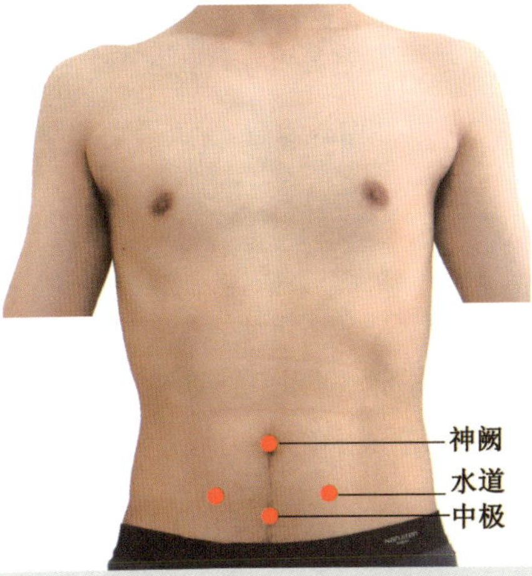

图4-24-1 中极、水道、神阙

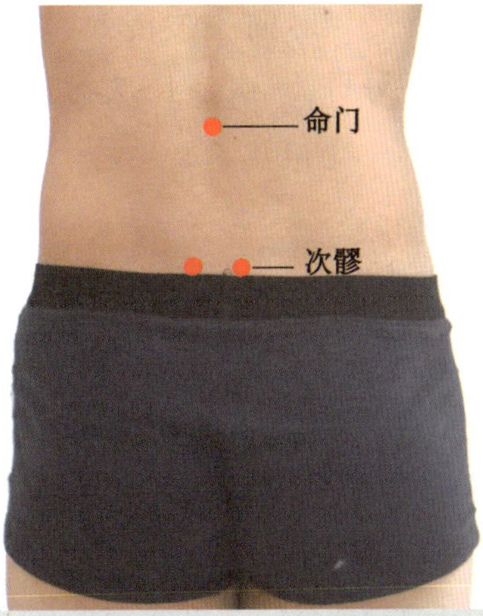

图4-24-2 次髎、命门

石淋

【主症】尿中时夹砂石，小便艰涩，或突发一侧腰腹绞痛难忍，尿中带血，或排尿时突然中断，尿道窘迫疼痛，少腹拘挛急。舌红、苔薄黄，脉弦。

【取穴】中极、水道、次髎。

【灸法】

1. 中极、水道　温和灸，可出现热感深透至腹腔或向会阴传导或向四周扩散。每次灸45分钟，每日灸1次，10次为1个疗程（图4–24–1）。

2. 水道、次髎　温针灸，针刺得气后施灸，多可出现热感深透或向四周扩散。每次灸艾炷1~2炷，每日1次或隔日1次，7~10次为1个疗程（图4–24–1、图4–24–2）。

血淋

【主症】实证者小便热涩刺痛，尿色深红或夹血块，疼痛满急加剧；虚证者尿色淡红，尿痛滞涩，腰膝酸软，五心烦热。舌红少苔，脉细数。

【取穴】中极、血海。

【灸法】温和灸，灸中极可出现热感深透或向会阴部传导，灸血海可出现热感沿经脉向小腹传导。每次灸45分钟，每日灸1次，10次为1个疗程（图4–24–1、图4–24–3）。

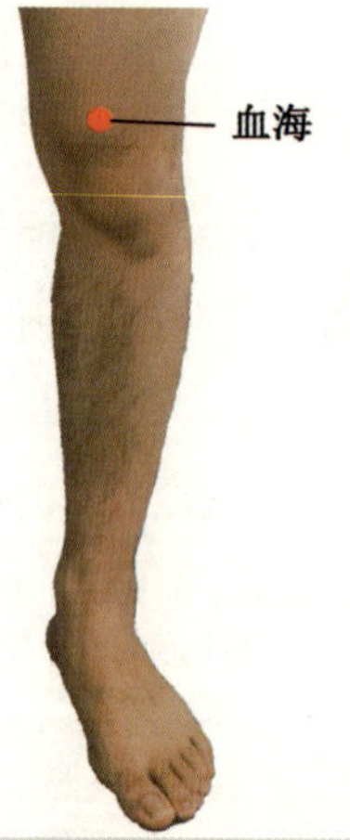

图4–24–3　血海

气淋

【主症】实证者小便涩滞，淋沥不畅；虚证者尿频，尿有余沥不尽，少腹胀满，或少腹坠胀，神疲乏力。舌淡、苔薄白，脉沉弦或虚细无力。

【取穴】中极、气海、水道、次髎。

【灸法】

1. 中极、气海　温和灸，可出现热感深透至腹腔或向会阴部传导。每次灸

45分钟，每日灸1次，10次为1个疗程（图4-24-1、图4-24-4）。

2. 水道、次髎　温针灸，针刺得气后施灸，多可出现热感深透或向四周扩散。每次灸艾炷1~2炷，每日1次或隔日1次，7~10次为1个疗程（图4-24-1、图4-24-2）。

膏淋

【主症】实证者小便浑浊如米泔水，置之沉淀如絮状，上有浮油如脂，尿道热涩疼痛；虚证者病久不已，反复发作，淋出如脂，涩痛不甚，腰酸膝软。舌红、苔黄腻或舌淡苔腻，脉濡数或虚弱。

【取穴】中极、命门、神阙。

【灸法】

1. 中极、命门　温和灸，可出现热感深透至腹腔或向四周扩散。每次灸45分钟，每日灸1次，10次为1个疗程（图4-24-1、图4-24-2）。

2. 神阙　隔盐灸，常出现热感向腹腔深透。每次灸5~7壮，每日1次或隔日1次，7~10次为1个疗程（图4-24-1）。

劳淋

【主症】小便不甚赤涩，但淋沥不已，时作时止，病程长，时重时轻，遇劳而重，不耐劳累，腰膝酸软，神疲乏力，或手足心热，低热。舌淡或红、少苔，脉弱或细数。

【取穴】神阙、关元、膏肓。

【灸法】

1. 神阙　隔盐灸，可出现热感向腹腔深透。每次灸5~7壮，每日1次或隔日1次，7~10次为1个疗程（图4-24-1）。

2. 关元、膏肓　温和灸，灸关元可出现热感深透至腹腔，灸膏肓可出现热感深透或扩散至整个背部或向上肢传导。每次灸45分钟，每日灸1次，10次为1个疗程（图4-24-4、图4-24-5）。

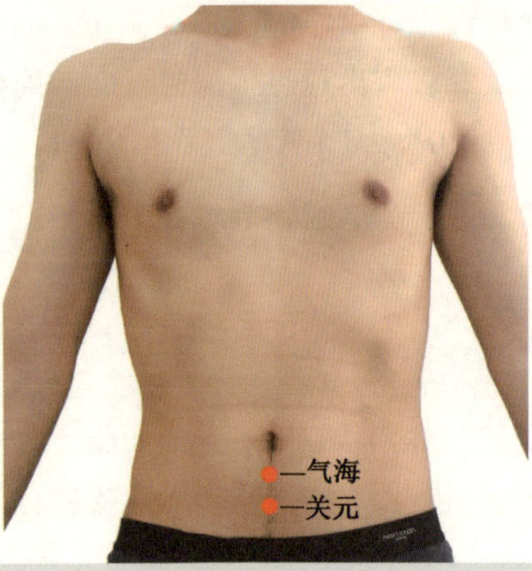

图4-24-4　气海、关元

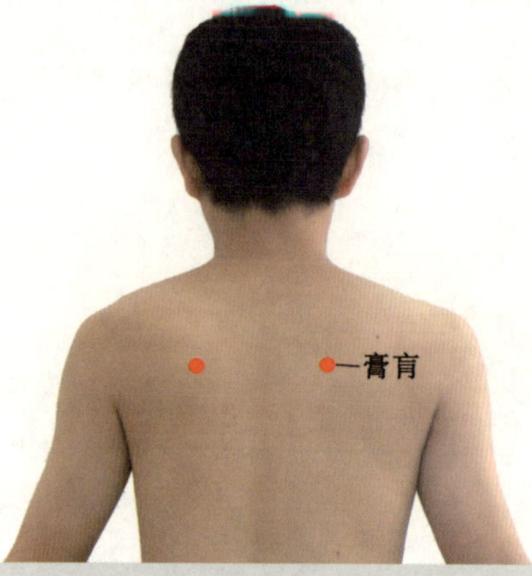

图4-24-5　膏肓

专家提示

① 艾灸对慢性尿路感染有改善症状的良好效果，但单用艾灸较难控制炎症，故应在中西药物综合治疗基础上配合针灸治疗，可迅速解除症状。

② 在治疗期间，应禁食辛辣、肥腻、油炸食品。禁房事，避免过度劳累。

第二十五节　尿失禁

尿失禁又称小便不禁。是指清醒状态下尿液不能控制，从膀胱经尿道自行外溢的一种病证，可分为充溢性尿失禁、无阻力性尿失禁、反射性尿失禁、急迫性尿失禁和压力性尿失禁五种。本病在临床上并不少见，尤以老年人及病后、产后体弱者为多，以白天为多见。

充溢性尿失禁是由于下尿路有较严重的机械性（如前列腺增生）或功能性梗阻引起尿潴留，当膀胱内压上升到一定程度并超过尿道阻力时，尿液不断地自尿道中滴出。这类病人的膀胱呈膨胀状态。无阻力性尿失禁是由于尿道阻力完全丧失，膀胱内不能储存尿液，病人在站立时尿液全部由尿道流出。反射性尿失禁是由完全的上运动神经元病变引起，排尿依靠脊髓反射，病人不自主地间歇排尿（间歇性尿失禁），排尿没有感觉。急迫性尿失禁可由部分性上运动神经元病变或急性膀胱炎等强烈的局部刺激引起，病人有十分严重的尿频、尿急症状，由于强烈的逼尿肌无抑制性收缩而发生尿失禁。压力性尿失禁是当腹压增加时（如咳嗽、打喷嚏、上楼梯或跑步时）即有尿液自尿道流出。

肾气不固证

【主症】小便不禁，尿液清长，神疲怯寒，腰膝酸软，两足无力。舌淡苔薄，脉沉细无力。

【取穴】中极、命门、神阙。

【灸法】

1. 中极、命门　温和灸，可出现热感深透至腹腔或扩散至整个腰背部。每次灸45分钟，每日灸1次，10次为1个疗程（图4–25–1、图4–25–2）。

2. 神阙　隔盐灸，可出现热感向腹腔深透。每次灸5~7壮，每日1次或隔日1次，7~10次为1个疗程（图4–25–1）。

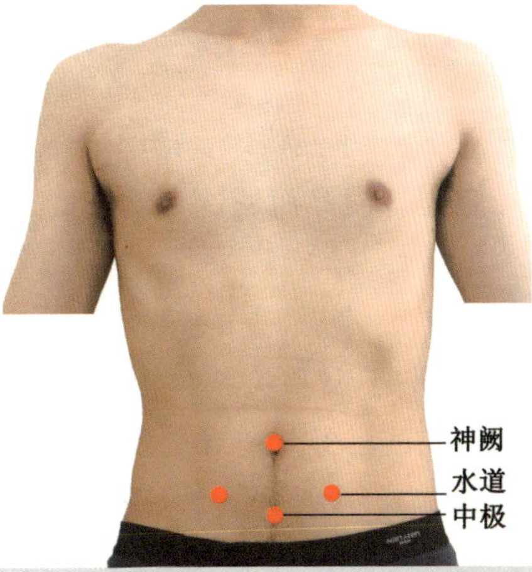

图4–25–1　中极、神阙、水道

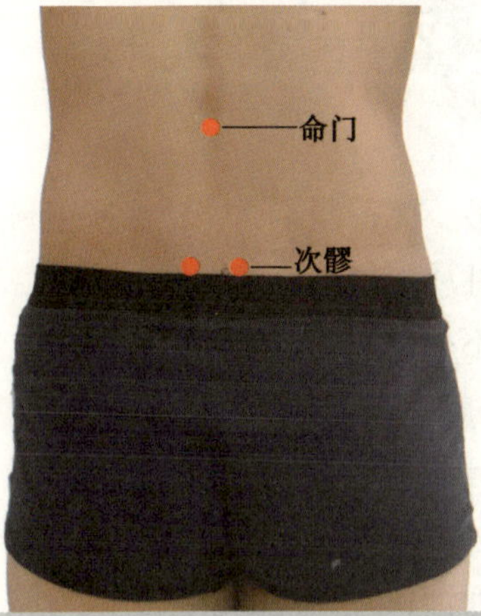

图4-25-2　命门、次髎

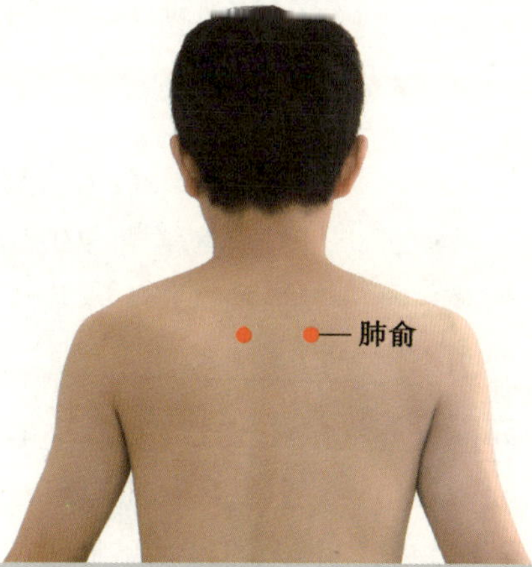

图4-25-3　肺俞

脾肺气虚证

【主症】尿意频急，时有尿自遗。甚则在咳嗽、谈笑时出现小便自遗，小腹时有坠胀，面白气短，乏力纳呆。舌淡红、苔薄，脉虚无力。

【取穴】神阙、肺俞。

【灸法】温和灸，可出现热感深透至腹腔或扩散至整个背部。每次灸45分钟，每日灸1次，10次为1个疗程（图4-25-1、图4-25-3）。

湿热下注证

【主症】小便频数，排尿灼热，时有尿自遗，溲赤而稠。舌偏红、苔黄腻，脉细滑数。

【取穴】水道、阴陵泉。

【灸法】温和灸，可出现热感深透至腹腔或沿经脉传导。每次灸45分钟，每日灸1次，10次为1个疗程（图4-25-1、图4-25-4）。

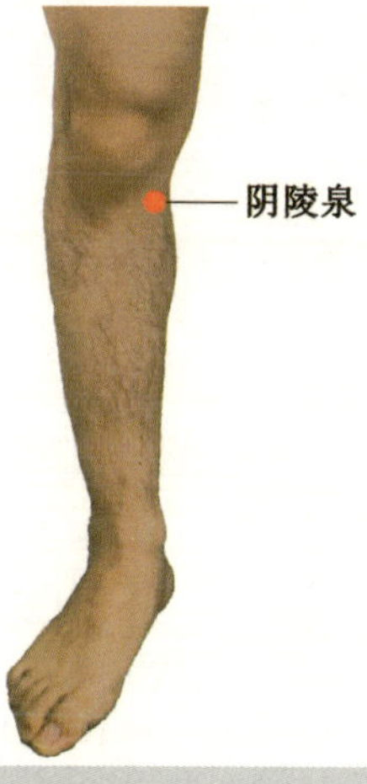

图4-25-4　阴陵泉

下焦瘀滞证

【主症】小便不禁，小便胀满隐痛，或可触及肿块。舌暗或有紫斑、苔薄，脉涩。

【取穴】中极、次髎。

【灸法】温和灸，可出现热感深透至腹腔或扩散至整个腰骶部。每次灸45分钟，每日灸1次，10次为1个疗程（图4–25–1、图4–25–2）。

专家提示

① 针灸治疗本病有较好疗效，但应注意对原发病的治疗。

② 加强锻炼，增强体质，经常做收腹、提肛练习。

第二十六节　消　　渴

消渴是指以多饮、多食、多尿、身体消瘦或尿有甜味为主要临床表现的疾病。《内经》中称“消瘅”，根据发病机制和临床表现的不同，而有“肺消”“鬲消”“消中”“消渴”等不同名称。可发生于任何年龄。相当于西医学的糖尿病。糖尿病是由于体内胰岛素分泌不足或作用缺陷所致的一种以糖代谢紊乱为主要特征的内分泌代谢性疾病。

本病表现为口渴多饮，多食易饥，尿频量多，形体消瘦。初起可“三多”症状不著。病久常并发眩晕，肺痨，胸痹，中风，雀目，疮疖等。严重者可见烦渴，头痛，呕吐，腹痛，呼吸短促，甚或昏迷厥脱危象。

上消肺热津伤证

【主症】咽干，口渴多饮，尿频量多，烦热多汗。舌边尖红、苔薄黄，脉洪数。

【取穴】肺俞、三阴交。

【灸法】温和灸，可出现热感深透至胸腔或沿经脉传导。每次灸45分钟，每日灸1次，10次为1个疗程（图4–26–1、图4–26–2）。

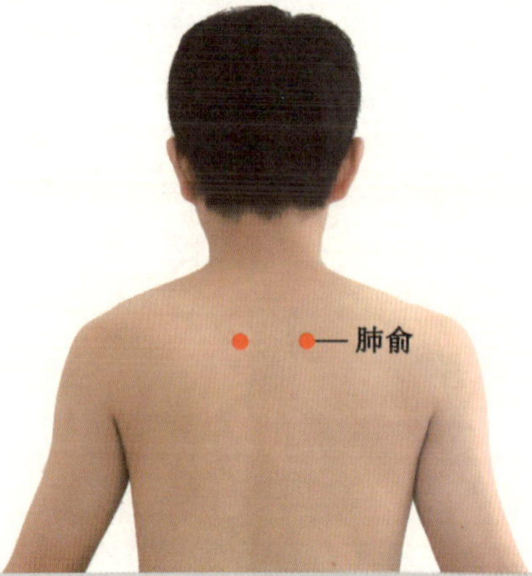

图4–26–1　肺俞

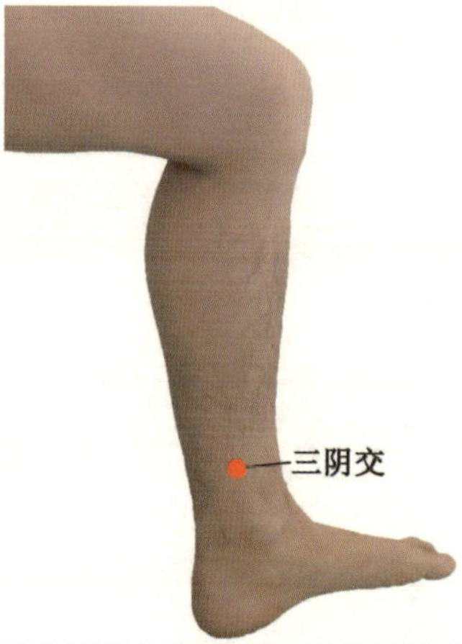

图4–26–2　三阴交

中消气阴亏虚证

【主症】口渴引饮，多食便溏，或食少，精神不振，乏力，消瘦。舌质淡红、苔白而干，脉细弱。

【取穴】脾俞、胃脘下俞、内关。

【灸法】温和灸，可出现热感深透或扩散至整个腰背部。每次灸45分钟，每日灸1次，10次为1个疗程（图4–26–3、图4–26–4）。

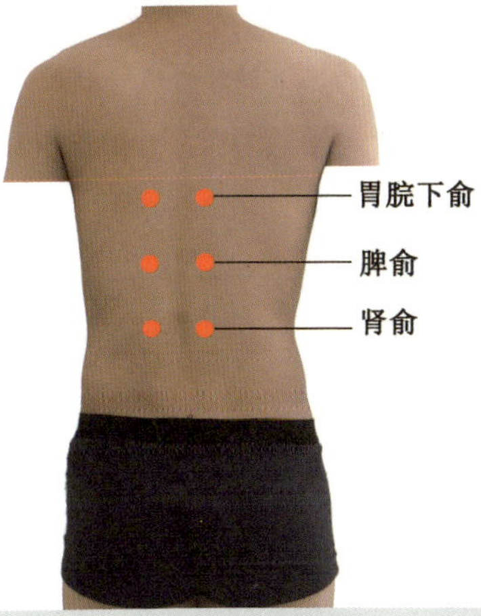

图4–26–3　脾俞、胃脘下俞、肾俞

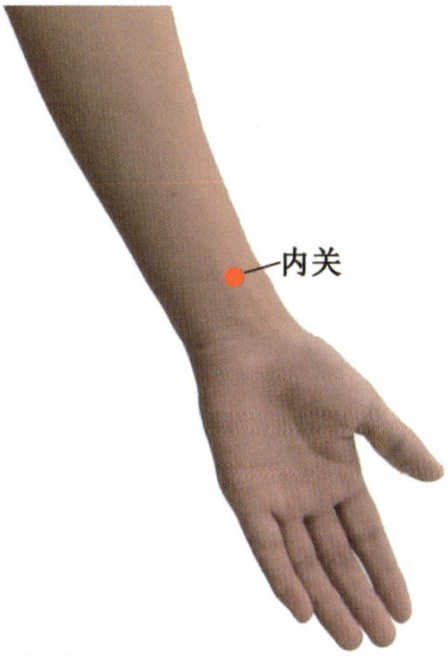

图4–26–4　内关

下消阴阳两虚证

【主症】以尿频量多，浑浊如膏脂或尿甜，口干唇燥为主。病久阴损及阳，出现腰膝酸软，形寒肢冷，面色黧黑，耳轮焦枯等。舌淡红、苔少，脉细弱。

【取穴】三阴交、肾俞、涌泉。

【灸法】温和灸，可出现热感深透至腹腔或沿经脉传导。每次灸45分钟，每日灸1次，10次为1个疗程（图4–26–2、图4–26–3、图4–26–5）。

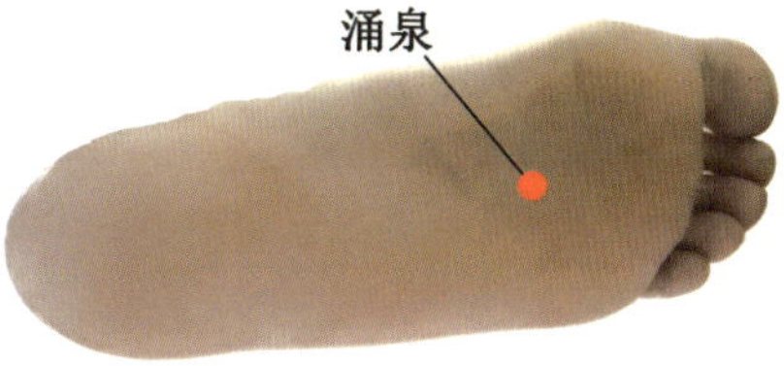

图4–26–5　涌泉

专家提示

① 艾灸治疗消渴以轻证或早期疗效较好，但难以根治和速愈，故灸治疗程要长才能收效，切勿过早收治。

② 还要配合中西药物、饮食疗法，才能更好控制病情。

③ 消渴病人一旦损伤易发痈疽，故灸治时要小心，防止烫伤，勿出灸疮。

第二十七节　痿　　证

痿证是指脏腑内伤，精血津液受损，肌肉筋脉失养，以致肢体筋脉弛缓，软弱无力，不能随意运动，甚则肌肉萎缩的一种病证。临床以下肢痿弱多见。相当于西医学的急性感染性多发性神经根神经炎、多发性末梢神经炎、运动神经元病、重症肌无力、肌营养不良及周围神经损伤等疾病。

本病表现为肢体痿弱无力，甚则不能持物或行走，或有的仅为上眼睑下垂。患肢肌肉萎缩，肢体瘦削。本病之发，部分见于温热病中，或热病和他病之后。

肺热伤津证

【主症】发热多汗，热退后突然出现肢体软弱无力，心烦口渴，小便短黄。舌红苔黄，脉细数。

【取穴】大椎、手三里。

【灸法】温和灸，可出现热感深透至背部或沿经脉传导。每次灸45分钟，每日灸1次，10次为1个疗程（图4–27–1、图4–27–2）。

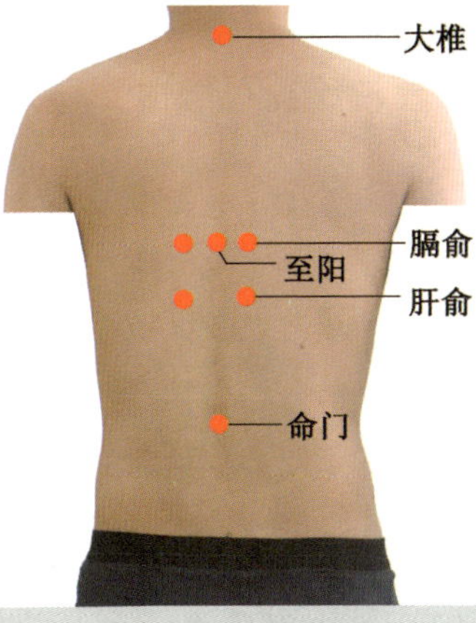

图4–27–1　大椎、至阳、命门、肝俞、膈俞

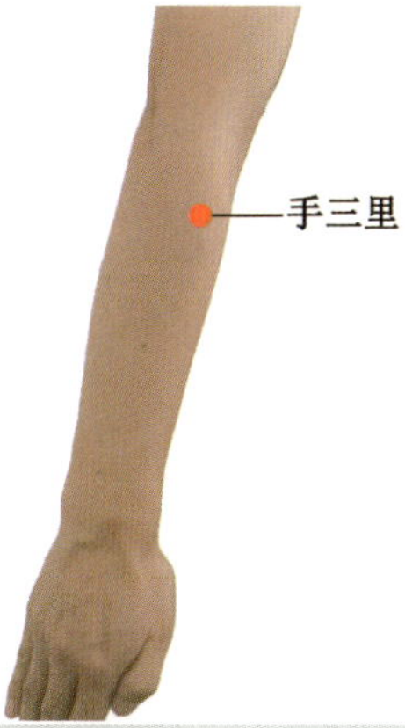

图4–27–2　手三里

湿热浸淫证

【主症】肢体逐渐痿软无力，下肢为重，或麻木而微肿，或自觉足胫有热感，

小便赤。舌红，苔黄腻，脉滑数。

【取穴】阴陵泉、中极。

【灸法】温和灸，可出现热感深透至腹腔或沿经脉传导。每次灸45分钟，每日灸1次，10次为1个疗程（图4-27-3、图4-27-4）。

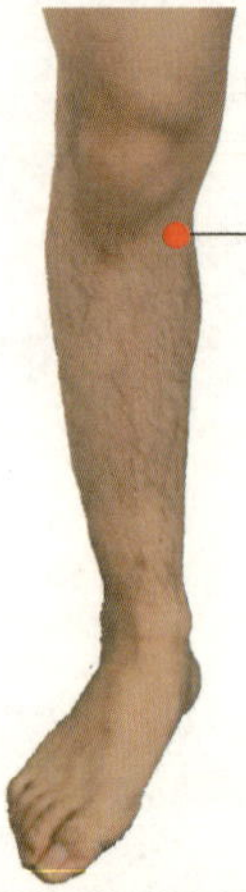

图4-27-3　阴陵泉

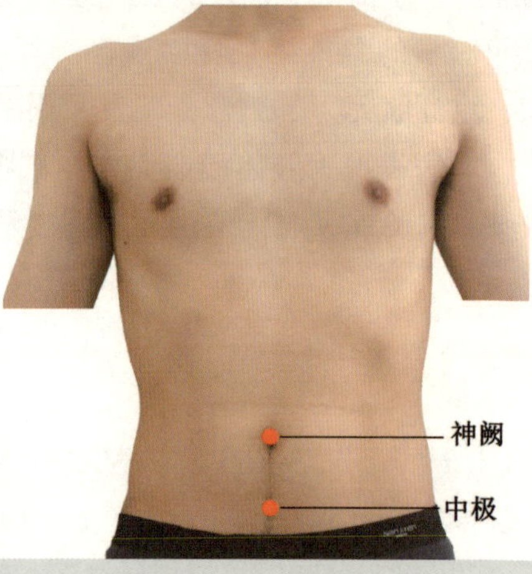

图4-27-4　中极、神阙

脾胃虚弱证

【主症】肢体痿软无力日久，食少纳呆，腹胀便溏，面色㿠白，神疲乏力。舌淡或有齿印、苔腻，脉细无力。

【取穴】神阙、足三里、夹脊。

【灸法】

1. 神阙、足三里　温和灸，可出现热感深透至腹腔或沿经脉传导。每次灸45分钟，每日灸1次，10次为1个疗程（图4-27-4、图4-27-5）。

2. 夹脊　温针灸，针刺得气后施灸，可出现热感深透或向四周扩散。每次灸艾炷1~2炷，每日1次或隔日1次，7~10次为1个疗程（图4-27-6）。

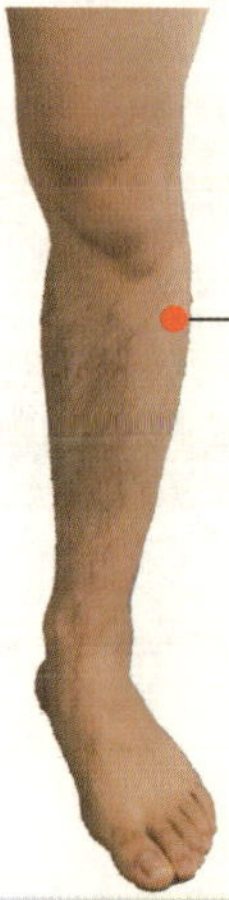

图4-27-5　足三里

肝肾亏虚证

【主症】缓慢起病或下肢痿软无力日久，腰脊酸软，不能久立，或伴眩晕耳鸣，无力行走，腿胫肌肉萎缩严重。舌红少苔，脉沉细。

【取穴】大椎、至阳、命门、肝俞。

【灸法】

1. 大椎、至阳、命门、肝俞　温和灸，大椎、至阳、命门循经往返灸，振奋督脉阳气，可觉热感沿头项背腰部督脉传导，肝俞穴常出现热感深透。每次灸45分钟，每日灸1次，10次为1个疗程（图4–27–1）。

2. 命门　隔附子饼灸，可出现热感向腹腔深透。每次灸5~7壮，每日1次，7~10次为1个疗程（图4–27–1）。

脉络瘀阻证

【主症】四肢痿弱，肌肉瘦削，手足麻木不仁，四肢青筋显露。舌质暗淡或瘀点、瘀斑，脉细涩。

【取穴】膈俞、血海。

【灸法】温和灸，可出现热感深透至背部或沿经脉传导。每次灸45分钟，每日灸1次，10次为1个疗程（图4–27–1、图4–27–7）。

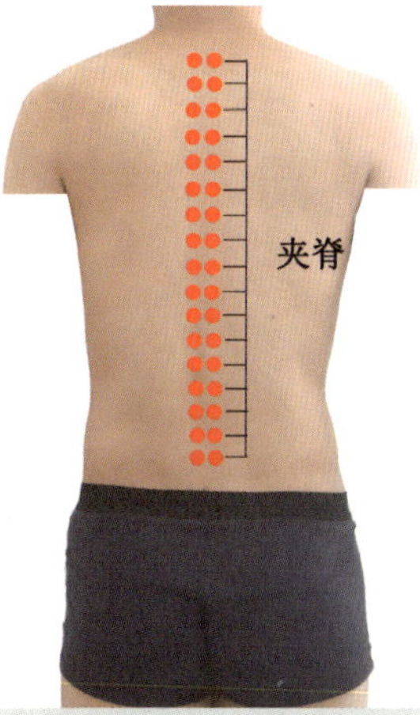

图4–27–6　夹脊

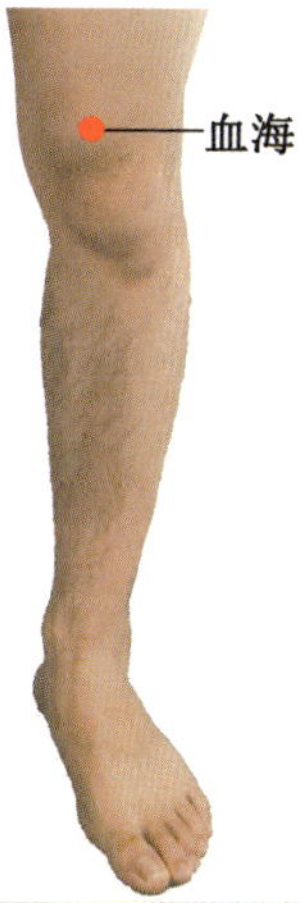

图4–27–7　血海

专家提示

① 艾灸治疗本病疗效较好，但短期效果不明显，须长期坚持。

② 本病应注意调理脾胃，补益肝肾。

③ 卧床病人应保持四肢功能体位，保护肢体功能；治疗期间，应加强主动及被动肢体功能锻炼，以助尽早康复。

第二十八节　肥　　胖

肥胖症指人体脂肪积聚过多，体重超过标准体重的20%以上。表现为脂肪细胞的增多和细胞体积的增大，即全身脂肪组织块增大，与其他组织相比失去正常比例的一种状态。肥胖分为单纯性和继发性两种，前者不伴有明显神经或内分泌系统功能变化，临床上最常见；后者常继发于神经、内分泌和代谢疾病，或与遗传、药物有关。肥胖症可发生于任何年龄，但以40岁以上多见，且女性多于男性。若长期过度肥胖的人，常易伴发糖尿病、高血压、高脂血症、动脉粥样硬化、冠心病、脑血管病、胆囊炎、胆石症等。女性可伴月经不调、闭经及不孕。

胃肠积热证

【主症】消谷善饥，食欲亢进，口干欲饮，怕热多汗，腹胀便秘，小便短黄。舌质红、苔黄腻，脉滑数。

【取穴】天枢、大横、中脘。

【灸法】温和灸，可出现热感深透至腹腔。每次灸45分钟，每日灸1次，10次为1个疗程（图4-28-1）。

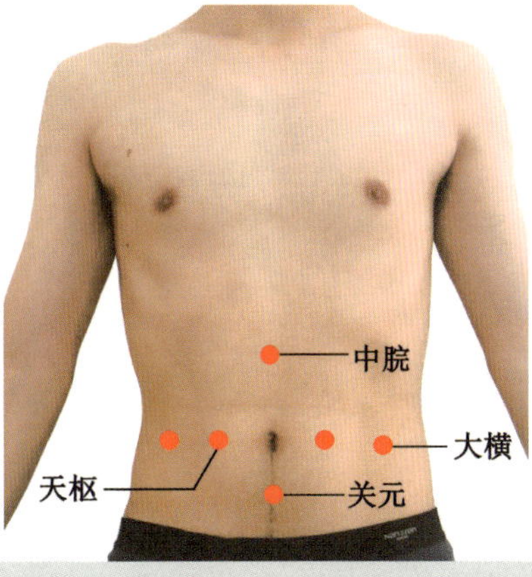

图4-28-1　天枢、大横、中脘、关元

脾胃虚弱证

【主症】食欲不振，心悸气短，嗜睡懒言，面唇少华，大便溏薄。舌淡苔薄，脉细弱。

【取穴】天枢、中脘、足三里。

【灸法】

1. 天枢、中脘　温和灸，可出现热感深透至腹腔或扩散至整个背部。每次灸45分钟，每日灸1次，10次为1个疗程（图4-28-1）。

2. 足三里　直接灸（无瘢痕灸），可出现热感深透或沿足阳明胃经上下传导。每次灸5~7壮，灸至局部皮肤出现红晕而不起泡为度，每日1次或隔日1次，

7~10次为1个疗程（图4-28-2）。

肾阳亏虚证

【主症】喜静恶动，动则汗出，畏寒怕冷，头晕腰酸，月经不调或阳痿早泄，面色㿠白。舌淡苔薄，脉沉细。

【取穴】天枢、关元、命门。

【灸法】

1. 天枢、关元　温和灸，可出现热感深透至腹腔或扩散至整个腰部。每次灸45分钟，每日灸1次，10次为1个疗程（图4-28-1）。

2. 命门　隔附子饼灸，可出现热感向腹腔深透。每次灸5~7壮，每日1次，7~10次为1个疗程（图4-28-3）。

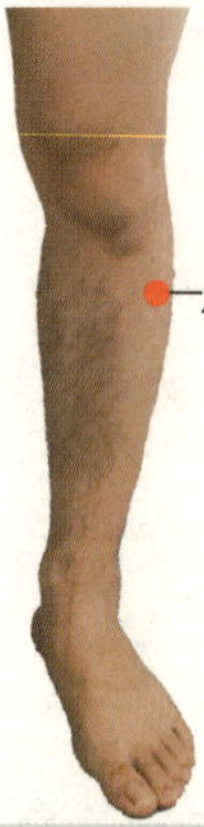

图4-28-2　足三里

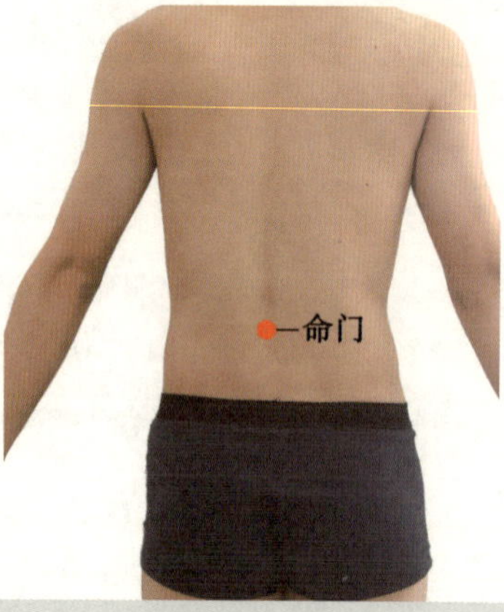

图4-28-3　命门

专家提示

① 艾灸对单纯性肥胖症疗效较好，但需要长期治疗，并配合饮食控制及运动。

② 在取得疗效后仍应调控饮食，坚持运动，以防体重回升。

第二十九节 虚 劳

虚劳是指以两脏或多脏虚损、气血阴阳中两种或多种功能虚损为主要表现的慢性虚弱性证候的总称，又称虚损。相当于西医学的慢性功能衰退性疾病，如自身免疫功能低下、造血功能低下、内分泌腺体功能紊乱、营养不良以及一些免疫系统疾病等。

虚劳多发生在先天不足，后天失调，及大病久病，精气耗伤的病人。病程一般较长，症状逐渐加重，短期不易康复。

气阴亏虚证

【主症】呼吸浅短难续，动则尤甚，五心烦热，面色潮红，腰膝酸软，小便不利或小便自遗，可兼见畏风自汗，易患感冒，形体消瘦，盗汗。舌嫩红或淡胖、少苔，脉软弱或浮大无根。

【取穴】气海、神阙。

【灸法】

1. 气海、神阙 温和灸，可出现热感深透至腹腔或扩散至整个腰部。每次灸45分钟，每日灸1次，10次为1个疗程（图4–29–1）。

2. 神阙 隔盐灸，可出现热感向腹腔深透。每次灸5~7壮，每日1次或隔日1次，7~10次为1个疗程（图4–29–1）。

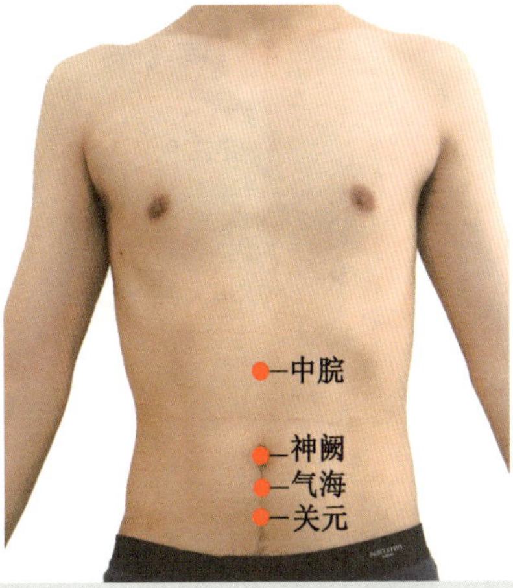

图4–29–1 气海、神阙、中脘、关元

气血不足证

【主症】心悸怔忡，夜难入寐，食少腹胀，便溏，齿衄、鼻衄，可兼见头晕健忘，倦怠乏力，面色萎黄，女子经少色淡或淋漓不断。舌淡嫩、苔薄，脉细弱。

【取穴】中脘、足三里。

【灸法】

1. 中脘、足三里　温和灸，可出现热感深透至腹腔或沿经脉传导。每次灸45分钟，每日灸1次，10次为1个疗程（图4–29–1、图4–29–2）。

2. 足三里　直接灸（无瘢痕灸），可出现热感深透或沿足阳明胃经上下传导。每次灸5~7壮，灸至局部皮肤出现红晕而不起泡为度，每日1次或隔日1次，7~10次为1个疗程（图4–29–2）。

脾肾阳虚证

【主症】畏寒肢冷，腰膝酸软或脘腹冷痛，久泻久痢或五更泄泻，面浮肢肿，可兼见面色苍白，形神衰惫，饮食少进，小便不利。舌淡胖有齿痕、苔白滑，脉细弱或沉缓无力。

【取穴】关元、命门。

【灸法】

1. 关元、命门　温和灸，可出现热感深透至腹腔。每次灸45分钟，每日灸1次，10次为1个疗程（图4–29–1、图4–29–3）。

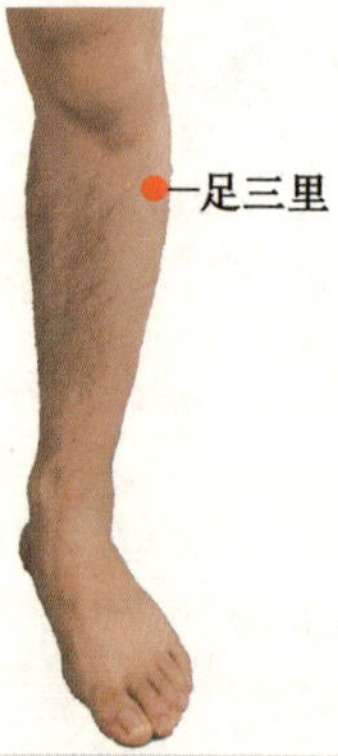

图4–29–2　足三里

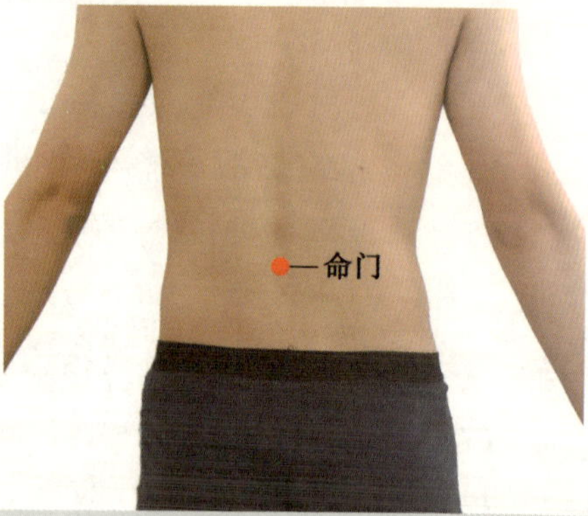

图4–29–3　命门

2. 命门　隔附子饼灸，可出现热感向腹腔深透。每次灸5~7壮，每日1次，7~10次为1个疗程（图4–29–3）。

肾阴虚证

【主症】腰膝酸软或冷痛，两足痿弱，颧红，耳鸣，骨蒸，盗汗，可兼见头晕目眩，午后潮热，毛发枯萎，口干舌燥，小便频数。舌红少津或舌淡胖、边有齿痕，脉微细而数或虚大而迟。

【取穴】三阴交、涌泉。

【灸法】温和灸，可出现热感深透或沿经脉传导。每次灸45分钟，每日灸1次，10次为1个疗程（图4-29-4、图4-29-5）。

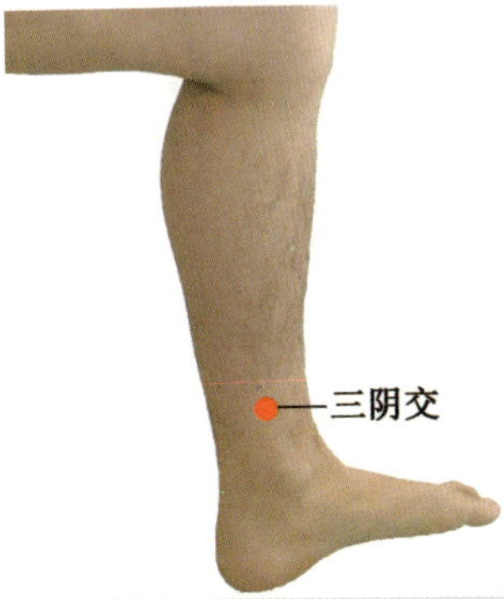

图4-29-4　三阴交

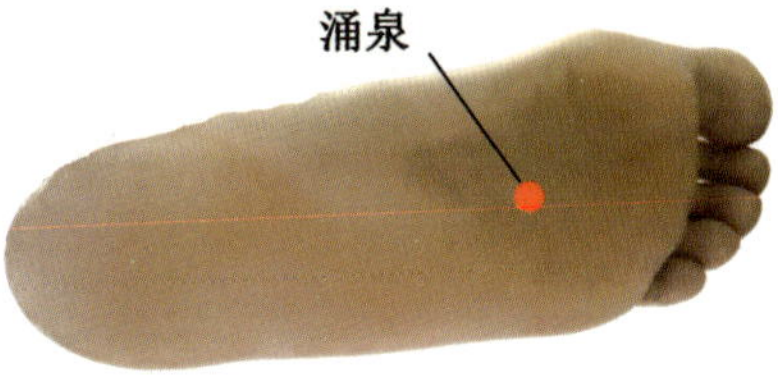

图4-29-5　涌泉

正虚瘀结证

【主症】面色萎黄或黧黑，肌肤甲错，体瘦形脱，腹部胀满或有积块，唇甲暗淡。舌紫暗或有瘀斑、瘀点，脉细涩或弦。

【取穴】神阙、血海。

【灸法】温和灸，可出现热感深透至腹腔或沿经脉传导。每次灸45分钟，每日灸1次，10次为1个疗程（图4-29-1、图4-29-6）。

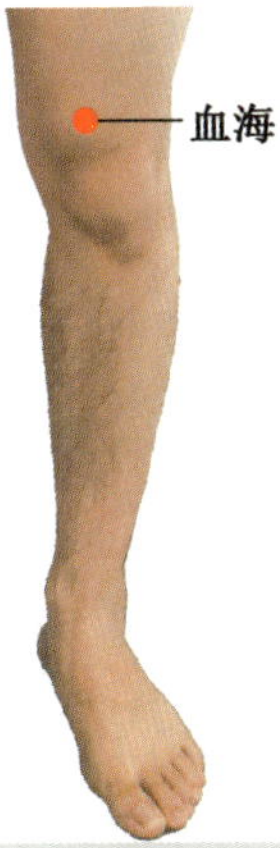

图4-29-6　血海

专家提示

① 艾灸治疗本病疗效较好，但短期效果不明显，须长期坚持。

② 本病应注意调补脾肾，重视脾肾在虚劳中的作用。

第三十节　癃　闭

癃闭是因肾和膀胱气化失司而导致以尿量减少，排尿困难，甚则小便闭塞不通为主症的一种疾患。“癃”是指小便不利，点滴而短少，病势较缓。“闭”是指小便闭塞，点滴不通，病势较急。癃闭的发生常与久病体弱、情志不畅、外伤劳损、饮食不节、感受外邪等因素有关。相当于西医学的各种原因引起的尿潴留及无尿症。

西医学中各种原因引起的尿潴留及无尿症，如神经性尿闭、尿路结石、尿道狭窄、老年前列腺增生症、脊髓炎等出现的尿潴留及肾功能不全引起的少尿、无尿症等都可以参考治疗。临床上应与石淋、热淋、转胞、关格等相鉴别。

膀胱湿热证

【主症】小便点滴不通，或量少而短赤灼热，小腹胀满，口苦口黏，或口渴不欲饮。舌红、苔黄腻，脉滑数。

【取穴】中极、阴陵泉。

【灸法】

1. 中极　温和灸，可出现热感深透至腹腔或向四周扩散，或热感向会阴部及下肢传导。每次灸45分钟，每日灸1次，10次为1个疗程（图4–30–1）。

2. 阴陵泉　温和灸，可出现热感沿经脉向腹部传导。每次灸45分钟，每日灸1次，10次为1个疗程（图4–30–2）。

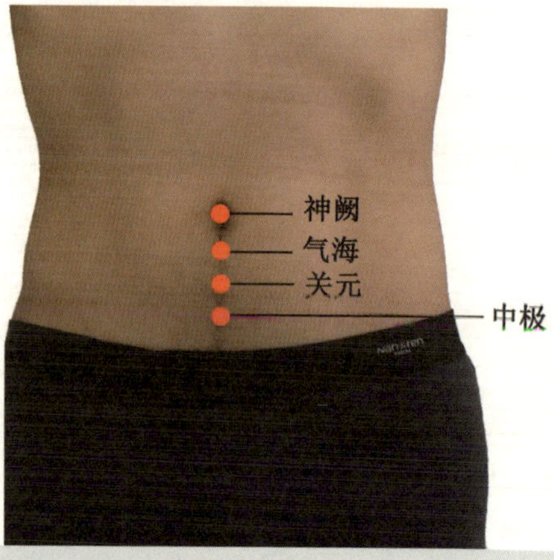

图4–30–1　中极、关元、气海、神阙

肝郁气滞证

【主症】小便不通，或通而不畅，胁腹胀满，频发打饱嗝，多烦善怒，尿量每因情志变化而增减。舌红、苔薄黄，脉弦。

【取穴】中极、肝俞。

【灸法】温和灸，可出现热感深透至腹腔或向四周扩散。每次灸45分钟，每日灸1次，10次为1个疗程（图4–30–1、图4–30–3）。

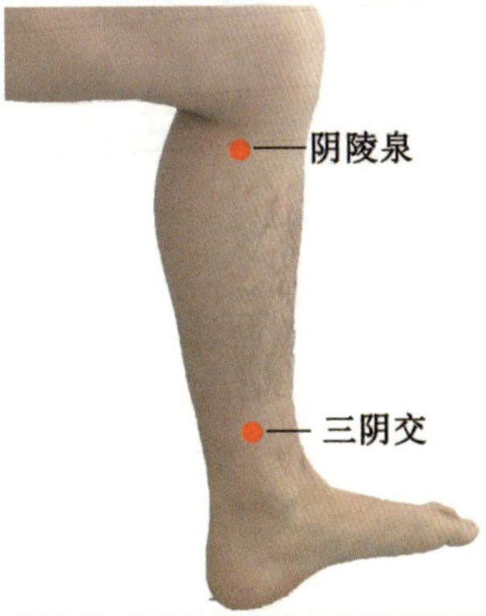

图4–30–2 阴陵泉、三阴交

浊瘀阻塞证

【主症】小便滴沥不畅，或尿细如线，甚至阻塞不通，小腹胀满疼痛。舌紫暗或有瘀点，脉细涩。

【取穴】中极、膀胱俞、阴陵泉、三阴交、委阳。

【灸法】

1. 中极、膀胱俞 温和灸，可出现热感深透至腹腔或向四周扩散。每次灸45分钟，每日灸1次，10次为1个疗程（图4–30–1、图4–30–3）。

2. 阴陵泉 温针灸，针刺得气后施灸，可出现热感深透或向四周扩散。每次灸艾炷1~2炷，每日1次或隔日1次，7~10次为1个疗程（图4–30–2）。

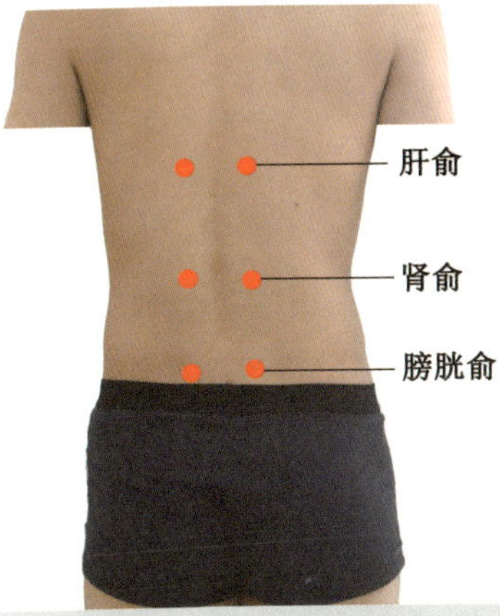

图4–30–3 肝俞、膀胱俞、肾俞

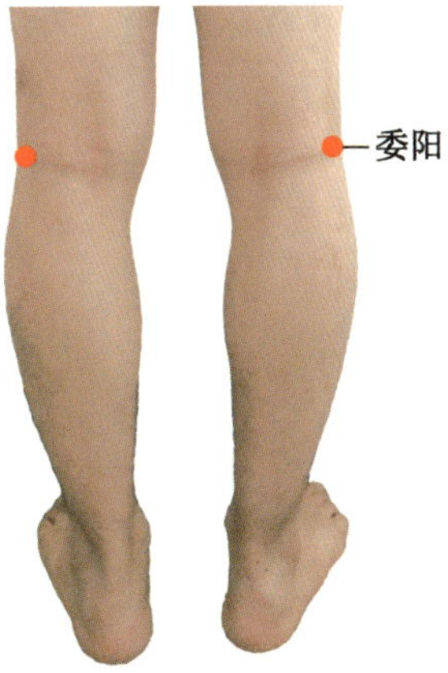

图4–30–4 委阳

3. 三阴交、委阳 温和灸，可出现热感沿经脉向腹部传导。每次灸45分钟，每日灸1次，10次为1个疗程（图4–30–2、图4–30–4）。

肾气亏虚证

【主症】小便不通或点滴不爽，排出无力，畏寒怕冷，腰膝酸软，面色㿠白，精神不振。舌淡苔薄，脉沉细。

【取穴】关元、肾俞。

【灸法】温和灸，可出现热感深透至腹腔或向四周扩散。每次灸45分钟，每日灸1次，10次为1个疗程（图4–30–1、图4–30–3）。

脾气虚弱证

【主症】少腹坠胀，时欲小便而不得出，或量少不畅，气短，语声低微，食欲不振。舌淡苔白，脉细弱。

【取穴】气海、神阙、足三里。

【灸法】

1. 气海　温和灸，可出现热感深透至腹腔或向四周扩散，或向会阴部及下肢传导。每次灸45分钟，每日灸1次，10次为1个疗程（图4–30–1）。

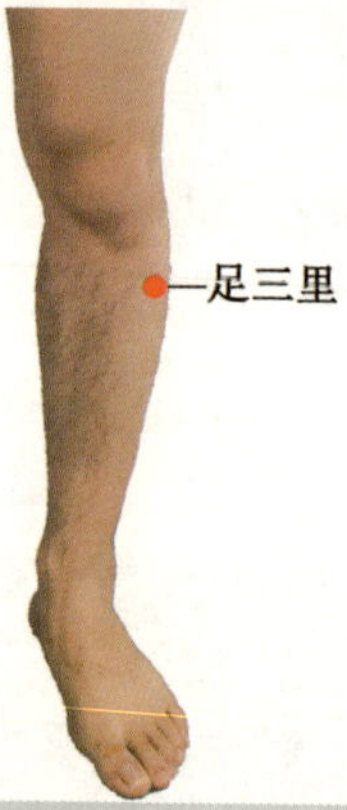

图4–30–5　足三里

2. 神阙　隔盐灸，可出现热感深透至腹腔。每次灸5~7壮，每日1次或隔日1次，7~10次为1个疗程。多用于体质虚弱或病程日久者（图4–30–1）。

3. 足三里　温和灸，可出现热感沿经脉向腹部传导。每次灸45分钟，每日灸1次，10次为1个疗程（图4–30–5）。

专家提示

① 艾灸对神经源性膀胱治疗效果较好，有机械性阻塞者须手术或其他治疗。若膀胱过度充盈，应及时导尿。

② 癃闭是临床急重病证之一，若由癃闭转为关格，出现神昏、烦躁、抽筋等症时，应及时抢救，否则可致死亡。

③ 在治疗的同时，配合精神治疗，并反复做腹肌收缩、松弛的交替锻炼。

第五章 妇科疾病

第一节 痛　　经

痛经是指妇女正值经期或经行前后出现周期性下腹部疼痛，或伴腰骶酸痛，影响正常工作及生活。本病属中医学“痛经”“月水来腹痛”“经行腹痛”“经期腹痛”范畴。相当于西医学的原发性痛经以及子宫内膜异位症、子宫腺肌病、盆腔炎性疾病等引起的继发性痛经。

痛经分为原发性痛经和继发性痛经两类，原发性痛经指生殖器官无器质性病变的痛经，占痛经90%以上；继发性痛经指由盆腔器质性疾病引起的痛经。原发性痛经根据月经期下腹坠痛，妇科检查无阳性体征，临床即可诊断。须与子宫内膜异位症、子宫肌腺病、盆腔炎性疾病引起的继发性痛经相鉴别。

气滞血瘀证

【主症】经前或经期小腹胀痛，拒按，经血量少，经行不畅，色紫暗有块，块下痛减，经前胸胁乳房胀满或胀痛。舌紫暗或边有瘀点，脉弦或弦滑。

【取穴】次髎、子宫、血海。

【灸法】

1. 次髎　温和灸，可出现热感向四周扩散至整个腰骶部，或可出现热感向下肢传导，以热感深透至腹部为佳。每次灸45分钟，每日灸1次，10次为1个疗程（图5–1–1）。

2. 子宫　温和灸，可出现热感深透至腹腔或扩散至整个腹部。每次灸45分钟，每日灸1次，10次为1个疗程（图5–1–2）。

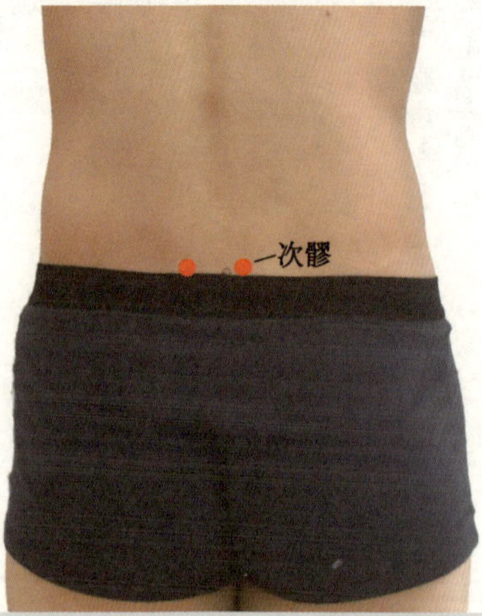

图5-1-1　次髎

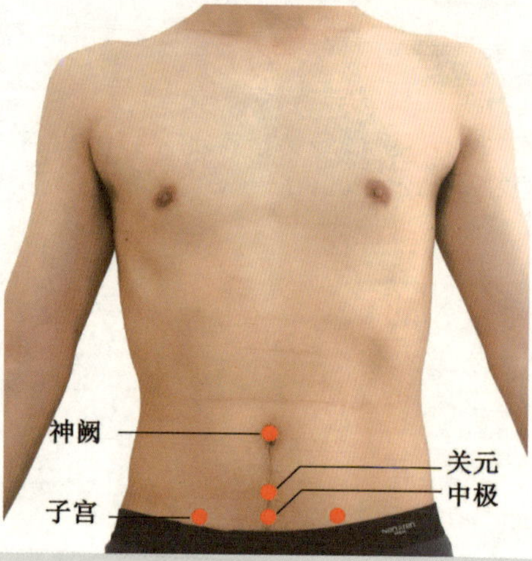

图5-1-2　子宫、关元、中极、神阙

3. 血海　温和灸，可出现热感沿经脉向腹部传导，若不能传导至腹部，可在传导所达部位行接力灸，直至热感传至腹部。每次灸45分钟，每日灸1次，10次为1个疗程（图5-1-3）。

寒湿凝滞证

【主症】经前或经期小腹冷痛，拒按，得热痛减，经量少，色暗有块，畏怕寒冷，四肢冰冷，恶心呕吐。舌暗、苔白腻，脉沉紧。

【取穴】子宫、关元、中极。

【灸法】

1. 子宫、关元、中极　隔姜灸，可出现热感深透至腹腔或向四周扩散。经前5~7天开始施灸，每穴5~7壮，每日1次，经期前5~7天为1个疗程，连续灸3个疗程。多用于寒邪凝滞者（图5-1-2）。

2. 关元、中极　温和灸，可出现热感深透至腹腔或扩散至整个腹部。每穴灸45分钟，每日灸1次，10次为1个疗程（图5-1-2）。

湿热瘀阻证

【主症】经期或经期小腹疼痛或胀痛不适，有灼热感，或痛连腰骶，或平时小腹疼痛，经前加剧；经量多或经期长，色暗红，质稠或夹较多黏液；或伴有低热起伏，小便黄赤。舌质红、苔黄腻，脉滑数。

【取穴】中极、阴陵泉。

【灸法】

1. 中极　温和灸，可出现热感深透至腹腔或扩散至整个腹部。每次灸45分钟，每日灸1次，10次为1个疗程（图5-1-2）。

2. 阴陵泉　温和灸，可出现热感沿经脉向腹部传导，若不能传导至腹部，可在传导所达部位行接力灸，直至热感传至腹部。每次灸45分钟，每日灸1次，10次为1个疗程（图5-1-3）。

气血虚弱证

【主症】经期或经后小腹隐痛，喜揉喜按，月经量少，色淡，质稀，神疲乏力，面色无华。舌淡苔薄，脉细弱。

【取穴】神阙、足三里。

【灸法】

1. 神阙　隔盐灸，可出现热感深透至腹腔。经前5~7天开始施灸，每次5~7壮，每日1次，经期前5~7天为1个疗程，连续灸3个疗程。多用于长期痛经及体质虚弱者（图5-1-2）。

2. 足三里　温和灸，可出现热感沿经脉向腹部传导，若不能传导至腹部，可在传导所达部位行接力灸，直至热感传至腹部。每次灸45分钟，每日灸1次，10次为1个疗程（图5-1-3）。

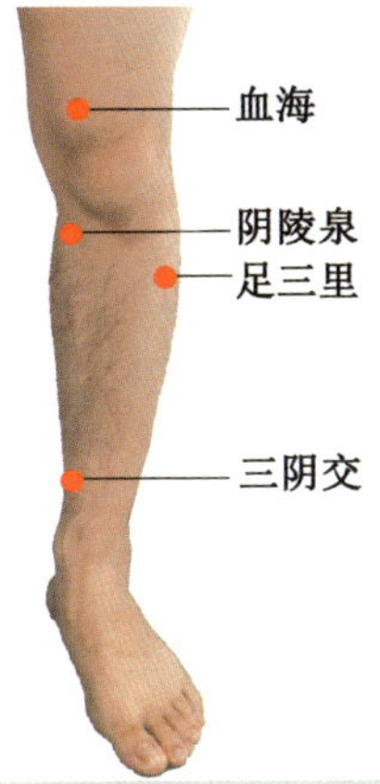

图5-1-3　血海、阴陵泉、足三里、三阴交

肝肾亏损证

【主症】经期或经后小腹绵绵作痛，经色淡，量少，腰膝酸软，头晕耳鸣。舌质淡、苔少，脉沉细弱。

【取穴】子宫、三阴交。

【灸法】

1. 子宫　温和灸，可出现热感深透至腹腔或扩散至整个腹部。每次灸45分钟，每日灸1次，10次为1个疗程（图5-1-2）。

2. 三阴交　温和灸，可出现热感沿经脉向腹部传导，若不能传导至腹部，可在传导所达部位行接力灸，直至热感传至腹部。每次灸45分钟，每日灸1次，10次为1个疗程（图5-1-3）。

专家提示

① 艾灸对原发性痛经有较好的疗效。对继发性痛经，应明确诊断原发病，针对原发病治疗。

② 注意经期卫生，经期避免重体力劳动、剧烈运动和精神刺激，防止受凉、过食生冷。

第二节　慢性盆腔炎

慢性盆腔炎指女性上生殖道及其周围组织的炎症，主要包括子宫内膜炎、输卵管炎、输卵管卵巢脓肿、盆腔腹膜炎。属于中医学“癥瘕”“带下”等病证范畴，多由湿热、湿毒、瘀血内阻所致。

慢性盆腔炎常为急性盆腔炎未彻底治疗，在病人体质较差的情况下，急性盆腔炎的病程可迁延及反复发作，造成慢性盆腔炎；但是亦可无急性盆腔炎症病史过程，如沙眼衣原体感染所致输卵管炎。慢性盆腔炎病情较顽固，可导致月经紊乱、白带增多、腰腹疼痛及不孕等。此病根据病史、症状和妇科相关检查，一般即可做出诊断。但是有时病人自觉症状较多，而无明显盆腔炎病史及阳性体征，应该更加慎重诊断慢性盆腔炎。

气滞血瘀证

【主症】下腹胀痛或刺痛，痛处固定，腰部胀痛，经行腹痛加重，经量多或经期延长，经色暗红，夹血块，胸胁或乳房胀痛，白带量多色白或黄。舌质暗红，脉弦涩。

【取穴】次髎、血海。

【灸法】

1. 次髎　温和灸，可出现热感扩散至整个腰骶部，或向下肢传导。每次灸45分钟，每日灸1次，10次为1个疗程（图5-2-1）。

2. 血海　温和灸，可出现热感沿经脉向腹部传导，若不能传导至腹部，可在传导所达部位行接力灸，直至热感传至腹部。每次灸45分钟，每日灸1次，10次为1个疗程（图5-2-2）。

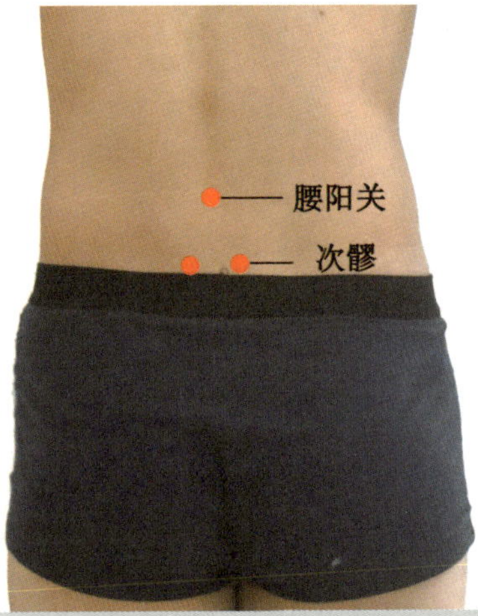

图5-2-1　次髎、腰阳关

寒湿凝滞证

【主症】下腹胀痛有冷感，腰部胀痛或冷痛不适，带下量多，色白质稀。身体发寒，四肢冰冷，经期腹痛加重，或见月经延后、量少，色紫暗。舌质淡暗、苔白厚或滑腻，脉沉弦。

【取穴】阴陵泉、关元。

【灸法】

1. 阴陵泉　温和灸，可出现热感沿经脉向腹部传导，若不能传导至腹部，可在传导所达部位行接力灸，直至热感传至腹部。每次灸45分钟，每日灸1次，10次为1个疗程（图5-2-2）。

2. 关元　温和灸，可出现热感深透至腹腔。每次灸45分钟，每日灸1次，10次为1个疗程（图5-2-3）。

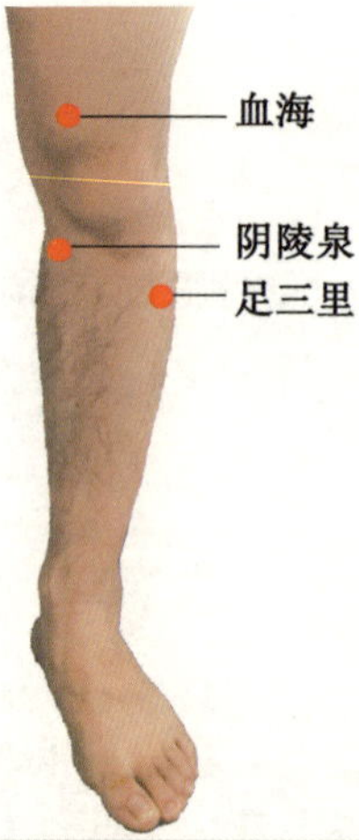

图5-2-2　血海、阴陵泉、足三里

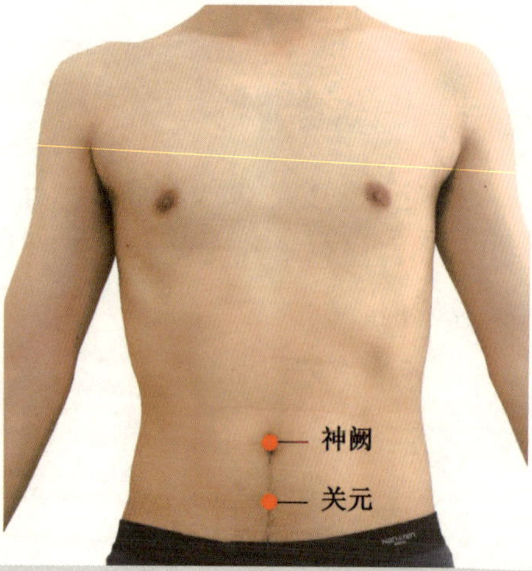

图5-2-3　关元、神阙

气虚血瘀证

【主症】下腹疼痛或结块，缠绵日久，痛连腰部，经行加重，带下量多，色白质稀，月经或多或少，或经期延长，经血量多有块，精神不振，疲乏无力，食少，食欲不振，进食后有饱滞感，面色萎黄。舌质暗红有瘀点、苔白，脉弦涩无力。

【取穴】足三里、神阙。

【灸法】

1. 足三里　温和灸，可出现热感沿经脉向腹部传导，若不能传导至腹部，可在传导所达部位行接力灸，直至热感传至腹部。每次灸45分钟，每日灸1次，10次为1个疗程（图5–2–2）。

2. 神阙　温和灸，可出现热感深透至腹腔。每次灸45分钟，每日灸1次，10次为1个疗程（图5–2–3）。

肾虚血瘀证

【主症】小腹疼痛，绵绵不休，腰部酸痛，劳累加重，痛喜揉按。白带增多，月经先期或后期，量或多或少，精神不振，性欲下降，久不孕育，夜尿多，或头晕目眩。舌淡暗或有瘀点、苔薄，脉沉细涩。

【取穴】腰阳关、关元。

【灸法】温和灸，可出现热感深透至腹腔或向四周扩散。每次灸45分钟，每日灸1次，10次为1个疗程（图5–2–1、图5–2–3）。

专家提示

① 艾灸防治慢性盆腔炎效果较好，但应排除器质性疾病。

② 病人应注意个人卫生，提高自我保健意识。

第三节　月经不调

月经不调是以月经的周期及经期、经色、经质、经量异常为主症的病证。本病主要包括月经先期（经早）、月经后期（经迟）、月经先后无定期（经乱）。其发生常与感受寒邪、饮食伤脾或情志不畅等因素有关。

此病主要依据病史、体格检查和辅助检查作出诊断。诊断过程中需要重点除外全身或女性生殖器病理原因引起的出血，如血液病、肝肾功能衰竭、甲状腺功能异常、妊娠及相关疾病、生殖道损伤、感染和肿瘤等。

月经先期

虚热证

【主症】月经周期提前7天以上，甚至十余日一行，兼见月经量少或量多，色红质稠，两颧潮红，手足心热，咽干口燥。舌红苔少，脉细数。

【取穴】三阴交、涌泉。

【灸法】

1. 三阴交　温和灸，可出现热感沿经脉向腹部传导。每次灸45分钟，每日灸1次，10次为1个疗程（图5-3-1）。

2. 涌泉　温和灸，可出现热感沿经脉向腹部传导。每次灸45分钟，每日灸1次，10次为1个疗程（图5-3-2）。

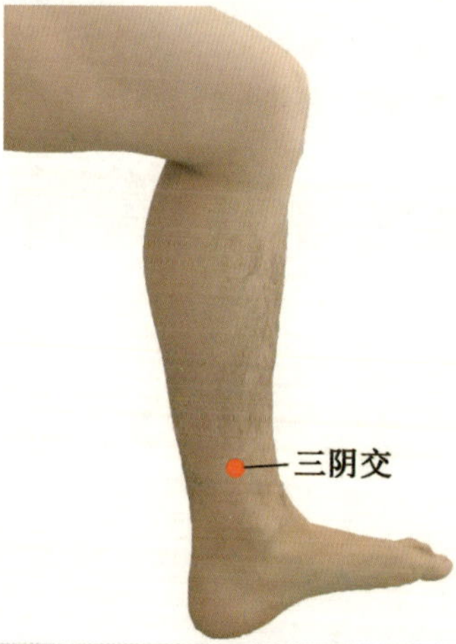

图5-3-1　三阴交

气虚证

【主症】月经周期提前7天以上，甚至十余日一行，兼见月经量少或量多，色淡质稀，神疲肢倦，心悸气短，食少，大便稀溏。舌淡、苔薄白，脉细弱。

【取穴】关元、子宫、神阙、足三里。

【灸法】

1. 关元、子宫　温和灸，可出现热感深透至腹腔。每次灸45分钟，每日灸1次，10次为1个疗程（图5-3-3）。

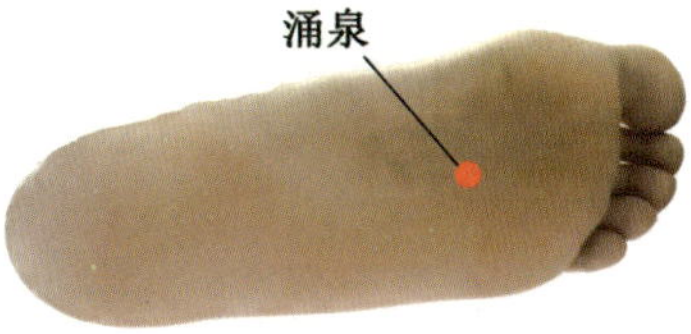

图5-3-2　涌泉

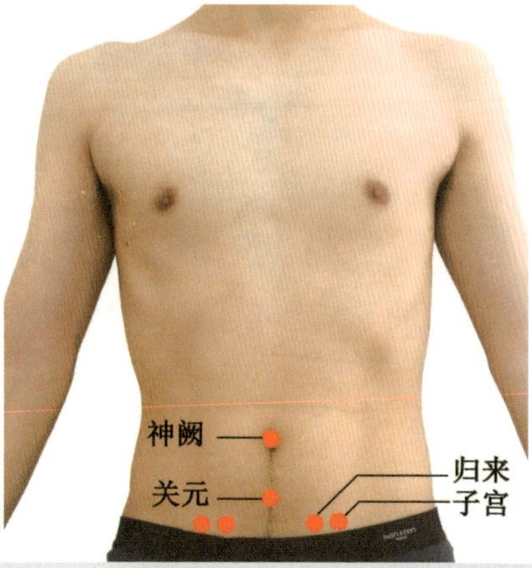

图5-3-3　关元、子宫、神阙、归来

2. 神阙　隔盐灸，可出现热感深透。每次灸5~7壮，每日1次或隔日1次，7~10次为1个疗程。多用于气血虚弱者（图5-3-3）。

3. 足三里　直接灸（无瘢痕灸），可出现热感深透，或出现局部酸、胀、痛感。每次灸5~7壮，灸至局部皮肤出现红晕而不起泡为度，每日1次或隔日1次，7~10次为1个疗程（图5-3-4）。

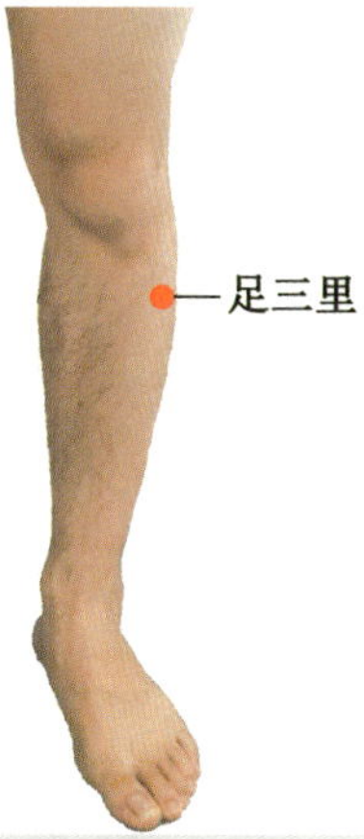

图5-3-4　足三里

月经后期

实寒证

【主症】月经周期推迟7日以上，甚至2~3个月一潮，兼见月经量少，色淡或暗有血块，小腹冷痛或胀痛，得热痛减，畏怕寒冷，四肢冰冷。舌暗或胖、苔薄白，脉沉紧或弦滑。

【取穴】关元、归来、子宫。

【灸法】

1.关元、归来　温和灸，可出现热感深透至腹腔。每次灸45分钟，每日灸1次，10次为1个疗程（图5-3-3）。

2.关元、归来　隔姜灸，可出现热感深透至腹腔或向四周扩散。经前5~7天开始施灸，每次灸5~7壮，每日1次，经期前5~7天为1个疗程，连续灸3个疗程。多用于寒邪凝滞者（图5-3-3）。

3.子宫　隔姜灸，可出现热感深透至腹腔或向四周扩散。经前5~7天开始施灸，每次5~7壮，每日1次，经期前5~7天为1个疗程，连续灸3个疗程。多用于寒邪凝滞者（图5-3-3）。

虚寒证

【主症】月经周期推迟7日以上，甚至2~3个月一潮，兼见月经量少，色淡而质稀，腰酸乏力，小腹隐痛，喜热喜按，腰酸无力，小便清长，面色㿠白。舌淡苔白，脉沉迟。

【取穴】关元、命门、神阙。

【灸法】

1.关元、命门　温和灸，可出现热感深透至腹腔或向四周扩散。每次灸45分钟，每日灸1次，10次为1个疗程（图5-3-3、图5-3-5）。

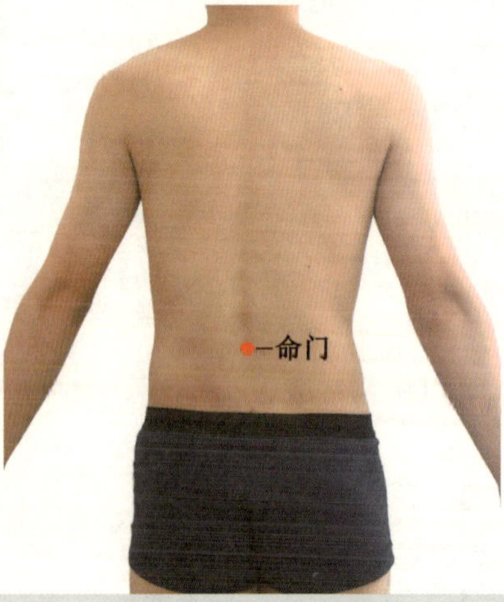

图5-3-5　命门

2. 神阙 隔盐灸，可出现热感深透。每次灸5~7壮，每日1次或隔日1次，7~10次为1个疗程。多用于气血虚弱者（图5-3-3）。

月经先后无定期

肝郁证

【主症】月经周期或提前或错后1~2周，并连续2个月经周期以上，兼见经量或多或少，色暗有块，胸胁乳房小腹作胀，精神郁闷，喜欢叹气，打饱嗝，食少。舌红苔薄，脉弦。

【取穴】肝俞、期门。

【灸法】温和灸，可出现热感深透至胸腔。每次灸45分钟，每日灸1次，10次为1个疗程（图5-3-6、图5-3-7）。

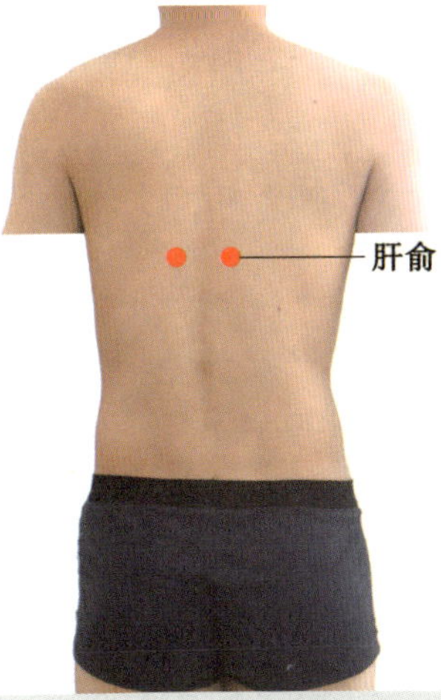

图5-3-6 肝俞

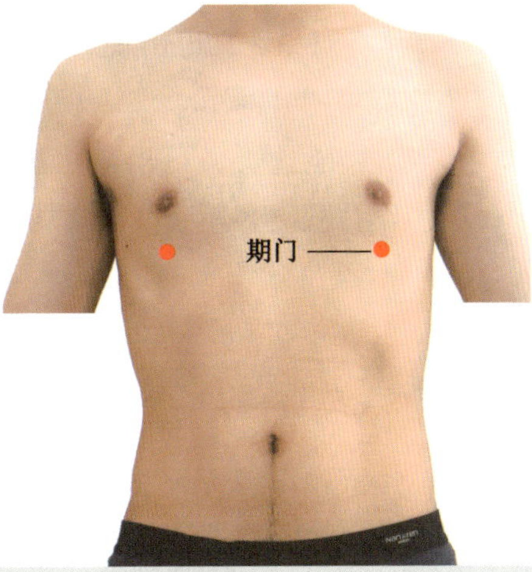

图5-3-7 期门

肾虚证

【主症】月经周期或提前或错后1~2周，并连续2个月经周期以上，兼见经量少，色淡质稀，头晕耳鸣，腰骶酸痛，畏怕寒冷，四肢冰冷，小便清长，大便稀溏。舌淡苔白，脉沉细弱。

【取穴】三阴交、关元、命门。

【灸法】

1. 三阴交　温和灸，可出现热感沿经脉向腹部传导。每次灸45分钟，每日灸1次，10次为1个疗程（图5-3-1）。

2. 关元、命门　温和灸，可出现热感深透至腹腔或向四周扩散。每次灸45分钟，每日灸1次，10次为1个疗程（图5-3-3、图5-3-5）。

脾虚证

【主症】月经周期或提前或错后1~2周，并连续2个月经周期以上，兼见经量多，色淡质稀，神疲乏力，脘腹胀满，食欲不振，进食后有饱滞感，食少。舌淡苔白，脉缓。

【取穴】关元、神阙。

【灸法】

1. 关元　温和灸，可出现热感深透至腹腔。每次灸45分钟，每日灸1次，10次为1个疗程（图5-3-3）。

2. 神阙　隔盐灸，可出现热感深透。每次灸5~7壮，每日1次或隔日1次，7~10次为1个疗程。多用于气血虚弱者（图5-3-3）。

专家提示

① 艾灸对月经不调疗效尚佳，但生殖系统器质性病变引起的月经不调，应及早做适当处理。

② 一般多在经前5~7天开始治疗，至下次月经来潮前再治疗，连续治疗3~5个月，直到病愈。

③ 注意经期卫生，少进生冷及刺激性饮食；调摄情志，避免精神刺激；适当减轻体力劳动强度。

第四节　崩　漏

崩漏指妇女经血非时暴下不止或淋漓不尽。其中发病急骤，暴下如注，大量出血者为“崩”；病势缓，出血量少，淋漓不绝者为“漏”。崩与漏虽出血情况不同，但在发病过程中常互相转化，故临床多以崩漏并称。相当于西医学的无排卵型功能失调性子宫出血病、盆腔炎性疾病及其后遗症和某些生殖器良性肿瘤引起的非经期不规则阴道出血。

崩漏是妇女月经病中较为严重复杂的一个症状。西医学中须排除生殖器肿瘤、炎症或全身性疾病（如再生障碍性贫血等）引起的阴道出血。

血瘀证

【主症】经血非时暴下，量多势急，或淋漓不断，色红质稠、紫暗或夹血块。月经量时多时少，块下则减，小腹胀痛拒按。舌暗有瘀点，脉涩或弦涩有力。

【取穴】血海、大敦。

【灸法】温和灸，可出现热感沿经脉向腹部传导。每次灸45分钟，每日灸1次，10次为1个疗程（图5–4–1、图5–4–2）。

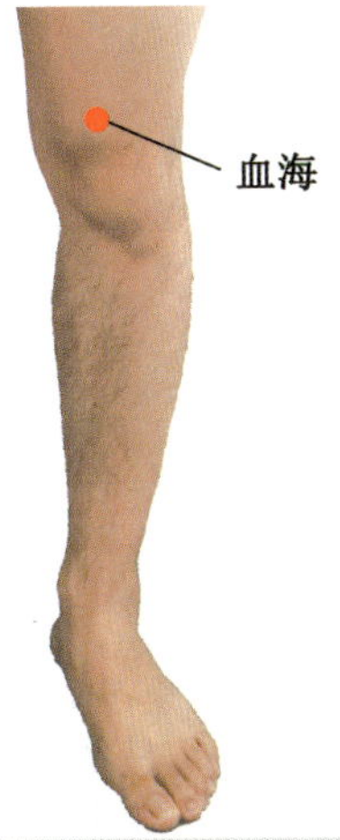

图5–4–1　血海

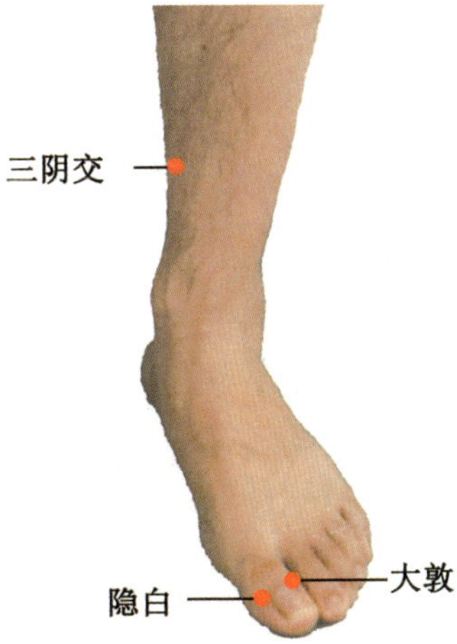

图5–4–2　大敦、隐白、三阴交

脾虚证

【主症】久崩久漏，淋漓难尽。月经量多，色淡质稀，伴神疲体倦，气短懒言，不思饮食，四肢不温，食欲不振，进食后有饱滞感，大便稀溏。舌淡胖、苔薄白，脉缓弱。

【取穴】隐白、百会。

【灸法】

1. 隐白　温和灸，可出现热感沿经脉传导。每次灸45分钟，每日灸1次，10次为1个疗程（图5-4-2）。

2. 百会　温和灸，自觉热感深透至颅内或沿督脉向前向后传导。每次灸45分钟，每日灸1次，10次为1个疗程（图5-4-3）。

肾阳虚证

【主症】久崩久漏，淋漓难尽。经来无期，量或多或少，伴面色晦暗，畏怕寒冷，四肢冰冷，腰酸，夜尿频多，小便清长，大便稀溏薄。舌淡暗、苔薄白，脉沉弱。

【取穴】肾俞、命门。

【灸法】温和灸，可出现热感深透至腹腔，或扩散至整个腰骶部，或向下肢传导。每次灸45分钟，每日灸1次，10次为1个疗程（图5-4-4）。

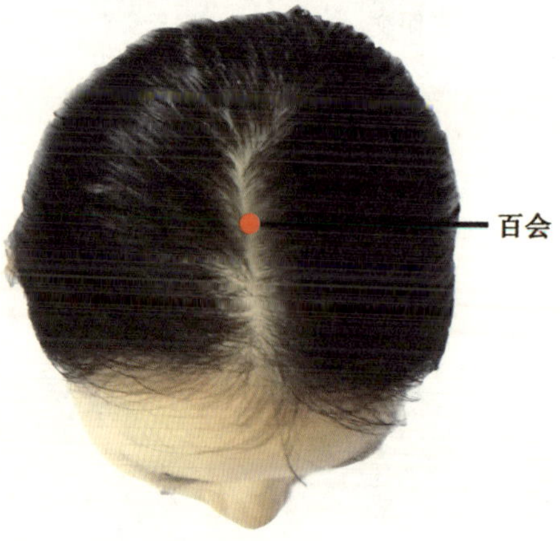

图5-4-3　百会

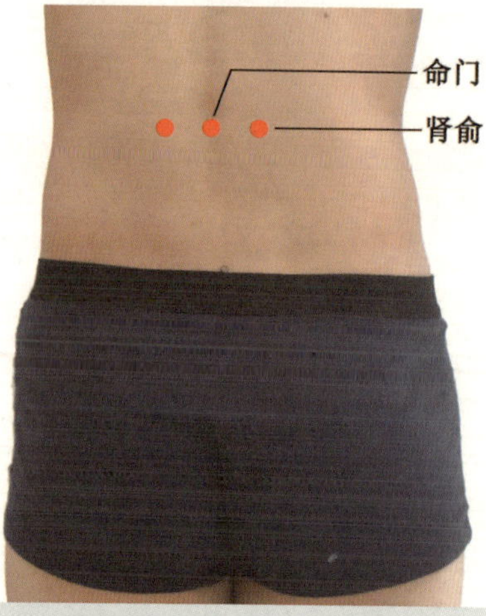

图5-4-4　肾俞、命门

肾阴虚证

【主症】久崩久漏，淋漓难尽。经乱无期，出血量少，色鲜红质黏稠，伴头晕耳鸣，腰膝酸软，手足心热，颧赤唇红。舌红苔少，脉细数。

【取穴】三阴交、肾俞。

【灸法】

1. 三阴交　温和灸，可出现热感沿经脉向腹部传导。每次灸45分钟，每日灸1次，10次为1个疗程（图5-4-2）。

2. 肾俞　温和灸，可出现热感深透至腹腔，或扩散至整个腰骶部，或向下肢传导。每次灸45分钟，每日灸1次，10次为1个疗程（图5-4-4）。

专家提示

① 艾灸对虚证及瘀血引起的崩漏有一定疗效，但对出血量大，病势急骤者应采取综合治疗。

② 绝经期妇女反复多次出血，须做妇科检查以明确诊断，排除其他致病因素。

第五节　绝经前后诸证

绝经前后诸证是指妇女在绝经期前后，出现经行紊乱或绝经为主症，伴烘热出汗、头晕耳鸣、心悸失眠、烦躁易怒等表现的病证。其发生常与先天禀赋、情志所伤、劳逸失度、经孕产乳所伤等因素有关。相当于西医学的围绝经期综合征或双侧卵巢切除功能衰竭出现的围绝经期综合征。

本病应与崩漏相鉴别。本病以月经周期紊乱为特征，一般经期正常，经量不多。崩漏则以月经周期、经期、经量均发生严重紊乱为特征的病证，除见周期紊乱，并见同时出现阴道出血量多如注，或淋漓不断。

肾阴亏虚证

【主症】绝经前后月经紊乱，潮热汗出，心悸心烦。经色鲜红，头晕耳鸣，烘热汗出，手足心、心胸烦热，失眠多梦，口燥咽干，阴道干涩，腰膝酸软。舌红苔少，脉细数。

【取穴】三阴交、肾俞。

【灸法】

1. 三阴交　温和灸，可出现热感沿经脉向腹部传导。每次灸45分钟，每日灸1次，10次为1个疗程（图5-5-1）。

2. 肾俞　温和灸，可出现热感深透至腹腔，或扩散至整个腰骶部，或向下肢传导。每次灸45分钟，每日灸1次，10次为1个疗程（图5-5-2）。

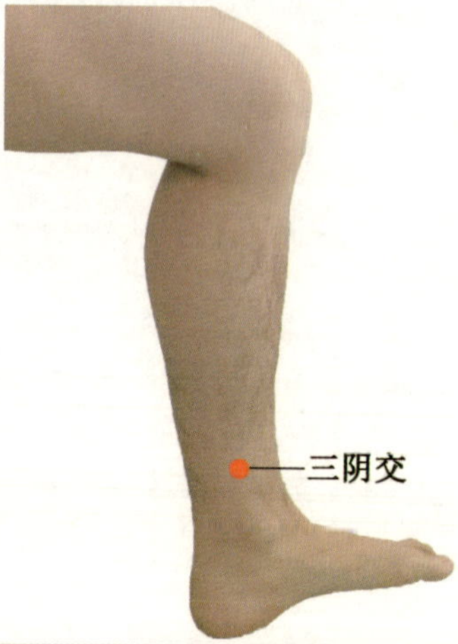

图5-5-1　三阴交

肾阳亏虚证

【主症】绝经前后月经紊乱，潮热汗出，心悸心烦。面色晦暗，腹冷，阴部坠胀，腰痛如折，形寒肢冷，甚至冷汗淋漓，尿意频数，或面浮肿胀。舌淡、苔白滑，脉沉细而迟。

【取穴】肾俞、关元、命门、神阙。

【灸法】

1. 肾俞、关元　温和灸，可出现热感深透至腹腔或向四周扩散。每次灸45分钟，每日灸1次，10次为1个疗程（图5-5-2、图5-5-3）。

2. 命门、神阙　隔附子饼灸，可出现热感深透至腹腔。每次灸5~7壮，每日1次，7~10次为1个疗程。多用于体质虚弱，肾阳虚衰者（图5-5-2、图5-5-3）。

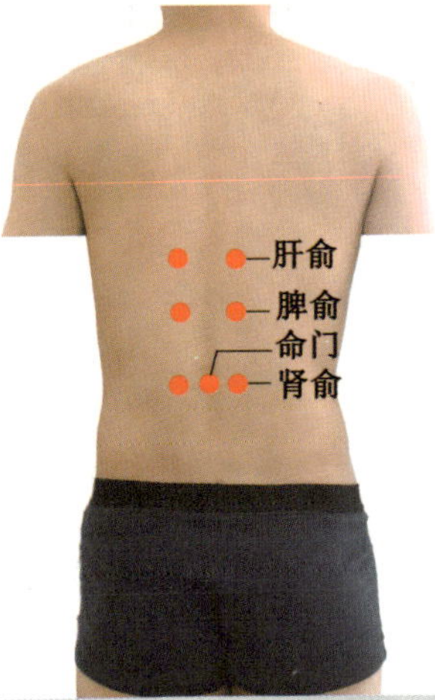

图5-5-2　肾俞、命门、脾俞、肝俞

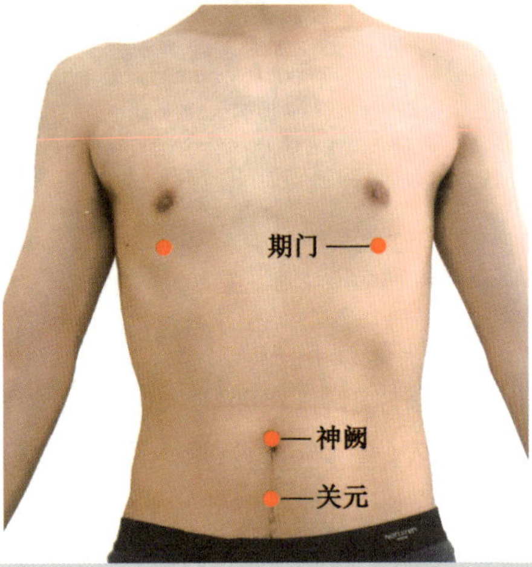

图5-5-3　关元、神阙、期门

心肾不交证

【主症】绝经前后月经紊乱，潮热汗出，心悸心烦，失眠，多梦盗汗，眩晕，耳鸣，健忘。舌红苔少，脉沉细。

【取穴】内关、涌泉。

【灸法】温和灸，可出现热感沿经脉传导。每次灸45分钟，每日灸1次，10次为1个疗程（图5-5-4、图5-5-5）。

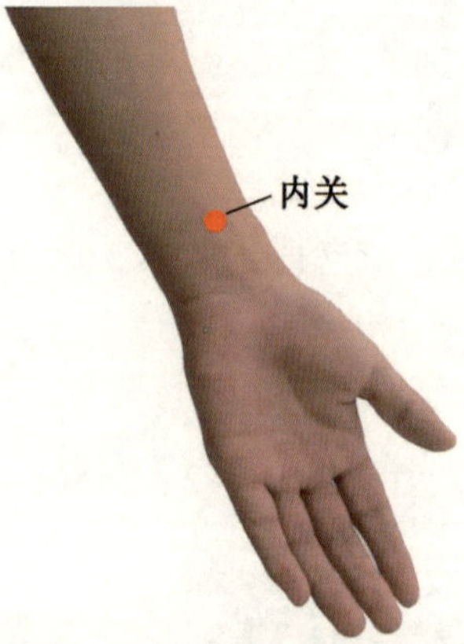

图5-5-4　内关

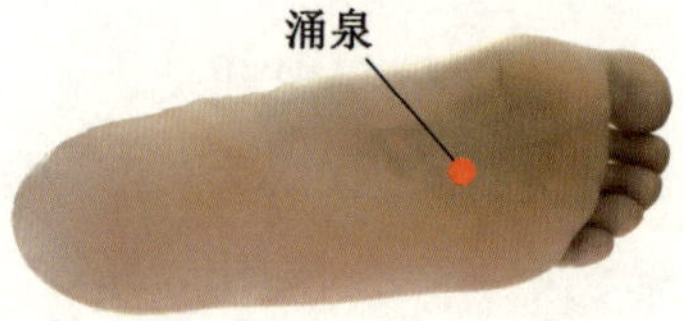

图5-5-5　涌泉

脾虚痰凝证

【主症】绝经前后月经紊乱，潮热汗出，心悸心烦。神疲倦怠，脘腹胀满，食欲差，大便稀溏。舌胖、苔白滑腻，脉滑。

【取穴】脾俞、丰隆。

【灸法】

1. 脾俞　温和灸，可出现热感深透或向四周扩散，或出现表面不（微）热深部热。每次灸45分钟，每日灸1次，10次为1个疗程（图5-5-2）。

2. 丰隆　温和灸，可出现热感沿经脉传导。每次灸45分钟，每日灸1次，10次为1个疗程（图5-5-6）。

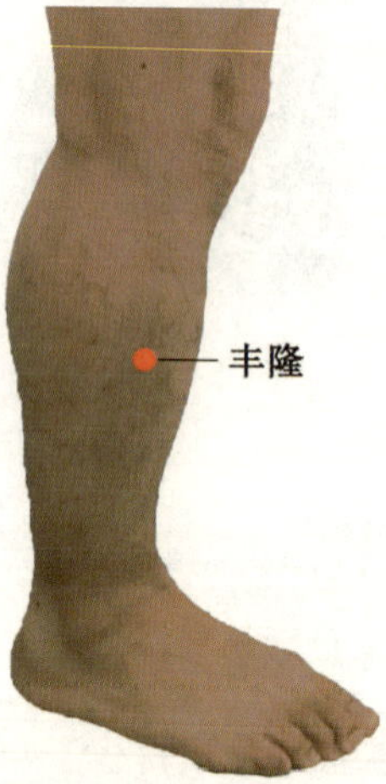

图5-5-6　丰隆

肝郁气滞证

【主症】绝经前后月经紊乱，潮热汗出，心悸心烦。目眩易怒，胸闷胁胀，打饱嗝频频，吞酸，喜欢叹气，大便不畅。舌红苔少，脉沉弦。

【取穴】肝俞、期门。

【灸法】温和灸，可出现热感深透至腹腔。每次灸45分钟，每日灸1次，10次为1个疗程（图5-5-2、图5-5-3）。

专家提示

① 艾灸治疗本病有较好的疗效，但应重视心理方面调节。

② 诊断本病时应做健康检查和妇科检查，以排除有关器质性病变。

第六节　不孕症

育龄妇女由于肾虚、肝郁、痰湿、血瘀等原因，导致冲任、子宫功能失调，结婚2年以上，或曾孕育后2年以上，夫妇同居，配偶生殖功能正常，而不受孕者，称为不孕症。

西医学的排卵功能障碍、生殖器官炎症、子宫内膜异位症、免疫因素及部分良性肿瘤等引起的不孕症可参考治疗。此病影响到至少10%～15%的育龄夫妇。结合病人的临床表现、病史以及各种实验室检查进行诊断。

肾虚胞寒证

【主症】育龄妇女婚后2年，配偶生殖功能正常，未避孕而未怀孕。兼见月经后期，量少色淡，甚则闭经，面色晦暗，腰痛如折，腹冷，四肢发寒，性欲淡漠，小便清长，大便不实。舌淡苔白，脉沉细或沉迟无力。

【取穴】关元、归来、命门、神阙。

【灸法】

1. 关元、归来、命门　温和灸，可出现热感深透至腹腔，或出现表面不（微）热深部热。每次灸45分钟，每日灸1次，10次为1个疗程（图5-6-1、图5-6-2）。

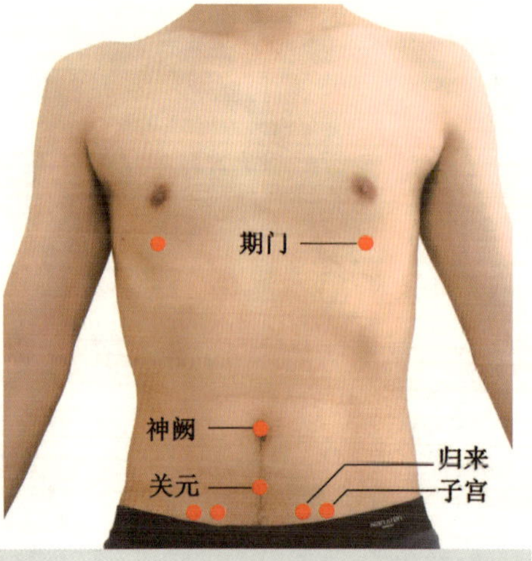

图5-6-1　关元、归来、神阙、期门、子宫

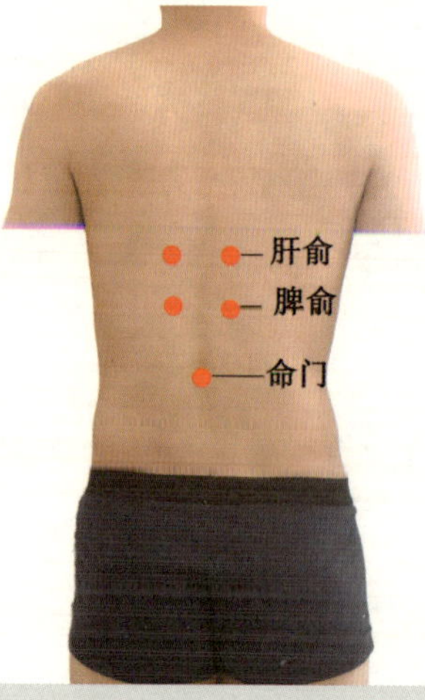

图5-6-2　命门、肝俞、脾俞

2. 神阙　隔盐灸，可出现热感深透或扩散至整个腹部。每次灸5~7壮，每日1次或隔日1次，7~10次为1个疗程。多用于肾阳虚者（图5-6-1）。

肝气郁结证

【主症】育龄妇女婚后2年，配偶生殖功能正常，未避孕而未怀孕。多年不孕，经期先后不定，经来腹痛，行而不畅，量少色暗，有血块，经前乳房胀痛，精神抑郁，烦躁易怒。舌质正常或暗红、苔薄白，脉弦。

【取穴】关元、归来、期门、肝俞。

【灸法】

1. 关元、归来　温针灸，针刺得气后施灸，可出现热感深透或向四周扩散。每次灸艾炷1~2炷，每日1次或隔日1次，7~10次为1个疗程（图5-6-1）。

2. 期门、肝俞　温和灸，可出现热感深透至胸腔。每次灸45分钟，每日灸1次，10次为1个疗程（图5-6-1、图5-6-2）。

3. 期门、肝俞　温针灸，针刺得气后施灸，可出现热感深透或向四周扩散。每次灸艾炷1~2炷，每日1次或隔日1次，7~10次为1个疗程（图5-6-1、图5-6-2）。

痰湿阻滞证

【主症】育龄妇女婚后2年，配偶生殖功能正常，未避孕而未怀孕。形体肥胖，经行后期，甚或闭经，带下量多，色白黏稠，头晕心悸，胸闷恶心。舌淡胖、苔白腻，脉滑。

【取穴】脾俞、丰隆。

【灸法】

1. 脾俞　温和灸，可出现热感深透至胸腹腔，或出现表面不（微）热深部热。每次灸45分钟，每日灸1次，10次为1个疗程（图5-6-2）。

2. 丰隆　温和灸，可出现热感沿经脉向腹部传导，若不能传导至腹部，可在传导所达部位行接力灸，直至热感传至腹部。每次灸45分钟，每日灸1次，10次为1个疗程（图5-6-3）。

瘀滞胞宫证

【主症】育龄妇女婚后2年，配偶生殖功能正常，未避孕而未怀孕。月经后期，经行腹痛，经量多少不一，经色紫暗，有血块，块下痛减。舌质紫暗或有瘀斑、苔薄白，脉弦或细涩。

【取穴】子宫、血海。

【灸法】

1. 子宫　温和灸，可出现热感深透至腹腔，或出现表面不（微）热深部热。每次灸45分钟，每日灸1次，10次为1个疗程（图5-6-1）。

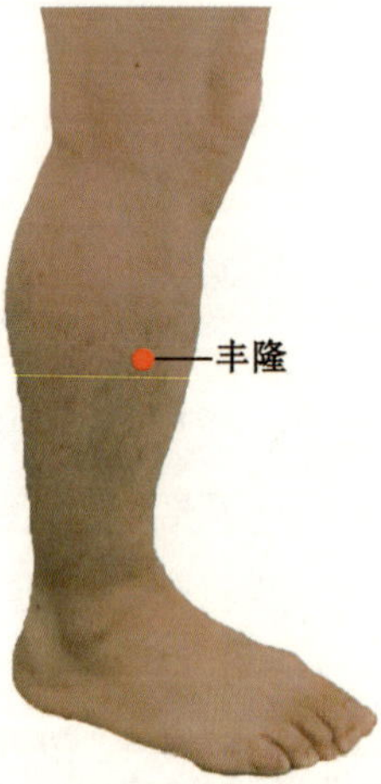

图5-6-3　丰隆

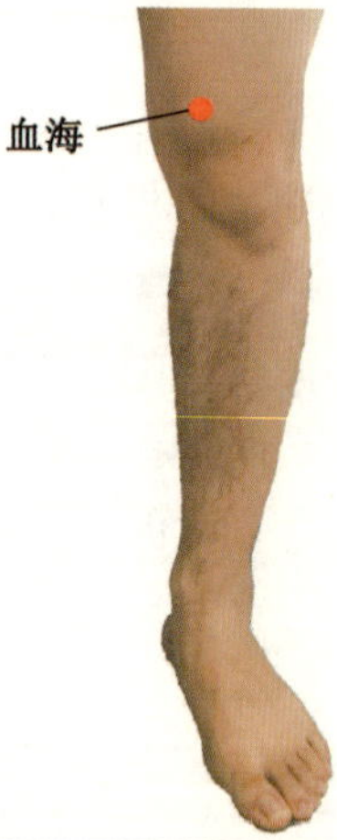

图5-6-4　血海

2. 血海　温和灸，可出现热感沿经脉向腹部传导，若不能传导至腹部，可在传导所达部位行接力灸，直至热感传至腹部。每次灸45分钟，每日灸1次，10次为1个疗程（图5-6-4）。

专家提示

① 引起不孕症的原因很多，男女双方皆应查明原因，先天性生理缺陷所导致的不孕，非艾灸治疗范围。

② 治疗应在月经周期第12天开始，连续治疗3~5天，以促进排卵。

第七节　胎位不正

胎位不正是指孕妇在妊娠28周之后，产科检查时发现胎儿在子宫体内的位置异常，其发生常与先天禀赋不足、情志失调、形体肥胖、负重劳作等因素有关。相当于西医学的胎先露及胎位异常等疾病。

临床上可根据相关的检查手段来确定是否胎位不正，如妇科超声检查等。

气血虚弱证

【主症】神疲乏力，少气懒言，心悸气短，面色㿠白，小腹下坠，食少便溏。舌淡、苔薄白，脉滑缓。

【取穴】足三里、至阴。

【灸法】

1. 足三里　温和灸或雀啄灸，可出现热感深透或沿经脉向腹部传导。每次灸45分钟，每日灸1次，10次为1个疗程（图5-7-1）。

2. 至阴　温和灸或雀啄灸，可出现热感向上传导。每次灸45分钟，每日灸1次或至胎位转正为止。灸毕以膝胸位卧位休息10~15分钟（图5-7-2）。

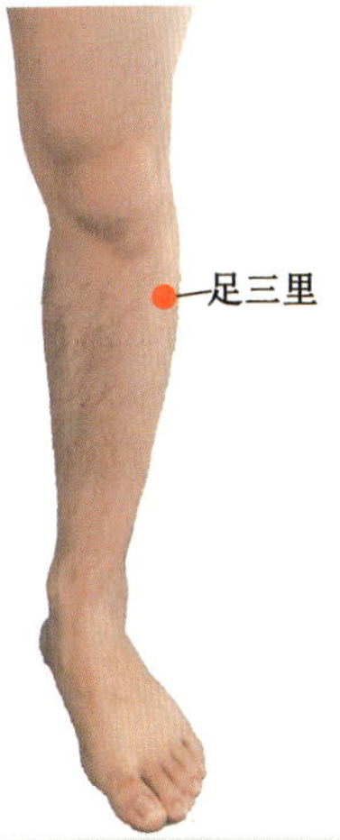

图5-7-1　足三里

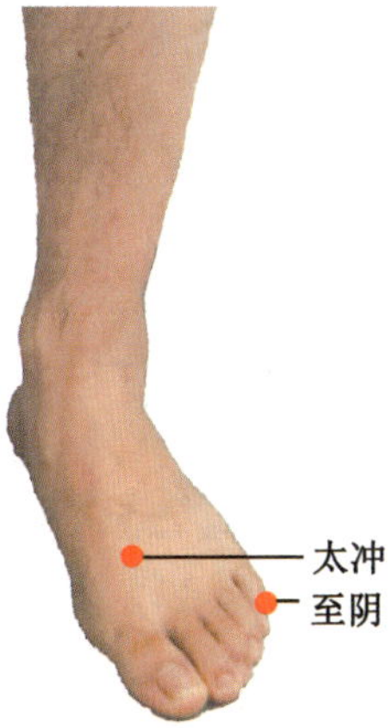

图5-7-2　至阴、太冲

气机郁滞证

【主症】情志抑郁，烦躁易怒，胸胁胀满，时重时轻，胸闷嗳气。舌淡、苔薄微腻，脉弦滑。

【取穴】至阴、太冲。

【灸法】

1. 至阴　温和灸或雀啄灸，可出现热感向上传导。每次灸45分钟，每日1次，10次为1个疗程或至胎位转正为止。灸毕以膝胸位卧位休息10~15分钟（图5-7-2）。

2. 太冲　温和灸，可出现热感沿经脉向腹部传导。每次灸45分钟，每日灸1次，10次为1个疗程（图5-7-2）。

专家提示

① 艾灸至阴矫正胎位成功率较高，一般超过自然恢复率。

② 灸法应注意治疗时机，妊娠28~32周是转胎最佳时机。

第六章 男科疾病

第一节 阳　痿

阳痿是指成年男子，未到性功能衰退年龄，由于虚损、惊恐、湿热等原因，致使宗筋失养而驰纵，出现性交时阴茎不能勃起或勃起不坚的病证。中医学称“阴痿”，可见于西医学的神经衰弱、睾丸疾病和某些慢性疾病表现以阳痿为主症者。

本病表现为青壮年男性，在性生活时阴茎不能勃起，或勃而不坚，不能进行正常性生活。多有房事太过，或青少年期多犯手淫史。常伴有神倦乏力，腰酸膝软，畏寒肢冷，或小便不畅，滴沥不尽等症。排除性器官发育不全，或药物引起的阳痿。

命门火衰证

【主症】临房阴茎萎软不举或举而不坚，精液清冷或射精障碍，伴头晕目眩，腰酸耳鸣，畏寒肢冷，面色眼圈黯黑，精神萎靡不振。舌淡、苔薄白，脉沉细。

【取穴】命门、腰阳关。

【灸法】

1. 命门、腰阳关　温和灸，可出现热感深透至腹腔或扩散至整个背部。每次灸45分钟，每日灸1次，10次为1个疗程（图6–1–1）。

2. 命门　隔附子饼灸，可出现热感向腹腔深透。每次灸5~7壮，每日1次，7~10次为1个疗程（图6–1–1）。

心脾亏虚证

【主症】阳事不举，夜寐多梦不安，心烦怔忡，神疲乏力，面色萎黄，食少纳呆，腹胀便溏。舌淡胖、苔薄白，脉细弱。

【取穴】脾俞、关元。

【灸法】温和灸，可出现热感深透至腹腔或扩散至整个背部。每次灸45分钟，每日灸1次，10次为1个疗程（图6–1–1、图6–1–2）。

抑郁伤肝证

【主症】阳事不起，或起而不坚，心情抑郁，胸胁胀痛，脘闷不适，食少便溏。舌红、苔薄白，脉弦。

【取穴】期门、中极。

【灸法】温和灸，可出现热感深透至腹腔或扩散至整个背部。每次灸45分钟，每日灸1次，10次为1个疗程（图6–1–2）。

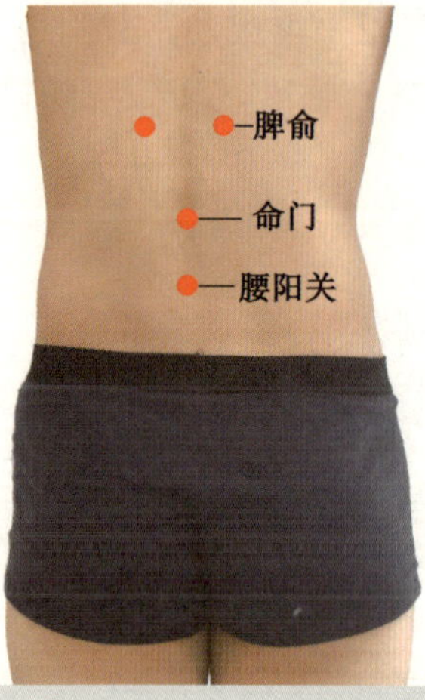

图6–1–1　命门、腰阳关、脾俞

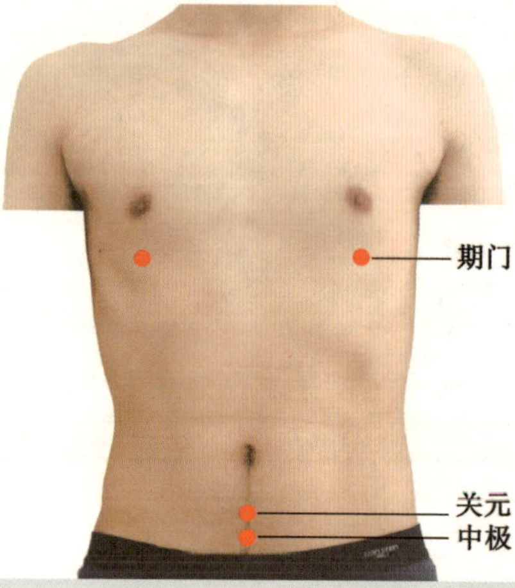

图6–1–2　关元、期门、中极

惊恐伤肾证

【主症】阳痿不振，精神苦闷，惊慌失措，心悸失眠，胆怯多疑，夜多噩梦，或二便失禁，常有被惊吓史。舌淡青、苔薄白，脉弦细。

【取穴】腰阳关、中极、内关。

【灸法】温和灸，可出现热感深透至腹腔或沿经脉传导。每次灸45分钟，每日灸1次，10次为1个疗程（图6–1–1、图6–1–2、图6–1–3）。

湿热下注证

【主症】阴茎萎软，阴囊潮湿，睾丸坠痛，溺赤涩痛，胁胀腹闷，肢体困倦，泛恶口苦。舌红、苔黄腻，脉滑数。

【取穴】中极、阴陵泉。

【灸法】温和灸，可出现热感深透至腹腔或沿经脉传导。每次灸45分钟，每日灸1次，10次为1个疗程（图6–1–2、图6–1–4）。

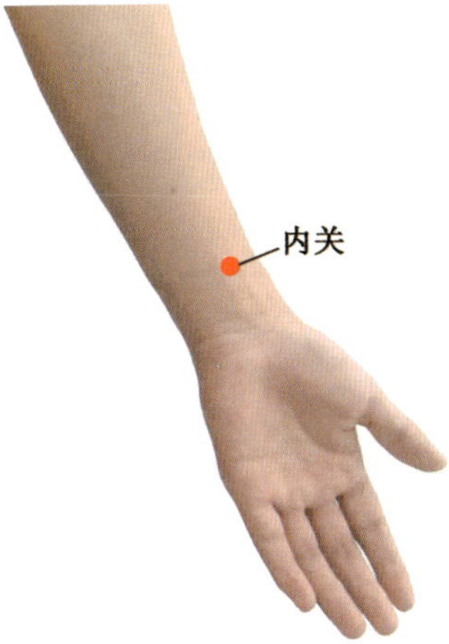

图6–1–3　内关

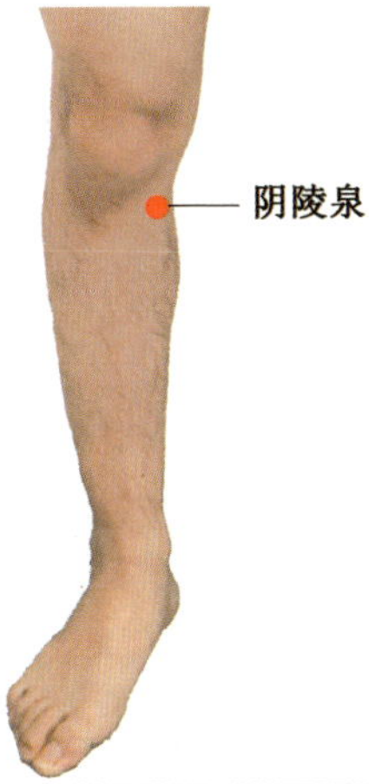

图6–1–4　阴陵泉

专家提示

① 艾灸治疗阳痿有较好疗效，可配合针刺。

② 阳痿治愈之后，应节制性生活，不能纵欲。

③ 因临证所见阳痿绝大多数属精神心理因素造成，故应配合心理疏导以消除不必要的紧张心理。

第二节　慢性前列腺炎

慢性前列腺炎是指中青年男性生殖泌尿系统感染而致前列腺长期充血、腺泡淤积、腺管水肿引起的炎症性改变，可分为细菌性和非细菌性两种类型。属中医学“精浊”“白浊”“淋浊”等范畴。

慢性前列腺炎，须详细询问病史，全面体格检查（包括直肠指检）、尿液和前列腺液常规检查。慢性前列腺炎缺乏客观的、特异性的诊断依据，临床诊断时应与可能导致骨盆区域疼痛和排尿异常的疾病进行鉴别诊断，以排尿异常为主的病人应明确有无膀胱出口梗阻和膀胱功能异常。需要鉴别的疾病包括：良性前列腺增生、睾丸附睾和精索疾病、膀胱过度活动症、神经源性膀胱、腺性膀胱炎、性传播疾病、膀胱肿瘤、前列腺癌、肛门直肠疾病、腰椎疾病、中枢和外周神经病变等。病人经治疗后症状无缓解的，应根据具体情况，选择进一步的检查，除外上述疾病。

湿热下注证

【主症】尿频，尿急，尿痛，尿道口时有白色浊液溢出，伴口干口臭，前列腺压痛明显。舌红、苔黄腻，脉滑数。

【取穴】中极、次髎、阴陵泉。

【灸法】

1. 中极、次髎　温和灸，可出现热感深透至腹腔或向四周扩散。每次灸45分钟，每日灸1次，10次为1个疗程（图6–2–1、图6–2–2）。

2. 阴陵泉　温和灸，可出现热感深透或沿经脉向会阴部传导。每次灸45分钟，每日灸1次，10次为1个疗程（图6–2–3）。

脾虚气陷证

【主症】尿意不尽，尿后余沥，尿色为白，伴劳累后加重，头晕失眠，气短体倦，面色少华，心悸，自汗。舌淡、苔薄白，脉细弱。

【取穴】神阙、气海。

【灸法】温和灸，可出现热感深透至腹腔，或沿带脉传导至腰骶部。每次灸45分钟，每日灸1次，10次为1个疗程（图6–2–1）。

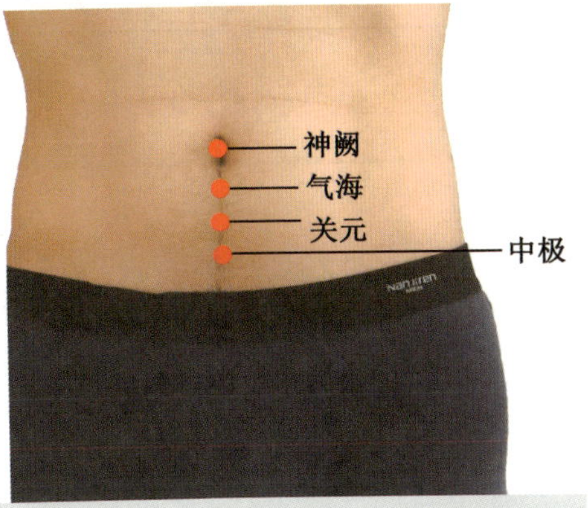

图6–2–1　中极、神阙、气海、关元

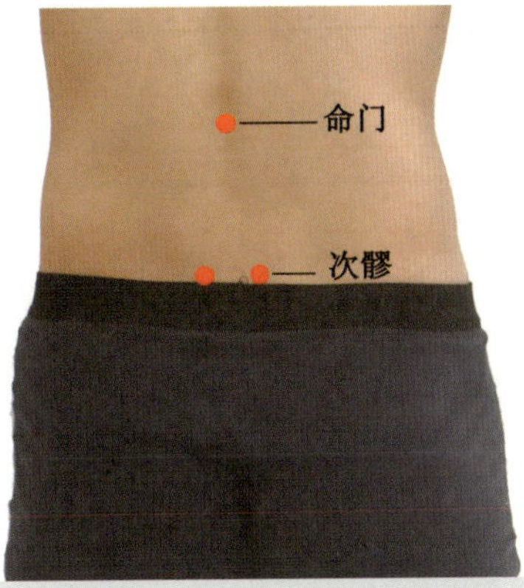

图6–2–2　次髎、命门

肾气不足证

【主症】尿滴沥不尽，时作时止，遇劳则发，腰膝酸软，头晕耳鸣，性功能障碍。舌淡、苔薄白，脉细弱。

【取穴】关元、命门。

【灸法】

1. 关元　温和灸，可出现热感深透至腹腔，或沿带脉传导至腰骶部。每次灸45分钟，每日灸1次，10次为1个疗程（图6–2–1）。

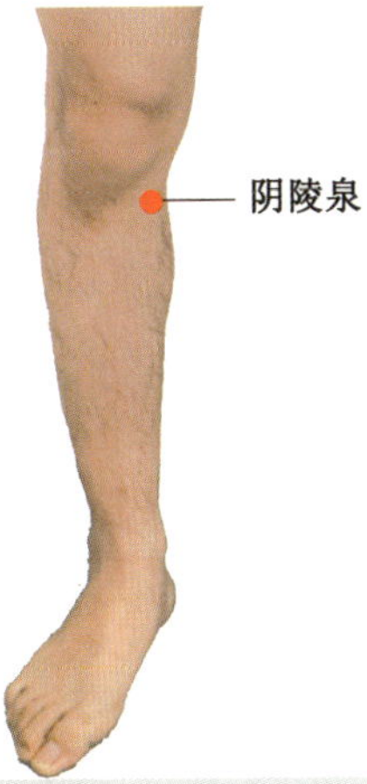

图6–2–3　阴陵泉

2. 命门　隔附子饼灸，可出现热感深透。每次灸5~7壮，每日1次，7~10次为1个疗程。多用于体质虚弱或病程日久者（图6–2–2）。

专家提示

① 艾灸治疗本病疗效较好，但须长期坚持。

② 注意防寒保暖，少吃刺激性食物，禁酒，治疗期间宜节制房事。

第七章　皮肤科疾病

第一节　带状疱疹

带状疱疹是一种皮肤上出现成簇水疱，多呈带状分布，痛如火燎的急性疱疹性皮肤病。其特点是：皮肤上出现红斑、水疱或丘疱疹，累累如串珠，排列成带状，沿一侧周围神经分布区出现，局部灼热刺痛。多数病人愈合后很少复发，极少数病人可多次发病。好发于成人，老年人病情尤重。属中医学“蛇串疮”“腰缠火丹”“火带疮”“蛇丹”“蜘蛛疮”等范畴。

本病有时须与单纯疱疹鉴别，后者好发于皮肤与黏膜交接处，分布无一定规律，水疱较小易破，疼痛不著，多见于发热（尤其高热）病的过程中，常易复发。

肝经郁热证

【主症】皮损鲜红，灼热刺痛，疱壁紧张；口苦咽干，心烦易怒，大便干燥，小便黄。舌质红、苔薄黄或黄厚，脉弦滑数。

【取穴】肝俞、阳陵泉。

【灸法】温和灸，灸肝俞可出现热感透向深部或向病痛区域扩散，或自觉麻木、疼痛感，灸阳陵泉可出现热感沿经脉向上传导。每次灸45分钟，每日灸1次，10次为1个疗程（图7–1–1、图7–1–2）。

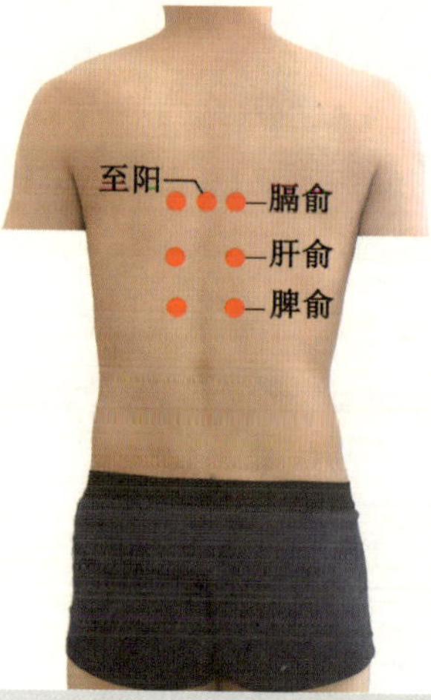

图7–1–1　肝俞、脾俞、至阳、膈俞

脾虚湿蕴证

【主症】皮损色淡，疼痛不显，疱壁松弛；口不渴，食少腹胀，大便时溏。舌淡或正常、苔白或白腻，脉沉缓或滑。

【取穴】脾俞、阳陵泉、疱疹顶端。

【灸法】

1. 脾俞、阳陵泉　温和灸，灸脾俞可出现热感透向深部或向病痛区域扩散，或自觉麻木、疼痛感，灸阳陵泉可出现热感沿经脉向上传导。每次灸45分钟，每日灸1次，10次为1个疗程（图7–1–1、图7–1–2）。

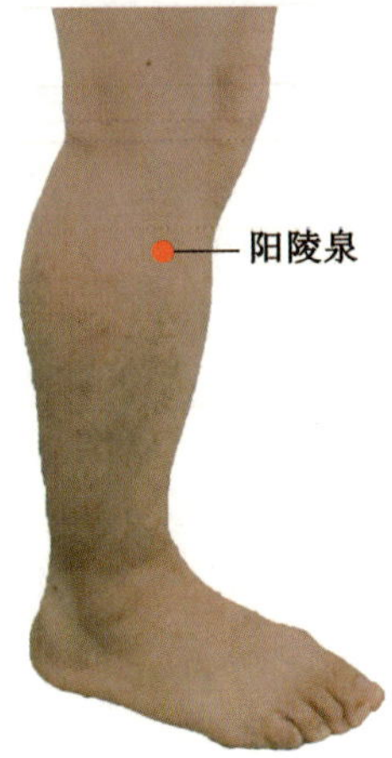

图7–1–2　阳陵泉

2. 疱疹顶端　灯火灸，每次治疗猛一接触听到“叭”的一声迅速离开，如无爆焠之声可重复1次。一般3~5天1次，中病即止。

气滞血瘀证

【主症】皮疹减轻或消退后局部疼痛不止，放射到附近部位，痛不可忍，坐卧不安，重者可持续数月或更长时间。舌暗苔白，脉弦细。

【取穴】至阳、膈俞。

【灸法】温和灸，可出现热感透向深部或向病痛区域扩散，或自觉麻木、疼痛感。每次灸45分钟，每日灸1次，10次为1个疗程（图7–1–1）。

专家提示

① 艾灸治疗带状疱疹有较好的疗效，对后遗神经痛也有较好的止痛效果，可配合针刺、火针、刺络拔罐及药物等治疗。

② 研究证实，艾灸可提高人体免疫功能，同时还具有较长的镇痛后效应。

③ 饮食宜清淡，忌辛辣、油腻、鱼虾、牛羊肉等。

第二节 瘾疹（荨麻疹）

瘾疹是一种皮肤出现红色或苍白风团，时隐时现的瘙痒性、过敏性皮肤病。以皮肤上出现瘙痒性风团，发无定处，骤起骤退，消退后不留痕迹为特点。相当于西医学的荨麻疹。

本病常与水疥相鉴别，水疥好发于儿童，多见于春夏秋季，好发部位为四肢、腰腹部、臀部，典型皮损为纺锤形丘疹，色红，长轴与皮纹平行，中央常有针尖大小的红斑或水疱，瘙痒剧烈。

风寒束表证

【主症】风团色白，遇寒加重，得暖则减；恶寒，口不渴。舌淡红、苔薄白，脉浮紧。

【取穴】肺俞、风门、至阳、患处。

【灸法】

1. 肺俞、风门、至阳　温和灸，可出现热感向上肢传导。每次灸45分钟，每日灸1次，10次为1个疗程（图7-2-1）。

2. 患处　荆芥穗熨灸，荆芥穗适量，切碎炒热，布包熨灸患处。每日1次，10次为1个疗程。

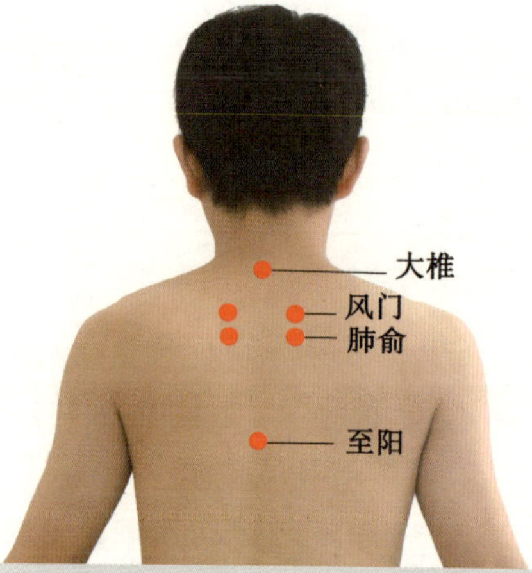

图7-2-1　肺俞、风门、至阳、大椎

风热犯表证

【主症】风团鲜红，灼热剧痒，遇热加重，得冷则减；伴有发热，恶寒，咽喉肿痛。舌质红、苔薄白或薄黄，脉浮数。

【取穴】风门、大椎。

【灸法】温和灸，可出现热感深透或向上肢传导。每次灸45分钟，每日灸1次，10次为1个疗程（图7-2-1）。

胃肠湿热证

【主症】风团片大色红，瘙痒剧烈；发疹的同时伴脘腹疼痛，恶心呕吐，神疲纳呆，大便秘结或泄泻。舌质红、苔黄腻，脉弦滑数。

【取穴】曲池、百虫窝、神阙。

【灸法】

1. 曲池、百虫窝　温和灸，可出现热感沿经脉传导。每次灸45分钟，每日灸1次，10次为1个疗程（图7–2–2、图7–2–3）。

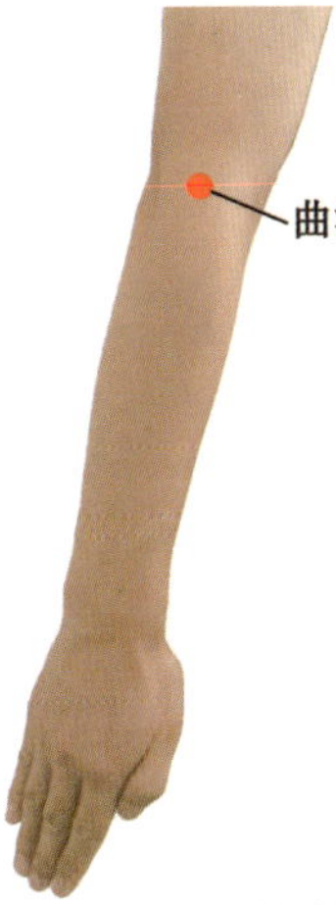

图7–2–2　曲池

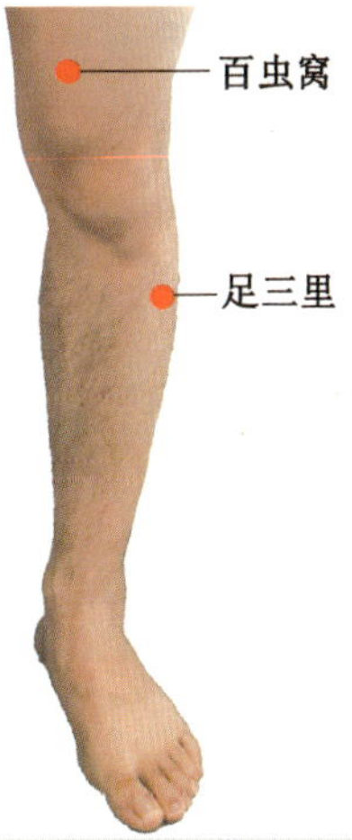

图7–2–3　百虫窝、足三里

2. 神阙　乌梅膏敷灸，乌梅10枚（去核），扑尔敏40mg，甘草6g，共研细末，用米醋调成膏状，敷灸神阙，胶布固定。每日换药1~2次，10次为1个疗程。多用于慢性荨麻疹（图7–2–4）。

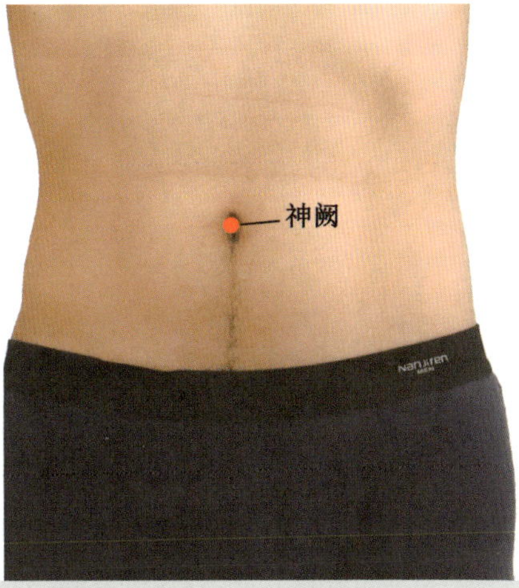

图7–2–4　神阙

血虚风燥证

【主症】反复发作，迁延日久，午后或夜间加剧；伴心烦易怒，口干，手足心热。舌红少津、苔少，脉沉细。

【取穴】百虫窝、足三里。

【灸法】温和灸，可出现热感深透或沿经脉传导。每次灸45分钟，每日灸1次，10次为1个疗程（图7–2–3）。

专家提示

① 研究显示，艾灸能提高人体免疫功能，对本病有较好预防和治疗作用。

② 如累及呼吸道和胃肠道黏膜，出现哮喘、呼吸困难及呕吐、腹痛、腹泻等症状时，应配合中医药物治疗，并注意寻找过敏原，针对病因治疗。

③ 凡属体质过敏者，应忌食鱼腥等食物。

第三节 油风（斑秃）

油风是一种头发突然发生斑块状脱落的慢性皮肤病。因头发脱落之处头皮光亮而得名，又称鬼舐头、鬼剃头。主要表现为斑片状脱发，脱发区皮肤变薄，多无自觉症状。可发生于任何年龄，男女均可发病。本病相当于西医学的斑秃。

此病常在过度劳累、睡眠不足、精神紧张或受刺激后发生。病程较长，可持续数年或数月，多数能自愈，但也有反复发作或边长边脱者，开始长新发时，往往纤细柔软，呈灰白色，类似毫毛，以后逐渐变粗变黑，最后恢复正常。

血热风燥证

【主症】突然脱发成片，偶有头皮瘙痒，或伴头部烘热；心烦易怒，急躁不安。舌质红、苔薄，脉弦数。

【取穴】大椎、膈俞。

【灸法】温和灸，灸大椎可觉热感透至深部并扩散至整个头项背部，灸膈俞可出现热感深透至胸腔部或向四周扩散。每次灸45分钟，每日灸1次，10次为1个疗程（图7-3-1）。可在斑秃局部先用梅花针叩刺至微出血，用干棉球擦去血迹后，再行温和灸。

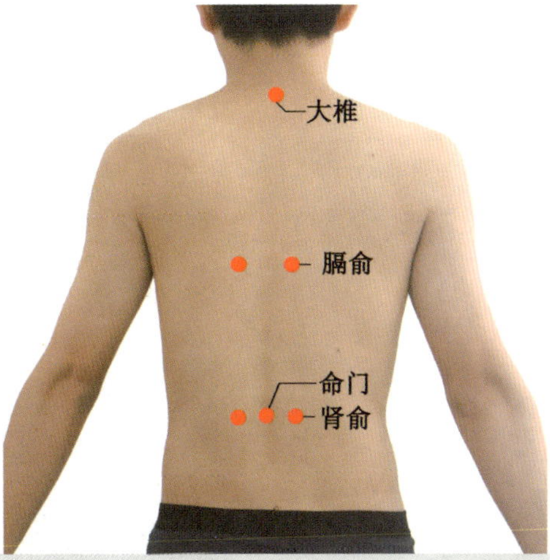

图7-3-1 大椎、膈俞、命门、肾俞

气滞血瘀证

【主症】病程较长，头发脱落前先有头痛或胸胁疼痛等症；伴夜多噩梦，烦热难眠。舌质暗红有瘀点、瘀斑，苔薄，脉弦细。

【取穴】膈俞、斑秃局部。

【灸法】隔姜灸，可出现热感深透或向四周扩散。每次灸5~7壮，每日1次或隔日1次，7~10次为1个疗程。可先在斑秃局部用生姜片擦至局部有灼热感，再进行施灸（图7-3-1）。

气血两虚证

【主症】多在病后或产后头发呈斑块状脱落，并呈渐进性加重，范围由小而大，毛发稀疏枯槁，触摸易脱；伴唇白，心悸，气短懒言，倦怠乏力。舌质淡、舌苔薄白，脉细弱。

【取穴】足三里、神阙。

【灸法】

1. 足三里　温和灸，可觉热感透至深部并沿经脉向上或向下感传。每次灸45分钟，每日灸1次，10次为1个疗程（图7-3-2）。

2. 神阙　隔盐灸，可出现热感向腹部深透。每次灸5~7壮，每日1次或隔日1次，7~10次为1个疗程（图7-3-3）。

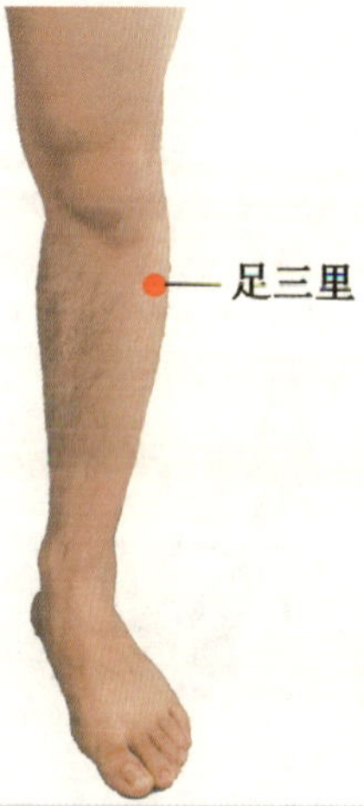

图7-3-2　足二里

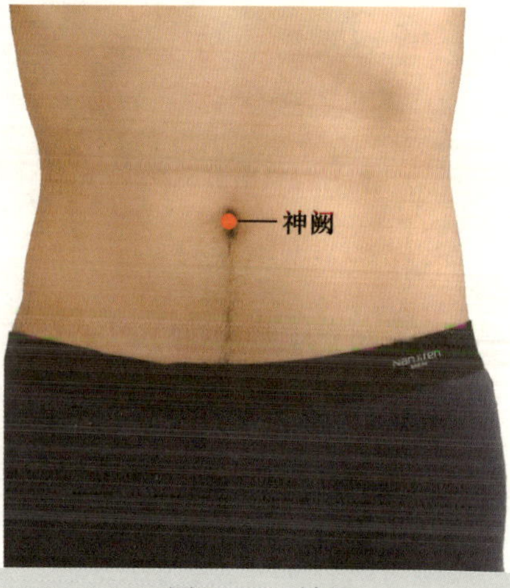

图7-3-3　神阙

肝肾不足证

【主症】病程日久，平素头发焦黄或花白，发病时呈大片均匀脱落，甚或全身毛发脱落；伴头晕，耳鸣，目眩，腰膝酸软。舌质淡、苔薄，脉细。

【取穴】命门、肾俞。

【灸法】温和灸，可出现热感深透至腹腔部或向四周扩散。每次灸45分钟，每日灸1次，10次为1个疗程（图7-3-1）。可在斑秃局部先用梅花针叩刺至微出血，用干棉球擦去血迹后，再行温和灸。

专家提示

① 针灸治疗局限性斑秃及发病急者有较好疗效，可配合梅花针叩刺治疗。对患病时间长或毛发全脱者疗效欠佳。

② 不宜用碱性强的肥皂洗头发，治疗期间及平时宜保持心情舒畅，劳逸结合，睡眠充足。避免烦躁、忧愁、动怒等。

③ 加强营养，多食富含维生素的食物，纠正偏食的不良习惯。

第八章 外科疾病

第一节 疖、痈

疖

疖是指发生在肌肤浅表部位、范围较小的急性化脓性疾病。根据病因、证候不同，又可分为有头疖、无头疖、蝼蛄疖、疖病等。其特点是肿势局限，范围多小于3cm，突起根浅，色红、灼热、疼痛，易脓、易溃、易敛。

身体抵抗力降低、体弱、糖尿病、肾炎、贫血等皆可成为本病的诱因。

热毒蕴结证

【主症】好发于项后发际、背部、臀部。轻者疖肿只有一两个，多则可散发全身，或簇集一处，或此愈彼起；伴发热，口渴，溲赤，便秘。舌红苔黄，脉数。

【取穴】灵台、大椎、疖肿局部。

【灸法】

1. 灵台、大椎　隔蒜灸，可出现热感深透或向四周扩散。每次灸3~5壮，每日1次或隔日1次，7~10次为1个疗程（图8-1-1）。

2. 疖肿局部　灯火灸，每次治疗猛一接触听到“叭”的一声迅速离开，如无爆焠之声可重复1次。一般3~5天1次，灸后一般在7日内脓水自然流尽而愈。

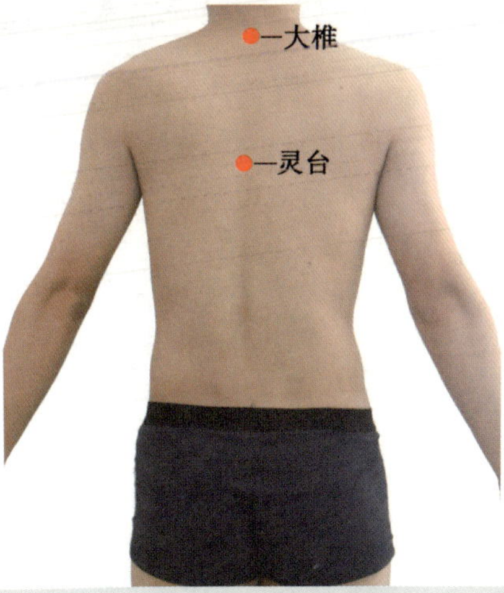

图8-1-1　灵台、大椎

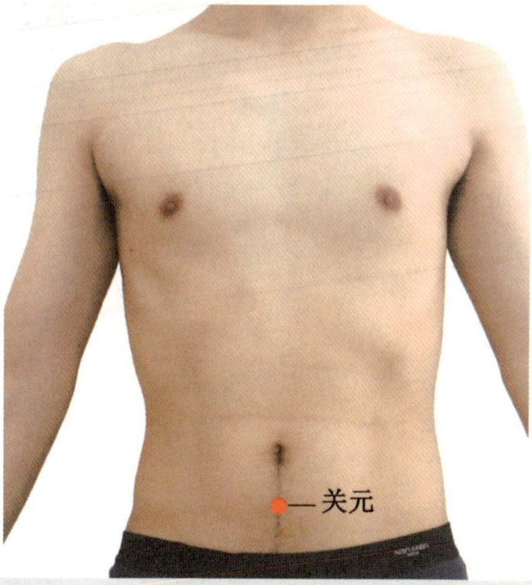

图8-1-2　关元

体虚毒恋证

【主症】疖肿常此愈彼起，不断发生。或散发全身各处，或固定一处，疖肿较大，易转变成有头疽；常伴口干唇燥。舌质红、苔薄，脉细数。

【取穴】灵台、关元。

【灸法】

1. 灵台　温和灸，可觉热感沿头项背部督脉传导。每次灸3~5壮，每日1次或隔日1次，中病即止（图8-1-1）。

2. 关元　温和灸，可出现热感深透或向四周扩散。每次灸3~5壮，每日1次或隔日1次，中病即止。多用于疖疮初起（图8-1-2）。

专家提示

① 疖疮初起，局部忌挤压、针挑、拔罐。

② 少食辛辣油炸及甜腻食物，患病时忌食鱼腥发物。

痈

痈是指发生于体表皮肉之间的急性化脓性疾病。在中医文献中痈有“内痈”“外痈”之分，本节只叙述外痈。其特点是局部光软无头，红肿疼痛（少数初起皮色不变），结块范围多在6~9cm，发病迅速，易肿、易脓、易溃、易敛，或伴有恶寒、发热、口渴等全身症状，一般不会损伤筋骨，也不易造成内陷。按部位可分为：生于颈部的颈痈，生于腋下的腋痈，生于肘部的肘痈，生于胯腹部的胯腹痈，生于委中的委中毒，生于脐部的脐痈。

【取穴】局部取穴。

【灸法】局部隔蒜灸，可出现热感深透或向四周扩散。每次灸3~5壮，每日1次或隔日1次，7~10次为1个疗程。

专家提示

① 平时保持局部皮肤清洁。

② 平素少食辛辣炙煿助火之物及肥甘厚腻之品，患病时忌烟酒及辛辣、鱼腥发物。

③ 有全身症状者宜静卧休息，并减少患部活动。

第二节 乳腺增生病

乳腺增生病是乳腺组织的既非炎症也非肿瘤的良性增生性疾病，其特点是单侧或双侧乳房疼痛并出现肿块，乳痛和肿块与月经周期及情志变化密切相关。乳房肿块大小不等，形态不一，边界不清，质地不硬，活动度好。本病好发于25~45岁的中青年妇女，其发病率约占乳房疾病的75%，是临床上最常见的乳房疾病。根据研究资料发现，本病有一定的癌变倾向，尤其是有乳癌家族史的病人更应引起重视。

本病属于中医学“乳癖”范畴，临床上须与乳核、乳岩相鉴别，其中乳核多见于青年妇女，肿块表面光滑，边缘清楚，质地坚韧，活动度好，常发生于单侧乳房，一般无胀痛感觉。乳岩多发生于40~60岁中老年妇女，病程较短，起病快，肿块质地坚硬如石，表面凹凸不平，边缘不清，活动度差，早期无压痛和自觉痛，主要靠做活体组织病理切片进行鉴别。

肝郁痰凝证

【主症】多见于青壮年妇女，乳房肿块，质韧不坚，胀痛或刺痛；症状随喜怒消长，伴有胸闷胁胀，善郁易怒，失眠多梦，心烦口苦。舌淡红、苔薄黄，脉弦滑。

【取穴】天池、膻中、肝俞、中脘、肩贞。

【灸法】

1. 天池、膻中、肝俞　温和灸，可出现热感透至深部，或扩散至整个乳房，或出现表面不（微）热深部热的灸感。每次灸45分钟，每日灸1次，10次为1个疗程（图8-2-1、图8-2-2）。

2. 中脘、患侧肩贞　隔蒜灸，可出现热感透至深部，或向四周扩散。每次灸3~5壮，每日1次或隔日1次，7~10次为1个疗程（图8-2-1、图8-2-2）。

冲任失调证

【主症】多见于中年妇女，乳房肿块月经前加重，经后减缓；乳房疼痛较轻或无疼痛；伴有腰酸乏力，神疲倦怠，月经失调，量少色淡，或经闭。舌淡苔白，脉沉细。

【取穴】天池、中脘、膈俞。

【灸法】温和灸，可出现热感透至深部，或扩散至整个乳房，或出现表面不（微）热深部热的灸感。每次灸45分钟，每日灸1次，10次为1个疗程（图8-2-1、图8-2-2）。

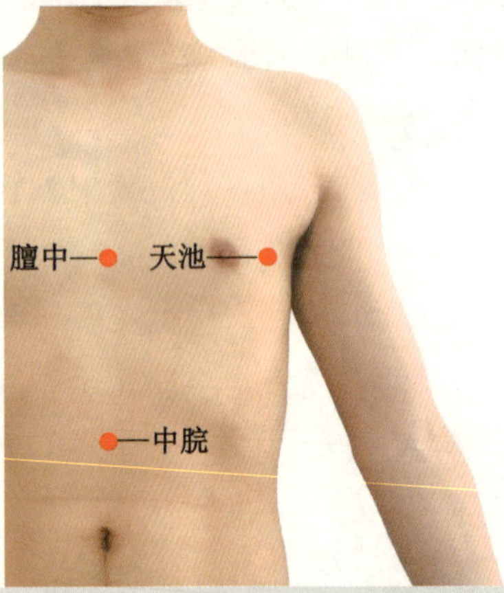

图8-2-1　天池、膻中、中脘

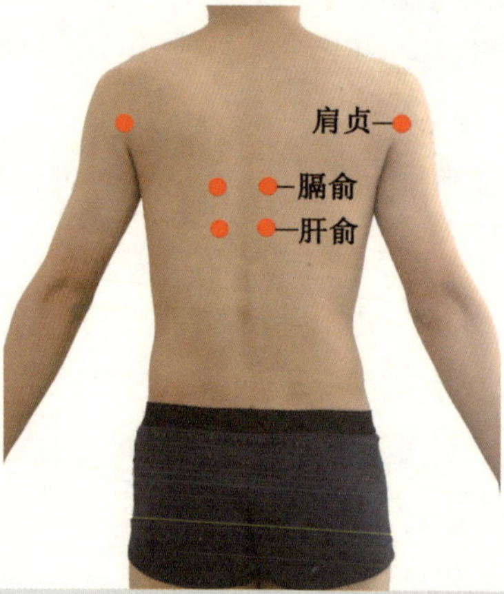

图8-2-2　肝俞、肩贞、膈俞

专家提示

① 本病艾灸预防和治疗效果较好，若配合灸前揉按，疏通气血，再行灸疗，则可缩短疗程，提高疗效。

② 少数病例有恶变的可能，病人要有定期自我检查的意识，必要时应及时进行手术治疗。

③ 在治疗期间要忌食一切刺激性食物，保持心情舒畅，有利于巩固治疗效果。

第三节　流行性腮腺炎

流行性腮腺炎是由腮腺炎时邪（腮腺炎病毒）引起的一种急性传染病，临床以发热、耳下腮部肿胀疼痛为主要特征。中医学称之为“痄腮”。本病一年四季均可发生，以冬春两季易于流行。多发于3岁以上儿童，2岁以下婴幼儿少见。本病一般预后良好。

病人有痄腮接触史；起病时可有发热，1～2天后可见以耳垂为中心漫肿，边缘不清，皮色不红，压之有痛感及弹性感，先见于一侧，然后见于另一侧；腮腺管口或可见红肿；排除其他原因即可诊断为痄腮。

邪犯少阳证

【主症】轻微发热恶寒，一侧或两侧耳下腮部漫肿疼痛，咀嚼不便，或有头痛，咽红，纳少。舌质红、苔薄白或薄黄，脉浮数。

【取穴】翳风、角孙、大椎。

【灸法】温和灸，灸翳风、角孙可出现热感向四周扩散或透向深部，灸大椎可觉热感透至胸腔或扩散至整个背部并向上肢传导。每次灸45分钟，每日灸1次，10次为1个疗程（图8-3-1、图8-3-2）。

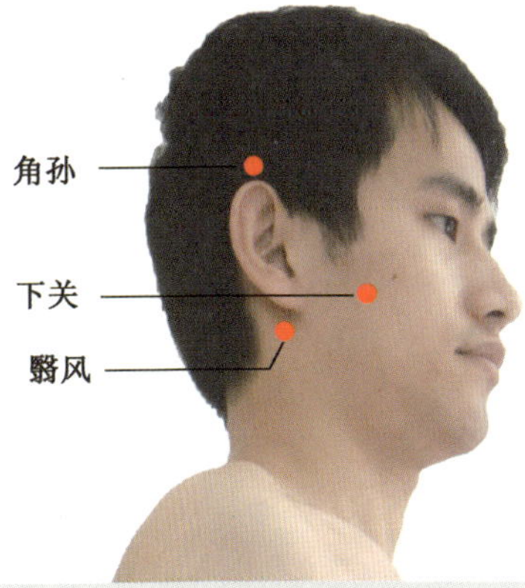

图8-3-1　翳风、角孙、下关

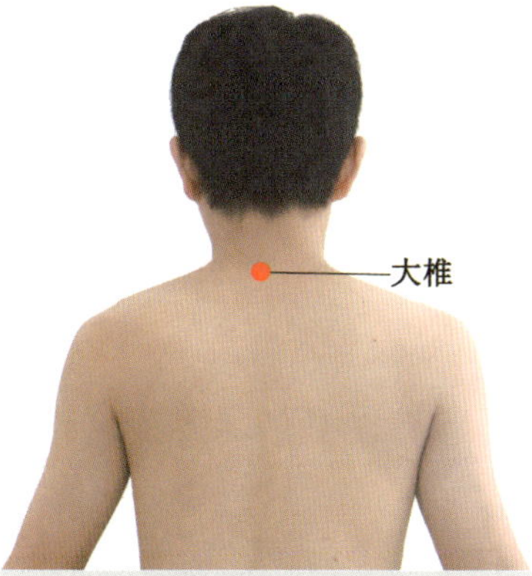

图8-3-2　大椎

热毒壅盛证

【主症】高热，一侧或两侧耳下腮部肿胀疼痛，坚硬拒按，张口咀嚼困难，或有烦躁不安，口渴欲饮，头痛，咽红肿痛，颌下肿块胀痛，纳少，大便秘结，尿少而黄。舌质红、苔黄，脉滑数。

【取穴】角孙、下关、阿是穴。

【灸法】

1. 角孙、下关　温和灸，可出现热感向四周扩散或透向深部。每次灸45分钟，每日灸1次，10次为1个疗程（图8-3-1）。

2. 阿是穴　灯火灸，点燃灯心草后，迅速对准阿是穴，直接点触穴位上爆灸，听到“叭”的一声迅速停止施灸，如无爆焠之声可重复1次。一般3~5天1次，中病即止。

专家提示

艾灸治疗腮腺炎有较好的消肿止痛作用，疗程短，痛苦少，可配合耳尖点刺放血。

第四节　脱　　肛

脱肛是直肠黏膜、肛管、直肠全层和部分乙状结肠向下移位而脱出肛门外的一种疾病。其特点是直肠黏膜及直肠全层反复脱出肛门外，伴肛门松弛。男性多于女性。相当于西医学的直肠脱垂。

不完全性脱垂是指排便或努挣时，直肠黏膜脱出，色淡红，长度小于4cm，质软，不出血，便后能自行回纳，肛门功能良好。完全性脱垂是指排便或腹压增加时，直肠全层脱出，色红，长度在4～8cm，圆锥形，质软，表面为环状有层次的黏膜皱襞，便后须手法复位，肛门括约功能下降。重度脱垂是指排便或增加腹压时，直肠全层或部分乙状结肠脱出，长度大于8cm，圆柱形，表面有较浅的环状皱襞，触之很厚，须手法复位，肛门松弛，括约功能明显下降。

脾虚气陷证

【主症】便时肛内肿物脱出，轻重程度不一，色淡红，伴有肛门坠胀，大便带血；神疲乏力，食欲不振，甚则头晕耳鸣，腰膝酸软。舌淡、苔薄白，脉细弱。

【取穴】百会、气海、神阙、承山、足三里。

【灸法】

1. 百会、气海　温和灸，可出现热感透向深部，或向头部四周扩散，多可出现热感渗透至腹腔。每次灸45分钟，每日灸1次，10次为1个疗程（图8-4-1、图8-4-2）。

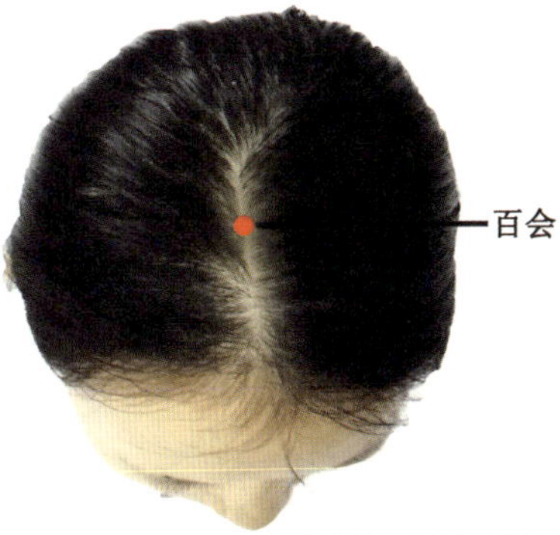

图8-4-1　百会

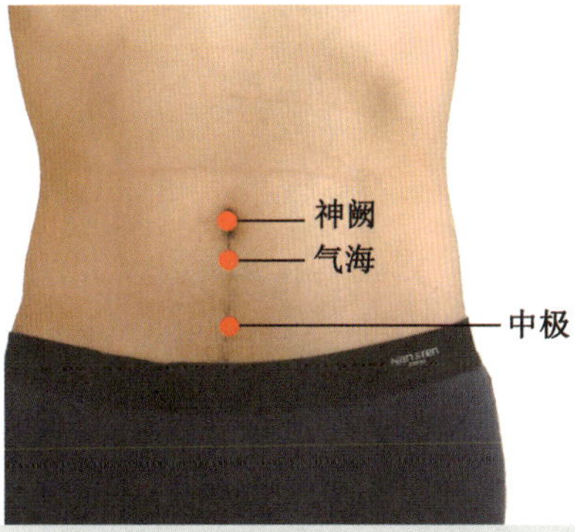

图8-4-2　气海、神阙、中极

2. 神阙　隔盐灸，可出现热感向腹部深透。每次灸5~7壮，每日1次或隔日1次，7~10次为1个疗程。多用于病久体虚者（图8–4–2）。

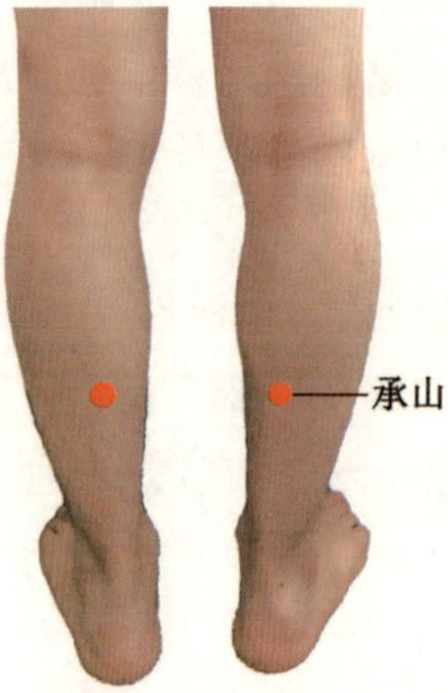

图8–4–3　承山

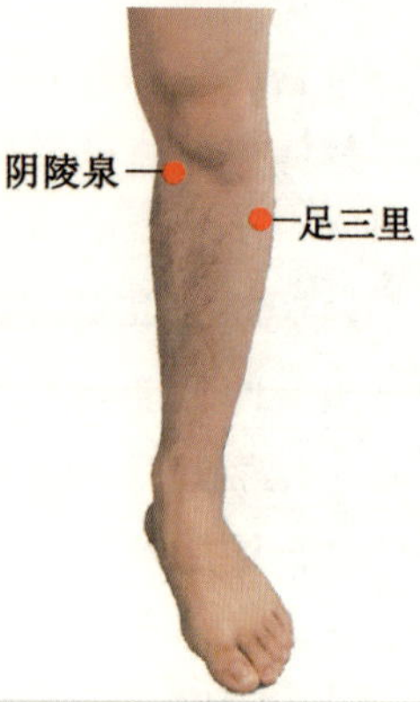

图8–4–4　足三里、阴陵泉

3. 承山、足三里　麦粒灸，多出现热感深透，或热感沿经脉传导。每次灸5~7壮，每周1~2次，7~10次为1个疗程（图8–4–3、图8–4–4）。

湿热下注证

【主症】肛内肿物脱出，色紫暗或深红，甚则表面溃破、糜烂，肛门坠痛，肛内指检有灼热感。舌红、苔黄腻，脉弦数。

【取穴】中极、阴陵泉。

【灸法】温和灸，可出现热感透向深部或沿经脉传导。每次灸45分钟，每日灸1次，10次为1个疗程（图8–4–2、图8–4–4）。

专家提示

① 艾灸治疗脱肛，疗效满意，尤以早期更佳。对晚期重度脱肛或局部感染者，可配合药物或外科治疗。

② 经常在百会、长强施艾炷或艾条熏灸有预防脱肛的作用。或取补中益气汤加水煎熬，取药液蒸汽，坐熏长强与肛门。

③ 针对诱发原因如慢性咳嗽、慢性泄泻、便秘者，应配合治疗原发病。

第九章 五官科疾病

第一节 中耳炎

中耳炎是累及中耳（包括咽鼓管、鼓室、鼓窦及乳突气房）全部或部分结构的炎性病变，好发于儿童。可分为非化脓性及化脓性两大类。非化脓者包括分泌性中耳炎、气压损伤性中耳炎等；化脓性者有急性和慢性之分。特异性炎症很少见，如结核性中耳炎等。相当于中医学的“脓耳”。

如果近期出现耳部疼痛、鼓膜穿孔、耳内流脓、听力下降等症状且排除其他原因引起的耳部不适症状时，应尽快到医院就诊，查明病因。

风热外袭证

【主症】发病较急，耳痛并呈进行性加重，听力下降，或有耳内流脓、耳鸣。可见周身不适，发热，微恶寒，汗出不畅，头痛，鼻塞浊涕，口干而渴，咽喉红肿疼痛，咳嗽，痰黄黏稠。舌质红、苔薄黄，脉浮数。

【取穴】听会、翳风、风池。

【灸法】温和灸，灸患侧听会、翳风可出现热感深透，或向四周扩散，灸风池可出现热感深透，或热感向背部传导。每次灸45分钟，每日灸1次，10次为1个疗程（图9-1-1）。

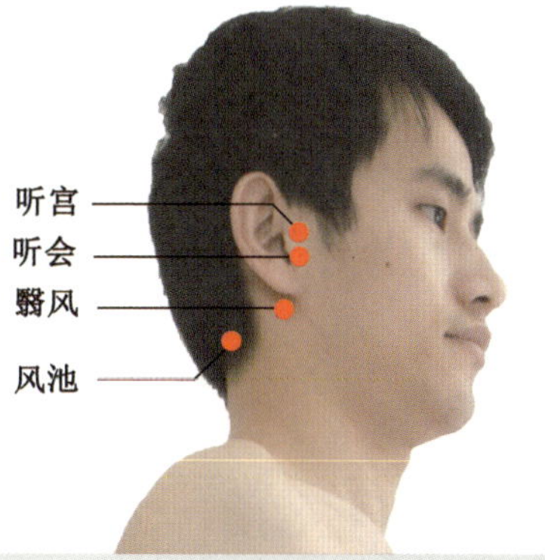

图9-1-1 听会、翳风、风池、听宫

脾虚湿困证

【主症】耳内流脓缠绵日久，脓液清稀，量较多，无臭味，多呈间歇性发作，听力下降或有耳鸣。全身可见有头晕、头重或乏力，面色不华，纳少便溏。舌质淡、苔白腻，脉缓弱。

【取穴】听会、听宫、神阙。

【灸法】

1. 患侧听会、听宫　温和灸，多可出现热感深透，或向四周扩散。每次灸45分钟，每日灸1次，10次为1个疗程（图9–1–1）。

2. 神阙　隔盐灸，多可出现热感向腹腔深透，或向四周扩散。每次灸5~7壮，每日1次或隔日1次，7~10次为1个疗程（图9–1–2）。

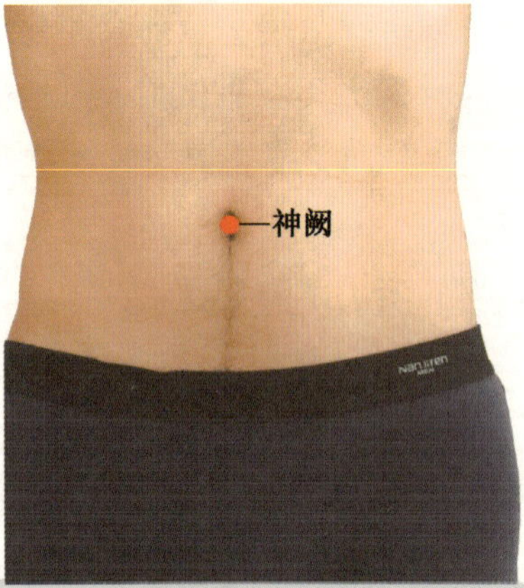

图9–1–2　神阙

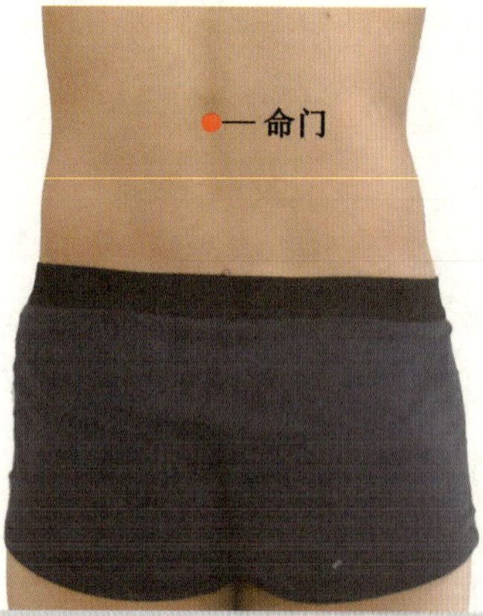

图9–1–3　命门

肾元亏虚证

【主症】耳内流脓不畅，量不多，耳脓秽浊或呈豆腐渣样，有恶臭气味，日久不愈，反复发作，听力明显减退。全身可见头晕，神疲，腰膝酸软。舌质淡红、苔薄白，脉细弱。

【取穴】听会、听宫、命门。

【灸法】

1. 患侧听会、听宫　温和灸，多可出现热感深透。每次灸45分钟，每日灸1次，10次为1个疗程（图9–1–1）。

2. 命门　隔附子饼灸，多可出现热感向深部或腹腔深透。每次灸5~7壮，每日1次，7~10次为1个疗程（图9-1-3）。

专家提示

① 预防感冒，并注意擤鼻涕方法，防止擤鼻用力过度，使邪毒窜入耳窍诱发脓耳。

② 体虚易感人群可常灸足三里、关元、大椎等预防。

③ 保持脓液的引流通畅，注意滴耳药、吹耳药的合理使用。

④ 施灸前先清除外耳道脓液，再用消毒棉签拭干。

第二节　耳鸣耳聋

耳鸣是一种不由外界声音刺激而引起声响的一种主观感觉，耳聋是因实邪蒙蔽清窍或脏腑虚损、清窍失养所致的以听力减退为主要特征的病证。耳鸣、耳聋是听觉异常的两种症状，耳鸣可单见，但耳聋必伴有耳鸣，故一并论之。

诊断此病，对于近期突然发生的原因不明的非波动性的听力下降，并且是中重度的感音神经性聋，可伴有耳鸣、恶心、呕吐，但不反复发作；排除其他原因引起的耳鸣耳聋，即可确诊。

外邪侵袭证

【主症】耳鸣耳聋骤起，病程较短，可伴有耳内堵塞感，或伴有鼻塞，流涕，头痛，咳嗽等。舌质淡红、苔薄白，脉浮。

【取穴】太阳、大椎。

【灸法】温和灸，灸太阳多可出现热感深透，或向四周扩散，灸大椎多可出现热感深透，或扩散至整个头项部。每次灸45分钟，每日灸1次，10次为1个疗程（图9–2–1、图9–2–2）。

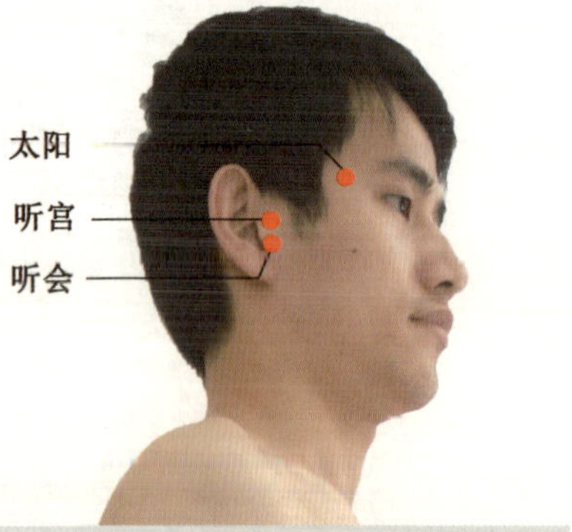

图9–2–1　太阳、听宫、听会

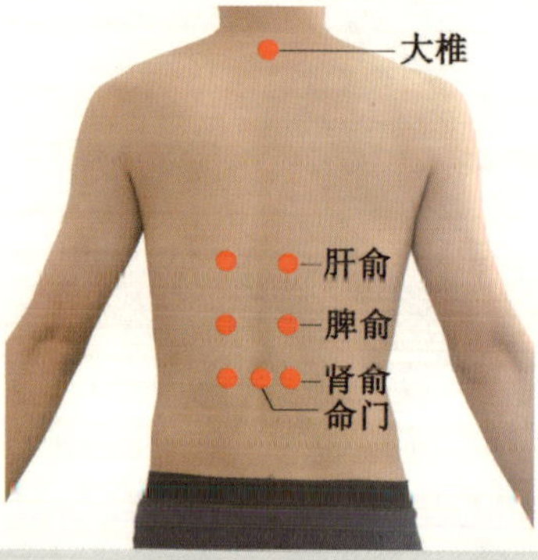

图9–2–2　大椎、脾俞、肝俞、肾俞、命门

痰湿困结证

【主症】耳鸣、耳聋，耳中胀闷，头重如裹，胸脘满闷，咳嗽较多，口淡无

味，大便不爽。舌质淡红、苔腻，脉弦滑。

【取穴】听宫、听会、脾俞。

【灸法】温和灸，灸听宫、听会多可出现热感深透，或向四周扩散，灸脾俞多可出现热感深透或向四周扩散。每次灸45分钟，每日灸1次，10次为1个疗程（图9–2–1、图9–2–2）。

肝气郁结证

【主症】耳鸣耳聋的起病或加重与情志抑郁或恼怒有关，胸胁胀痛，夜寐不宁，头痛或眩晕，口苦咽干。舌红、苔白或黄，脉弦。

【取穴】听会、肝俞。

【灸法】温和灸，多可出现热感深透，或向四周扩散。每次灸45分钟，每日灸1次，10次为1个疗程（图9–2–1、图9–2–2）。

脾胃虚弱证

【主症】耳鸣耳聋的起病或加重与劳累或思虑过度有关，面色萎黄无华，消瘦，食少纳呆，腹胀便溏，四肢倦怠乏力。舌淡胖、边有齿痕、苔薄白，脉弱。

【取穴】神阙、足三里。

【灸法】

1. 神阙、足三里　温和灸，灸神阙多可出现热感深透至腹腔，或向四周扩散，灸足三里，多可出现热感沿经脉传导。每次灸45分钟，每日灸1次，10次为1个疗程（图9–2–3、图9–2–4）。

2. 足三里　麦粒灸，多可出现热

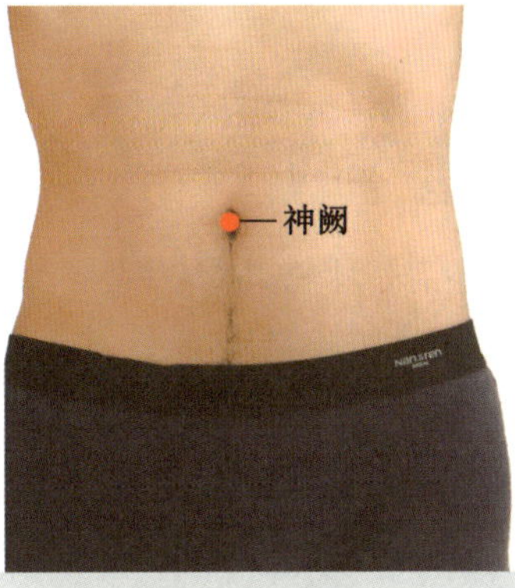

图9–2–3　神阙

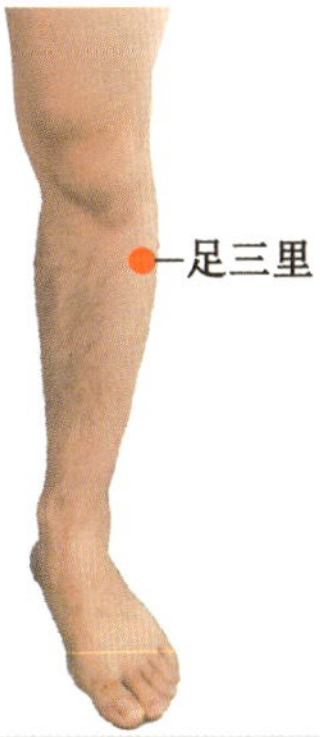

图9–2–4　足三里

感深透或沿经脉传导。每次灸5~7壮，每周1~2次，7~10次为1个疗程（图9-2-4）。

肾元亏损证

【主症】耳鸣耳聋日久，形寒肢冷，腰膝酸软，神疲倦怠，小便清长，或见遗精早泄。舌质淡、苔白，脉沉细。

【取穴】肾俞、命门、神阙。

【灸法】

1. 肾俞、命门　温和灸，多可出现热感深透，或扩散至整个腰背部。每次灸45分钟，每日灸1次，10次为1个疗程（图9-2-2）。

2. 命门、神阙　附子饼灸，多可出现热感渗透腹腔。每次灸5~7壮，每日1次，7~10次为1个疗程（图9-2-2、图9-2-3）。

心神不宁证

【主症】耳鸣耳聋的起病或加重与精神紧张或压力过大有关，心烦失眠，惊悸不安，注意力不集中。舌质淡、苔薄白，脉细弱。

【取穴】太阳、百会。

【灸法】温和灸，多可出现热感深透或向四周扩散。每次灸45分钟，每日灸1次，10次为1个疗程（图9-2-1、图9-2-5）。

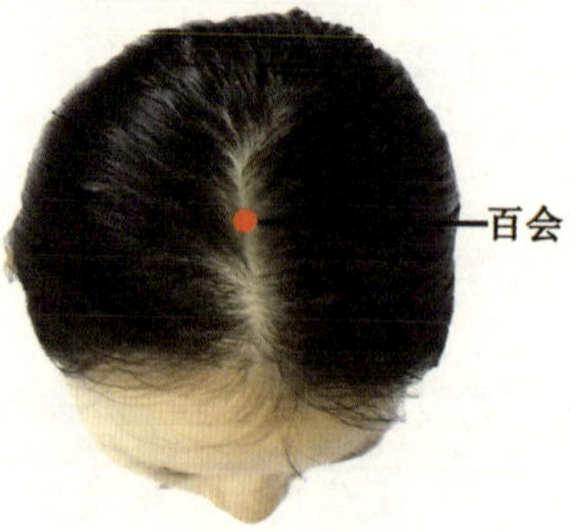

图9-2-5　百会

专家提示

① 艾灸对本病疗效尚可，同时耳鸣、耳聋发生的原因很多，应查明原因。

② 怡情养性，保持心情舒畅，消除来自工作或生活的压力，解除对耳鸣耳聋不必要的紧张和误解，可防止其发生及加重。

第三节 过敏性鼻炎

过敏性鼻炎是指脏腑虚损、卫表不固所致的，以突然和反复发作的鼻痒、喷嚏、流清涕、鼻塞等为主要特征的鼻病。中医学认为本病的内因多与肺、脾、肾等脏腑功能失调及个人先天体质有关，外因多为六淫邪气侵袭鼻窍。相当于中医学的“鼻鼽”。

本病诊断以阵发性鼻痒，连续喷嚏，鼻塞，鼻涕清稀量多为主要症状。伴失嗅、眼痒、咽喉痒等症，起病迅速，症状一般持续数分钟至数十分钟。间歇期无喷嚏及鼻塞，可并发荨麻疹、哮喘等病。常因接触花粉、烟尘、化学气体等致敏物质而发病，有时环境温度变化亦可诱发。

肺气虚寒，卫表不固

【主症】鼻痒、喷嚏频频，清涕如水，鼻塞，嗅觉减退，畏风怕冷，自汗，气短懒言，语声低怯，面色苍白，或咳嗽痰稀。舌淡、苔薄白，脉虚弱。

【取穴】印堂、肺俞。

【灸法】温和灸，灸印堂可出现额部紧压感，或自觉热感向四周扩散，灸肺俞可出现热感透至胸腔或扩散至整个背部或向上肢传导。每次灸45分钟，每日灸1次，10次为1个疗程（图9-3-1、图9-3-2）。

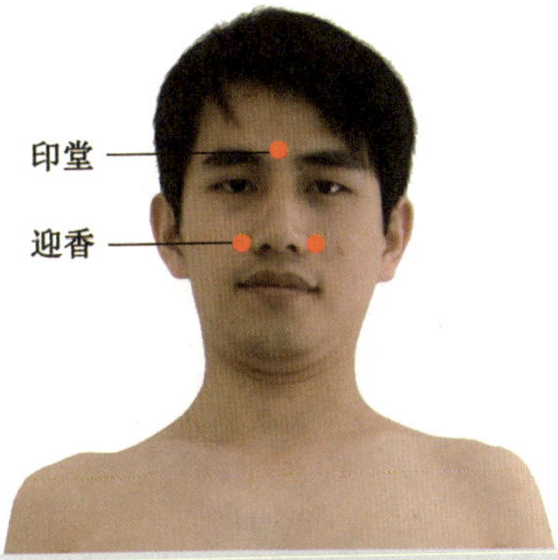

图9-3-1 印堂、迎香

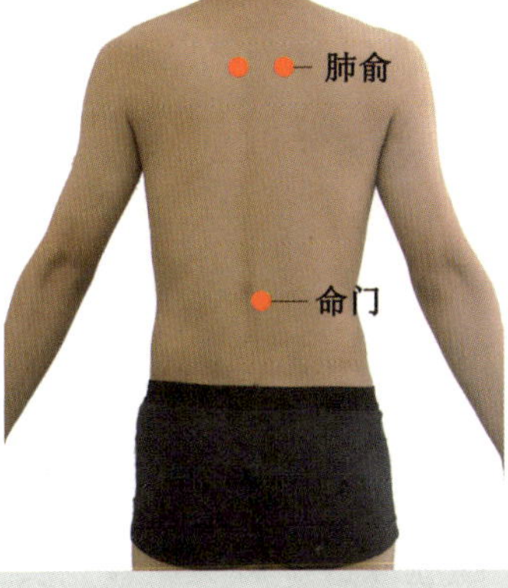

图9-3-2 肺俞、命门

脾气虚弱，清阳不升

【主症】鼻痒、喷嚏突发，清涕连连，鼻塞，面色萎黄无华，消瘦，食少纳呆，腹胀便溏，四肢倦怠乏力。舌淡胖、边有齿痕、苔薄白，脉弱。

【取穴】印堂、神阙。

【灸法】

1. 印堂、神阙　温和灸，灸印堂可出现额部紧压感，或自觉热感向四周扩散，灸神阙可出现热感深透至腹腔。每次灸45分钟，每日灸1次，10次为1个疗程（图9–3–1、图9–3–3）。

2. 神阙　隔盐灸，多可出现热感向腹腔深透，或向四周扩散。每次灸5~7壮，每日1次或隔日1次，7~10次为1个疗程（图9–3–3）。

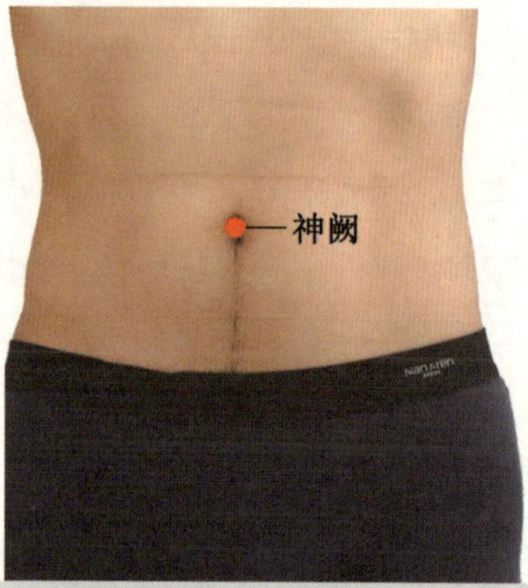

图9–3–3　神阙

肾阳不足，温煦失职

【主症】清涕长流，鼻痒，喷嚏频频，鼻塞，面色苍白，形寒肢冷，腰膝酸软，神疲倦怠，小便清长，或见遗精早泄。舌质淡、苔白，脉沉细。

【取穴】印堂、通天、命门。

【灸法】

1. 印堂、通天　温和灸，灸印堂可出现额部紧压感，或自觉热感向四周扩散，灸通天多可出现热感深透或出现紧压感。每次灸45分钟，每日灸1次，10次为1个疗程（图9–3–1、图9–3–4）。

2. 命门　隔附子饼灸，多可出现热感向腹腔深透。每次灸5~7壮，每日1次，7~10次为1个疗程。多用于脾气虚、肾阳虚者（图9–3–2）。

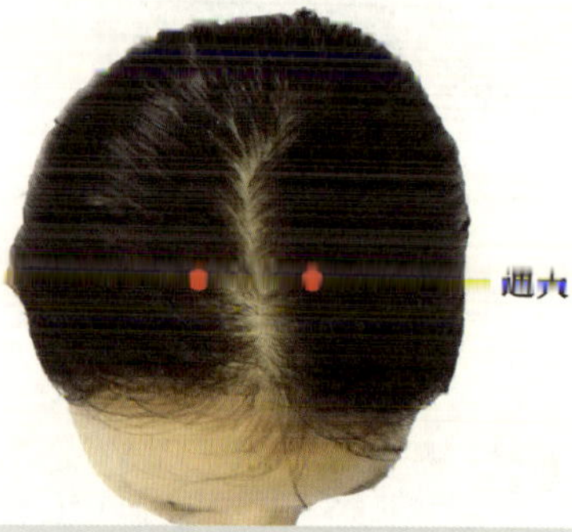

图9–3–4　通天

肺经伏热，上犯鼻窍

【主症】鼻痒，喷嚏频作，流清涕，鼻塞，常在闷热天气发作。全身或见咳嗽，咽痒，口干烦热。舌质红、苔白或黄，脉数。

【取穴】印堂、迎香。

【灸法】温和灸，多可出现热感扩散至整个额面部或出现紧压感。每次灸45分钟，每日灸1次，10次为1个疗程（图9-3-1）。

专家提示

① 本病艾灸预防和治疗效果较好，但须与其他症状相似的伤寒感冒相鉴别。

② 应查明过敏原，尽量避免接触易过敏物质，平日注意防寒保暖。

③ 体虚易感人群可常灸足三里、关元、大椎等预防。

第四节　鼻窦炎

鼻窦炎是指外邪侵袭或脏腑失调所致的以鼻流腥臭浊涕、量多不止、鼻塞、嗅觉减退为主要特征的鼻病。其发生常与外邪侵袭、胆腑郁热、脾胃湿热等因素有关。相当于中医学的“鼻渊”。

对于有急性发作，以大量黏性或脓性鼻涕、鼻塞、头痛或头晕为主要症状，鼻腔检查有黏膜充血、肿胀，鼻腔或后鼻孔有较多的黏性或脓性分泌物的病人，应及时查明原因，寻求治疗。

外邪袭肺证

【主症】鼻塞，鼻涕量多而白黏或黄稠，嗅觉减退，头痛，可兼有发热恶风，汗出。舌质红、苔薄白，脉浮。

【取穴】印堂、迎香、风池。

【灸法】温和灸，灸印堂、迎香可出现热感扩散至整个额面部，或出现酸胀、紧压感，灸风池多可出现热感深透，或向周围扩散，或向头两侧传导。每次灸45分钟，每日灸1次，10次为1个疗程（图9-4-1、图9-4-2）。

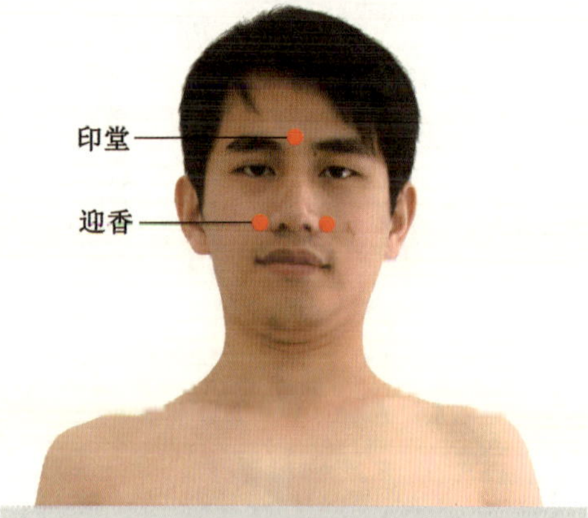

图9-4-1　印堂、迎香

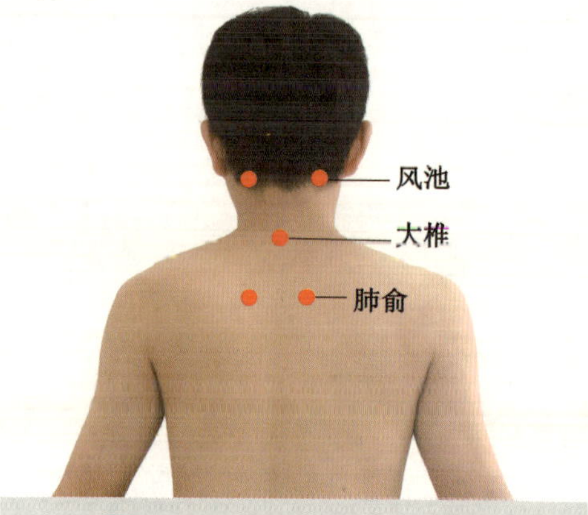

图9-4-2　风池、肺俞、大椎

肺经蕴热证

【主症】鼻塞，鼻涕量多黄稠，嗅觉减退，或伴头痛，发热，咳嗽，痰多。舌质红、苔黄，脉数。

【取穴】肺俞、大椎。

【灸法】温和灸，多可出现热感深透，或向四周扩散至整个肩背部，或热感向上肢传导。每次灸45分钟，每日灸1次，10次为1个疗程（图9-4-2）。

肺气虚寒证

【主症】鼻塞或重或轻，鼻涕黏白，稍遇风冷则鼻塞加重，鼻涕增多，喷嚏时作，嗅觉减退，头晕，头胀，气短乏力，语声低微，面色苍白，自汗畏风，咳嗽痰多。舌质淡、苔薄白，脉缓弱。

【取穴】肺俞、关元。

【灸法】

1. 肺俞　温和灸，多可出现热感深透胸腔，或扩散至整个背部，或向上肢传导。每次灸45分钟，每日灸1次，10次为1个疗程（图9-4-2）。

2. 关元　隔盐灸，多可出现热感向腹部深透。每次灸5~7壮，每日1次或隔日1次，7~10次为1个疗程（图9-4-3）。

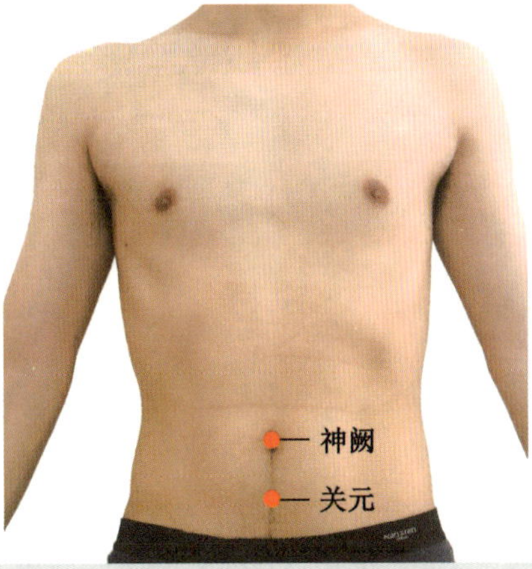

图9-4-3　关元、神阙

脾气虚弱证

【主症】鼻涕白黏或黄稠，量多，嗅觉减退，鼻塞较重，食少纳呆，腹胀便溏，脘腹胀满，肢困乏力，面色萎黄，头昏重，或头闷胀。舌淡胖、苔薄白，脉细弱。

【取穴】神阙、百会、足三里。

【灸法】

1. 神阙　隔盐灸，多可出现热感向腹腔深透。每次灸5~7壮，每日1次或隔日1次，7~10次为1个疗程（图9-4-3）。

2. 百会、足三里　温和灸，灸百会多可出现自觉热感深透至颅内，或向四周扩散，灸足三里，多可出现热感深透或沿经脉向上传导。每次灸45分钟，每日灸1次，10次为1个疗程（图9-4-4、图9-4-5）。

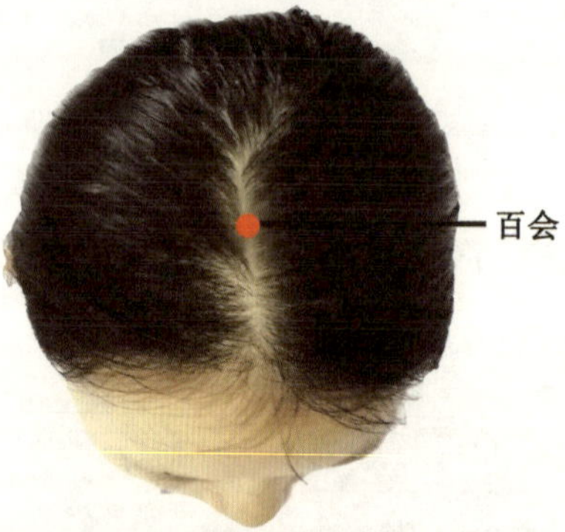

图9-4-4　百会

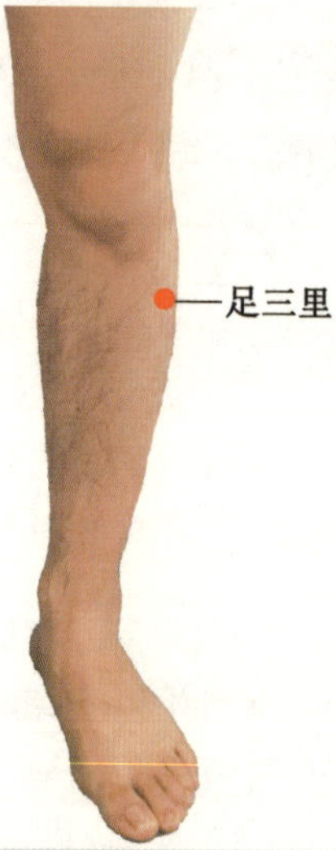

图9-4-5　足三里

专家提示

① 治疗本病应及时彻底治疗伤风鼻塞及邻近器官的疾病（如牙病）。

② 体虚易感人群可常灸足三里、关元、大椎等预防。

③ 可采取腧穴按摩方法，选取迎香、印堂自我按摩，每次5~10分钟，每日1~2次。

第十章 骨伤科疾病

第一节 落　枕

落枕是指因劳累、扭挫或受风寒等原因而引起的颈部某些肌肉痉挛、肌张力骤然增高所致的以颈部僵硬、活动受限为主要临床表现的病证，中医学称为“失枕”。本病多发于青壮年，与职业有关，冬春季多发。

本病往往起病较快，病程较短，两三天内即能缓解，1周内多能痊愈，易于复发。若久延不愈，应注意与其他疾病引起之颈背痛相鉴别。

督脉、太阳经证

【主症】项背部强痛，低头时加重，项背部压痛明显。

【取穴】风府、大椎、颈百劳、后项部。

【灸法】

1. 风府、大椎、颈百劳　温和灸，多自觉热感沿头项背腰部督脉传导，或热感可深透至颈部并向四周扩散。每次灸45分钟，每日灸1次，10次为1个疗程（图10-1-1）。

2. 后项部　温灸器灸，以温热略烫能耐受为宜。每次灸40~50分钟，每日1次，10次为1个疗程。

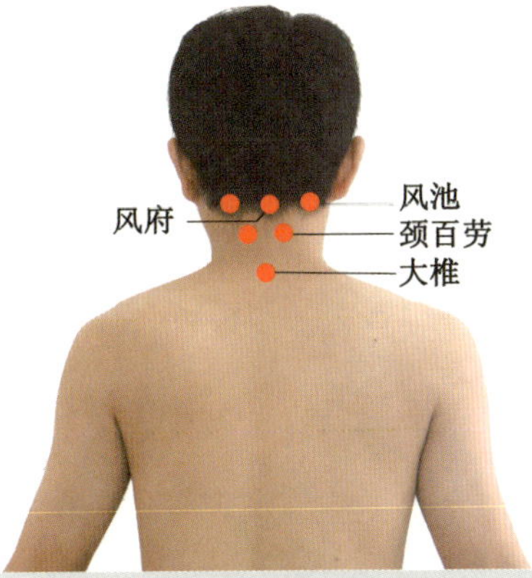

图10-1-1　风府、大椎、颈百劳、风池

少阳经证

【主症】颈肩部疼痛，头部歪向患处，颈肩部压痛明显。

【取穴】颈百劳、风池。

【灸法】温和灸，多可出现热感扩散或自觉颈项部有紧、压、酸、胀、痛感。每次灸45分钟，每日灸1次，10次为1个疗程（图10-1-1）。

专家提示

① 艾灸配合针刺和推拿治疗本病疗效迅捷。

② 避免不良的睡眠姿势，枕头不宜过高、过低或过硬；睡眠时不贪凉，以免受风寒侵袭。

第二节　肱骨外上髁炎

肱骨外上髁炎又称肱骨外髁证候群、肱骨外髁骨膜炎、肱桡关节外侧滑囊炎、网球肘等。临床主要表现为肘关节外上部疼痛，有时疼痛会向前臂外侧放射，利用伸腕动作端提物件时，局部疼痛增剧。病情较重者，可反复发作，疼痛为持续性，致使全身无力，甚至持物掉落。此病多发生于中年人，多见于网球、乒乓球运动员和钳工、木工、泥瓦工等特殊工种人员，多数为慢性炎症。

本病肱骨外上髁及肱桡关节间隙处明显的压痛点，肘关节伸屈活动无障碍，X线摄片检查多属阴性，偶见肱骨外上髁处骨质密度增高的钙化阴影。

寒湿外侵证

【主症】肘部漫痛，得温痛减，遇劳加重，不能旋臂，提物困难。舌红、苔薄白，脉浮缓。

【取穴】曲池、手三里、厥阴俞。

【灸法】温和灸，灸曲池、手三里多可出现热感深透至肘关节内，灸厥阴俞多出现热感深透或沿腋下及上臂外侧传至肘关节处。每次灸45分钟，每日灸1次，10次为1个疗程（图10-2-1、图10-2-2）。

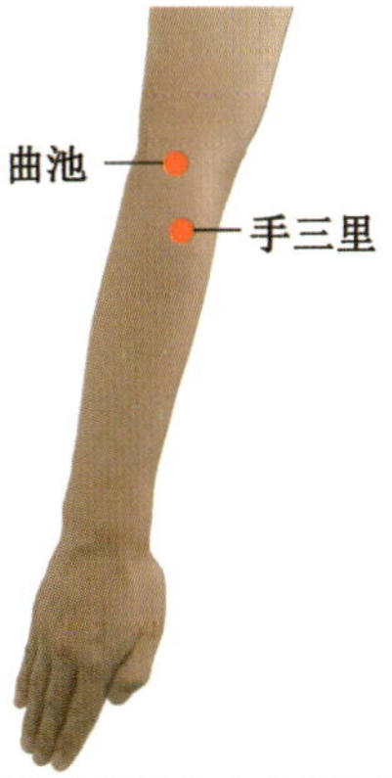

图10-2-1　曲池、手三里

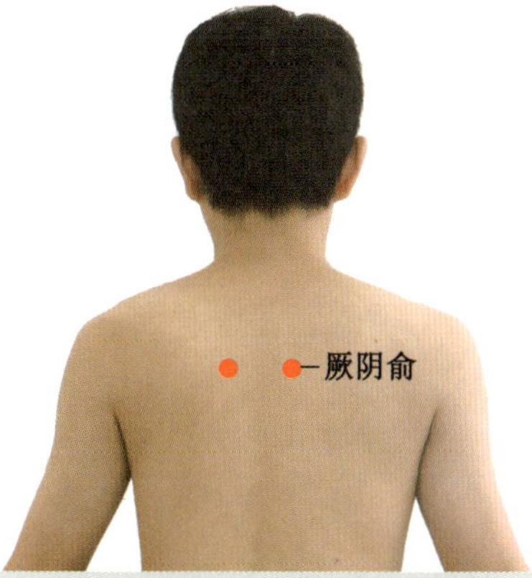

图10-2-2　厥阴俞

气血瘀阻证

【主症】有骤然挥臂或绞拧衣物史，痛如锥刺，向前臂及腕部放射，持物困难或握物无力。舌苔薄白，脉弦紧。

【取穴】曲池、手三里。

【灸法】

1. 曲池、手三里　温针灸，多可出现热感深透或向四周扩散。每次灸艾炷1～2炷，每日1次或隔日1次，7～10次为1个疗程（图10-2-1）。

2. 曲池、手三里　直接灸，先在部位涂上姜汁，适当大小艾炷点燃施灸，多可出现灸感深透或沿经脉传导。一般每灸5～7壮，每壮艾炷须燃尽方可继续易炷再灸。正常情况下，灸后1周左右，施灸部位化脓形成灸疮，5～6周，灸疮自行痊愈，结痂脱落后而留下瘢痕（图10-2-1）。

专家提示

① 艾灸对无菌性炎症有较好的消炎镇痛作用。治愈后仍要防止肘部吹风、着凉，避免过劳，以免复发。

② 从事反复伸屈肘关节工作的中老年人，应注意劳逸结合，适度进行有针对性的锻炼。

第三节　腱鞘囊肿

腱鞘囊肿是指关节囊或腱鞘周围结缔组织损伤或退变而产生的囊性肿物，以其囊壁增厚和内含浓稠黏液并多可出现一定程度的局部刺激或压迫症状为主要特征的病证。属于中医学中“筋结”“筋瘤”范畴，好发于中青年，女性多见，全身大多数关节均多可出现，以手腕部腱鞘囊肿最多见。

本病起病快，增长慢，局部可见一个半球型隆起，肿物高出于皮肤，表面光滑，皮色不变，触之有囊性感，与皮肤不相连，境界清楚，基底固定或推之可动，压痛轻微或无压痛。若因结核或细菌引起的，其囊肿中是脓液，需要引起重视，进行彻底检查，寻找病因。

【主症】腕背部或足背部出现半球形囊性肿物，高出皮肤，触之有弹性或质地坚韧，边界清晰，活动度好，无明显自觉症状，压之稍有酸痛感，关节功能不受限或轻度受限。

【取穴】囊肿局部。

【灸法】

1. 囊肿局部　温和灸，可出现热感深透或局部酸、胀、痛感。每次灸45分钟，每日灸1次，10次为1个疗程。

2. 囊肿局部　温针灸，针刺得气后施灸，可出现热感深透。每次灸艾炷1~2炷，每日1次或隔日1次，7~10次为1个疗程。

专家提示

① 艾灸治疗腱鞘囊肿效果较好，治疗期间及愈后一个月内，应尽量减少囊肿部位的活动摩擦。

② 注意休息和局部保暖，避免过劳及寒湿侵入，以防复发。

第四节 腰 痛

腰痛，又称“腰脊痛”，是以自觉腰部疼痛为主症，腰部一侧或双侧，或脊中疼痛的一类病证。本证常见于西医学的腰部软组织损伤、腰椎间盘突出症、强直性脊柱炎等。

此外，诊断本病尚须排除其他疾病引起的腰痛。对于因妇女盆腔疾患及肾脏疾患引起的腰痛应以治疗原发病为主；因脊柱结核、肿瘤等引起的腰痛病人需要引起重视，进行彻底检查，寻找病因。

寒湿腰痛证

【主症】腰部有受寒史，阴雨风冷时加重，腰部冷痛重着、酸麻，或拘挛不可俯仰，或痛连臀腿。舌苔白腻，脉沉。

【取穴】大肠俞、腰阳关、腰背部阿是穴。

【灸法】

1. 大肠俞、腰阳关　温和灸，热感多可出现深透至腹腔，或向四周扩散，或出现热感沿督脉向上或沿膀胱经向下肢传导。每次灸45分钟，每日灸1次，10次为1个疗程（图10–4–1）。

2. 腰背部阿是穴　温灸器灸，常选腰背部阿是穴，以温热略烫能耐受为宜。每次灸40~50分钟，每日1次，10次为1个疗程。

瘀血腰痛证

【主症】痛处固定，或胀痛不适，或痛如锥刺，活动不利，甚至不能转侧，痛处拒按。常持续不解，反复发作。舌质青紫或有瘀斑，脉弦涩或细数。

【取穴】阿是穴、次髎、委中。

【灸法】温和灸，灸阿是穴、次髎多可出现热感深透至腹腔或扩散至整个腰骶部或向下肢传导，灸委中可出现热感深透或沿大腿后侧传至腰骶部。每次灸45分钟，每日灸1次，10次为1个疗程（图10–4–1、图10–4–2）。

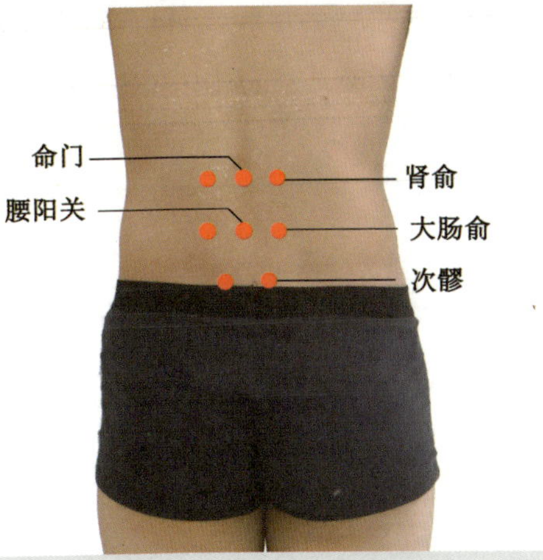

图10-4-1　大肠俞、腰阳关、次髎、肾俞、命门

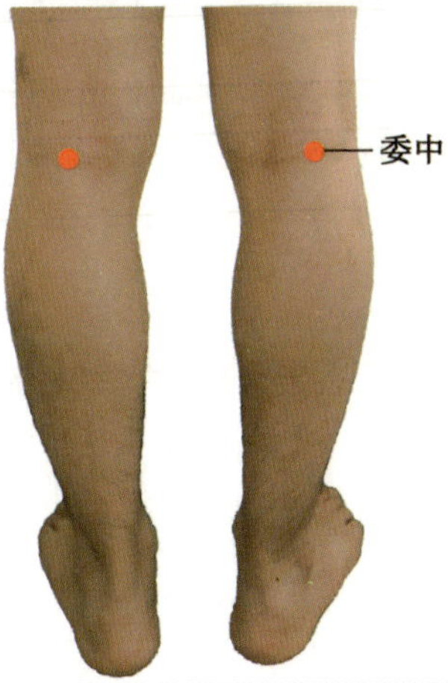

图10-4-2　委中

肾虚腰痛证

【主症】腰痛以酸胀为主，喜揉喜按，腿膝无力，遇劳更甚，卧则稍减。偏阳虚者，则面色发白，手足不温，少气乏力。舌淡，脉沉细；偏阴虚者，则心烦不眠，口干咽燥，面色潮红，手足心热。舌红少苔，脉细数。

【取穴】腰阳关、肾俞、命门、督脉。

【灸法】

1. 腰阳关、肾俞、命门　温和灸，自觉热感透向深部或向四周扩散或热感沿下肢传导。每次灸45分钟，每日灸1次，10次为1个疗程（图10-4-1）。

2. 命门　隔附子饼灸，多可出现热感深透。每次灸5~7壮，每日1次，7~10次为1个疗程（图10-4-1）。

3. 督脉　铺灸，先行循经往返温和灸10~15分钟，温通督脉阳气，随后在相关经脉铺设宽6cm、厚2~3cm的姜泥或蒜泥，在姜泥或蒜泥上铺设长蛇状艾绒，令其燃透为1壮，每次2~3壮，

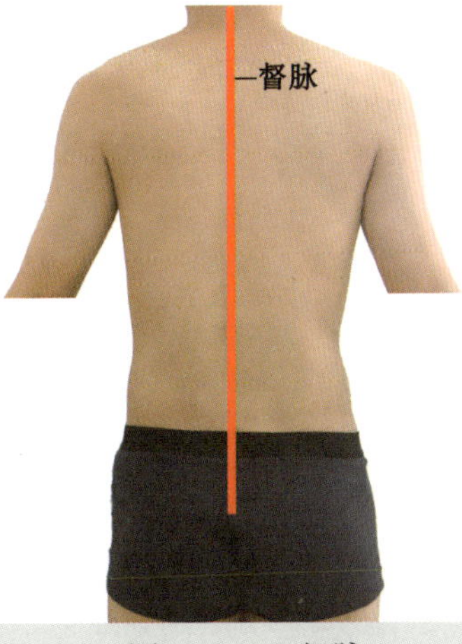

图10-4-3　督脉

多可出现热感向胸腹腔深透。连续治疗3日，每日1次，随后7~10日1次，7~10次为1个疗程。多用于强直性脊柱炎、类风湿关节炎等疾病（图10–4–3）。

专家提示

① 艾灸治疗本病有较好疗效，尤适于寒湿、肾虚、瘀血腰痛。对于湿热型腰痛，找到热敏腧穴也可以施灸，能取得较好疗效。瘀血腰痛还可配合梅花针刺络拔罐治疗。

② 内脏疾病引起的腰痛以治疗原发病为主。

第五节 颈椎病

颈椎病又称颈椎综合征，是指颈椎及其周围软组织，如椎间盘、后纵韧带、黄韧带、脊髓鞘膜等发生病理改变而导致颈神经根、颈部脊髓、椎动脉及交感神经受到压迫或刺激而引起的综合证群。主要临床表现为头枕、颈项、肩背、上肢等部位疼痛以及进行性肢体感觉和运动功能障碍等症状。本病好发于40岁以上成年人，无论男女皆可发生，是临床常见多发病。

风寒痹阻证

【主症】久卧湿地或夜寐露肩而致项强脊痛，肩臂酸楚，颈部活动受限，甚则手臂麻木冷痛，遇寒加重。舌淡苔白，脉弦紧。

【取穴】风池、大椎、阿是穴、后项部。

【灸法】

1. 风池、大椎、阿是穴　温和灸，可出现热感扩散或头部透热感或自觉颈项部有紧、压、酸、胀、痛感。每次灸45分钟，每日灸1次，10次为1个疗程（图10-5-1）。

2. 后项部　温灸器灸，常选项部腧穴，以温热略烫能耐受为宜。每次灸40~50分钟，每日1次，10次为1个疗程。

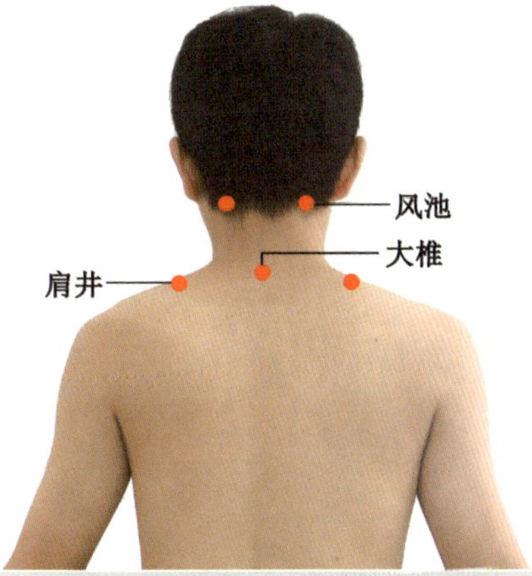

图10-5-1　风池、大椎、肩井

劳伤血瘀证

【主症】多在外伤后出现颈项、肩臂疼痛，手指麻木，劳累后加重，项部僵直或肿胀，活动不利，肩胛冈上下窝及肩峰有压痛。舌质紫暗有瘀点，脉涩。

【取穴】阿是穴、肩井。

【灸法】

1. 阿是穴、肩井　温和灸，常出现热感深透或向四周扩散，或向上肢传导。每次灸45分钟，每日灸1次，10次为1个疗程（图10-5-1）。

2. 肩井　温针灸，针刺得气后施灸，常出现热感深透或向四周扩散。每次灸艾炷1~2炷，每日1次或隔日1次，7~10次为1个疗程（图10-5-1）。

肝肾亏虚证

【主症】颈项、肩臂疼痛四肢麻木乏力，头晕耳鸣，腰膝酸软，遗精，月经不调。舌红少苔，脉细弱。

【取穴】大椎、至阳、命门。

【灸法】温和灸，自觉热感向四周扩散或有紧、压、酸、胀、痛感或热感沿督脉传导，部分病人感传可直接到达腰部。每次灸45分钟，每日灸1次，10次为1个疗程（图10-5-1、图10-5-2）。

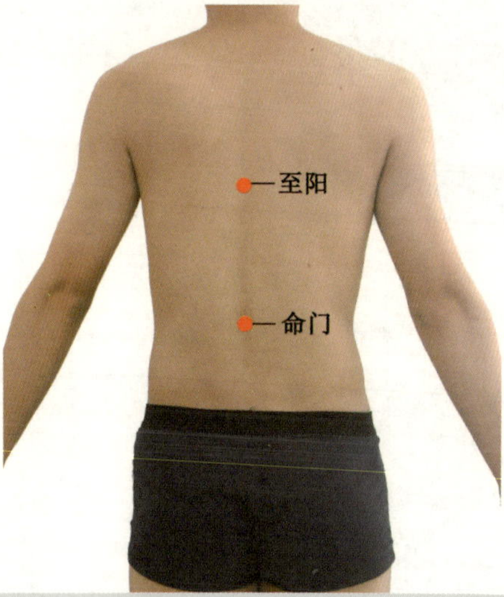

图10-5-2　至阳、命门

专家提示

① 艾灸治疗本病疗效好，若配合针刺、推拿、药物外敷疗效更好。

② 颈椎病病人应避免长期低头、斜靠及伏案工作，应进行适当颈椎保健锻炼。

第六节　膝关节骨性关节炎

膝关节骨性关节炎是指关节软骨出现原发性或继发性退行性改变，并伴软骨下骨质增生，从而关节逐渐被破坏及产生畸形，影响膝关节功能的一种退行性疾病。主要临床表现为膝关节疼痛或僵硬感，行走和上下楼梯时疼痛明显，膝关节活动受限、肿胀，行走时膝关节摇摆不稳等症状。临床上尤以50~60岁为最多见，特别是女性体胖者，且随着病情的发展症状逐渐加重。

寒湿证

【主症】膝关节冷痛肿胀，遇冷加重，得温则减。舌质淡、苔白滑，脉沉迟。

【取穴】犊鼻、阴陵泉、阿是穴、内膝眼。

【灸法】

1. 犊鼻、阴陵泉、阿是穴　温和灸，多可出现热感深透至关节腔内，或扩散至整个膝关节。每次灸45分钟，每日灸1次，10次为1个疗程（图10–6–1）。

2. 犊鼻、内膝眼　直接灸，先在施灸部位涂上姜汁，适当大小艾炷点燃施灸，多可出现灸感深透或沿经脉传导。一般每次灸5~7壮，每壮艾炷须燃尽方可继续易炷再灸。正常情况下，灸后1周左右，施灸部位化脓形成灸疮，5~6周，灸疮自行痊愈，结痂脱落后而留下瘢痕（图10–6–1）。

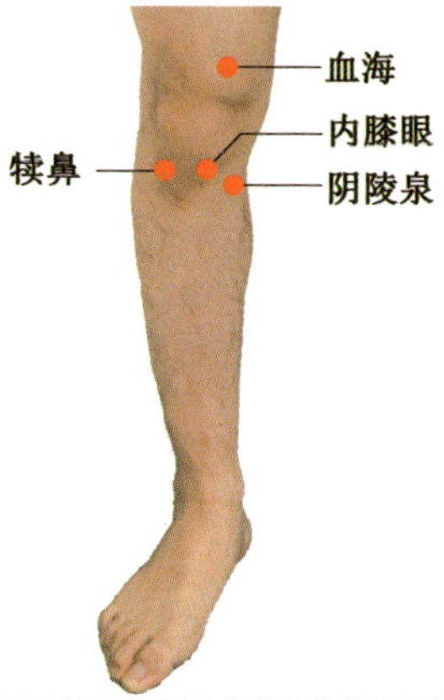

图10–6–1　犊鼻、阴陵泉、内膝眼、血海

瘀血证

【主症】膝关节疼痛剧烈，痛如针刺，痛处固定不移，夜间加重，伴有外伤史。舌质紫暗或有瘀斑、苔少，脉涩。

【取穴】犊鼻、血海、阿是穴。

【灸法】温和灸，多可出现热感深透至关节腔内，或扩散至整个膝关节，或出现局部酸、胀、痛感。每次灸45分钟，每日灸1次，10次为1个疗程（图10-6-1）。

肝肾亏虚证

【主症】膝关节痛势隐隐，喜揉喜按，劳则加重。舌淡苔少，脉细。

【取穴】犊鼻、阳陵泉、悬钟、命门。

【灸法】

1. 犊鼻、阳陵泉、悬钟　温和灸，多可出现热感深透，或向四周扩散，或出现热感沿经脉向上或向下传导。每次灸45分钟，每日灸1次，10次为1个疗程（图10-6-1、图10-6-2）。

2. 命门　隔附子饼灸，多可出现热感深透或向四周扩散。每次灸5~7壮，每日1次，7~10次为1个疗程（图10-6-3）。

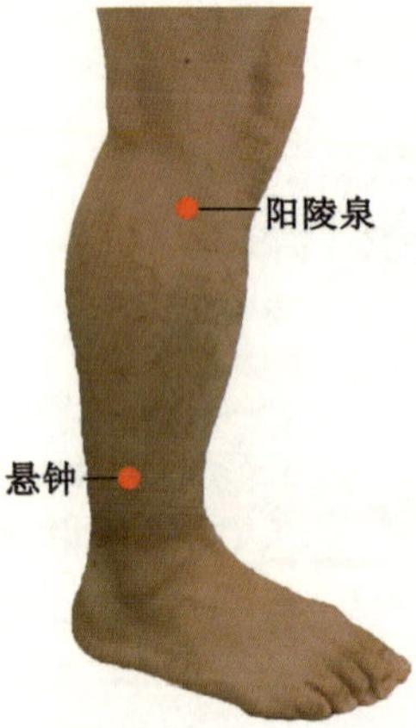

图10-6-2　阳陵泉、悬钟

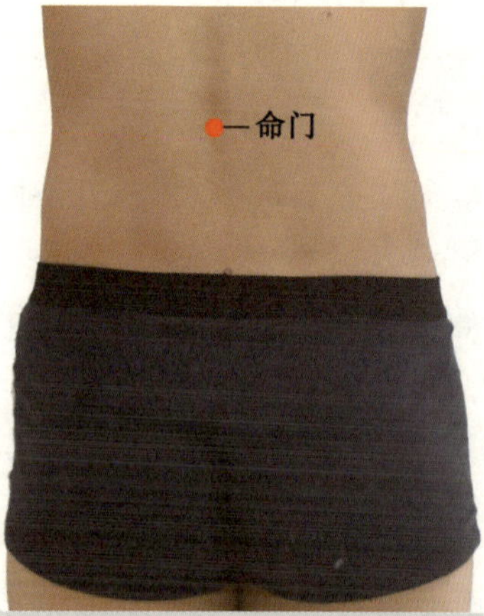

图10-6-3　命门

专家提示

① 艾灸治疗膝关节骨性关节炎有很好的临床疗效。

② 注意与良性关节痛、风湿性关节炎、类风湿关节炎等相鉴别。

③ 平时注意减少膝关节负重，必要时扶手杖走路，并注意保暖。

第七节 肩周炎

肩周炎是指发生于肩关节周围肌肉、肌腱、滑囊及关节囊的慢性无菌性炎症。主要表现肩部疼痛，活动受限等症状。以50岁以上中老年人发病率高，故又称“五十肩”。

本病检查肩部无明显肿胀，肩周肌肉痉挛，病程长者可见肩臂肌肉萎缩，尤以三角肌为明显，压痛部位多在肩峰下滑囊、喙突，亦可见广泛性压痛点，X线检查多无阳性发现，但可与神经根性颈椎病、风湿性关节炎等相鉴别。

手阳明经证

【主症】以肩前外部为主且压痛明显，肩髃疼痛或压痛明显，外展疼痛加重。

【取穴】阿是穴、肩髃。

【灸法】温和灸，自觉热感透向深部或向四周扩散，或有紧、压、酸、胀、痛感。每次灸45分钟，每日灸1次，10次为1个疗程（图10–7–1）。

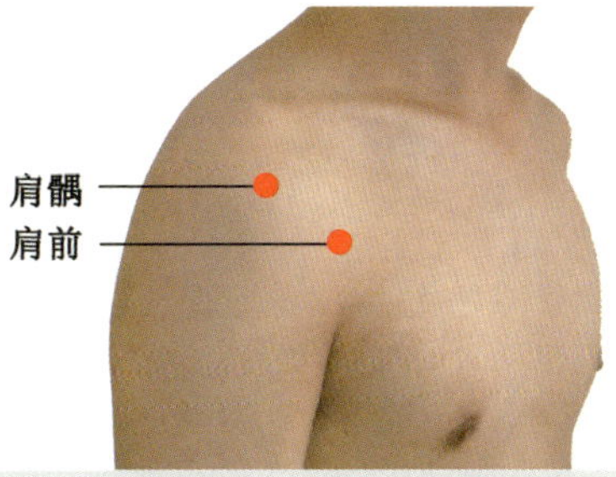

图10–7–1 肩髃、肩前

手少阳经证

【主症】以肩外侧部为主且压痛明显，肩髎疼痛或压痛明显，外展疼痛加重。

【取穴】阿是穴、肩井。

【灸法】温和灸，自觉热感透向深部或并向四周扩散，或热感沿上肢传导，部分感传可直达腕部。每次灸45分钟，每日灸1次，10次为1个疗程（图10–7–2）。

手太阳经证

【主症】以肩后部为主且压痛明显，肩贞、臑俞疼痛或压痛明显，肩内收疼痛加重。

【取穴】阿是穴、膏肓。

【灸法】温和灸，自觉热感扩散至整个肩背部，或沿腋下及上臂后内侧传至肘关节。每次灸45分钟，每日灸1次，10次为1个疗程（图10-7-2）。

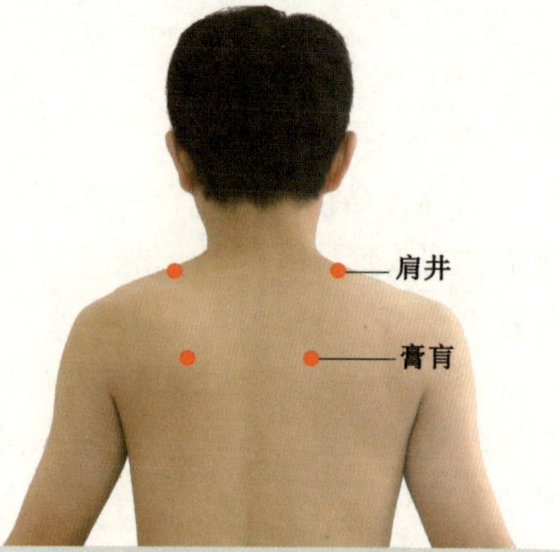

图10-7-2　肩井、膏肓

手太阴经证

【主症】以肩前部为主且压痛明显，后伸疼痛加重。

【取穴】阿是穴、肩前。

【灸法】温和灸，自觉热感深透或向四周扩散，或有紧、压、酸、胀、痛感。每次灸45分钟，每日灸1次，10次为1个疗程（图10-7-1）。

专家提示

① 本病早期治疗效果较好。经较长时间治疗无明显缓解时，应排除肩关节结核、肿瘤等疾患。

② 本病治疗期间病人应配合肩关节功能锻炼，如爬墙、拉绳等动作，并注意肩部保暖。

第八节　颞颌关节功能紊乱症

颞颌关节功能紊乱症又称颞颌关节功能紊乱综合征，是指咀嚼肌平衡失调，颞颌关节各组织结构之间运动失常而引起的疼痛，张口受限，弹响等综合征。本病好发于青壮年，以单侧较多见，是口腔面颊部的常见多发病。

此外，诊断本病尚须排除其他原因引起的颞颌关节各组织结构之间失常引起的疼痛，对于45岁以上，近期出现特别是同时伴脑神经症状或其他症状的病人需要引起重视，进行彻底检查，寻找病因。

寒湿痹阻证

【主症】颞颌关节疼痛，开口不利，遇寒湿风冷症状加重，得热则减。舌淡、苔薄白，脉弦紧。

【取穴】下关。

【灸法】隔姜灸，多可出现热感深透或向四周扩散。每次灸5~7壮，每日1次或隔日1次，7~10次为1个疗程（图10-8-1）。

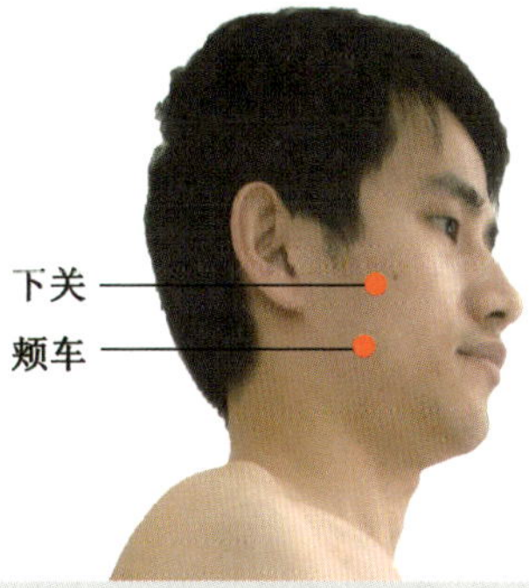

图10-8-1　下关、颊车

瘀血阻滞证

【主症】颞颌关节局部持续性疼痛，易疲劳，开口受限且疼痛剧烈，拒按。舌紫暗或有瘀斑，脉涩。

【取穴】下关、颊车、阿是穴。

【灸法】温和灸，自觉热感透至深部并扩散至患侧面部，或自觉酸、胀、痛感。每次灸45分钟，每日灸1次，10次为1个疗程（图10-8-1）。

专家提示

① 艾灸可缓解疼痛，治疗重在调节颞下颌关节有关肌肉、关节囊及关节盘的功能。

② 不宜张口过大，忌食生硬、寒凉及刺激性食物。

附录

第十一章 常用腧穴定位

腧穴是指人体脏腑经络之气输注于体表的特殊部位，既是疾病的反应点，又是针灸的施术部位。

第一节 传统腧穴定位方法

一、骨度分寸定位法

骨度分寸定位法，是指以自身骨节为标志，将身体各部位长度按比例折量为一定的尺寸，以确定腧穴位置的方法。骨度分寸始见于《内经》,《灵枢·骨度》云：“度其骨节之大小，广狭，长短而脉度定矣。”

头面部：

前发际正中至后发际正中为12寸。

眉间至前发际正中为3寸。

第7颈椎棘突下至后发际正中为3寸。

前两额发角之间为9寸。

耳后两乳突之间为9寸。

胸腹部：

胸骨上窝至胸剑联合中点为9寸。

胸剑联合中点至脐中为8寸。

脐中至耻骨联合上缘为5寸。

两乳头之间为8寸。

腋窝顶点至第11肋游离端为12寸。

腰背部：

肩胛骨内缘（近脊柱侧点）至后正中线为3寸。

肩峰缘至后正中线为8寸。

肩胛骨下角相当第7（胸）椎，髂嵴高点相当第16椎（第4腰椎棘突）。

上肢：

腋前、后纹头至肘横纹为9寸。

肘横纹（平肘尖）至腕掌（背）侧横纹为12寸。

下肢：

耻骨联合上缘至股骨内上髁上缘为18寸。

胫骨内侧髁下方至内踝尖为13寸。

股骨大转子至腘横纹为19寸。

腘横纹至外踝尖为16寸。

二、体表解剖标志定位法

体表解剖标志定位法是以人体各体表解剖标志为依据来确定腧穴位置的方法。包括人体骨节和肌肉所形成的突起、空隙、凹陷、发际、指（趾）甲、乳头、肚脐等，如足内踝尖上3寸，胫骨内侧缘后方为三阴交；脐中旁开2寸定天枢等；耳屏与下颌关节之间微张口呈凹陷处为听宫等。

三、手指同身寸定位法

手指同身寸定位法依据病人本人手指所规定的分寸来量取腧穴的方法，又称“指寸法”。包括中指同身寸（中指屈指，中间指节为1寸）；拇指同身寸（拇指的指间关节的宽度为1寸）；横指同身寸（食指、中指、无名指和小指并拢，以中指中节横纹为标准的宽度为3寸）。四指相并名曰“一夫”，故横指同身寸定位法又名“一夫法”。

四、简便定位法

简便定位法是临床中一种简易定穴的方法。如站立时手臂自然下垂，其中指端在下肢所触及处为风市；以一手的拇指指骨关节横纹，放在另一手拇、食指之间的指蹼缘上，当拇指尖下即是合谷；两手虎口自然平直交叉，一手食指压在另一手腕后，高骨的上方，其食指尽端到达处取列缺等。

第二节　十二经脉及其腧穴

一、手太阴肺经

（一）经脉循行

手太阴肺经起于中焦，属肺、络大肠，联系胃及肺系；外行线起于侧胸上部，循行于上肢内侧前缘，止于拇指桡侧端；分支从腕后分出，止于食指桡侧端。

（二）本经主治

本经腧穴主治咳、喘、咯血、咽喉痛等与肺脏有关的疾患，及经脉循行经过部位的其他病证。

（三）本经腧穴

1.中府（肺之募穴）

在胸外上方，前正中线旁开6寸，平第1肋间隙处（图11-2-1）。

【主治】①咳嗽，气喘，胸满痛；②肩背痛。

2.云门

【定位】在胸外侧部，肩胛骨喙突上方，前正中线旁开6寸，锁骨下窝凹陷处（图11-2-1）。

【主治】①咳嗽，气喘，胸痛；②肩背痛。

3.天府

【定位】肱二头肌桡侧缘，腋前纹头下3寸处（图11-2-1）。

【主治】①咳嗽，气喘，鼻衄；②瘿气；③上臂痛。

4.侠白

【定位】肱二头肌桡侧缘，腋前纹头下4寸，或肘横纹上5寸处（图11-2-2）。

【主治】①咳嗽，气喘；②干呕；③上臂痛。

5.尺泽（合穴）

【定位】在肘横纹中，肱二头肌腱桡侧凹陷处（图11-2-2）。

【主治】①咳嗽，气喘，咳血，咽喉肿痛等肺疾；②肘臂挛痛；③急性吐泻，中暑，小儿惊风。

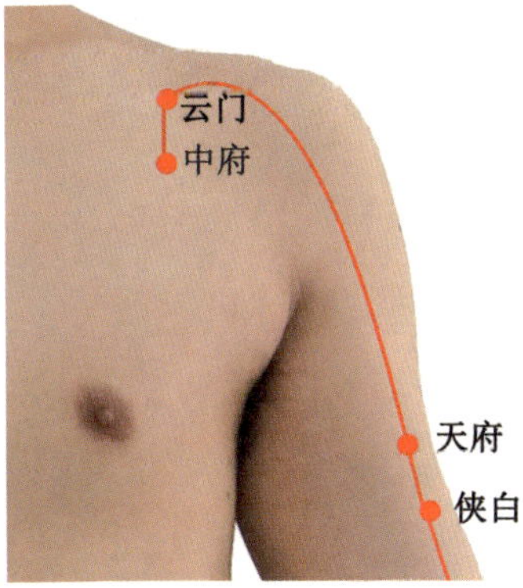

图11-2-1 手太阴肺经（1）

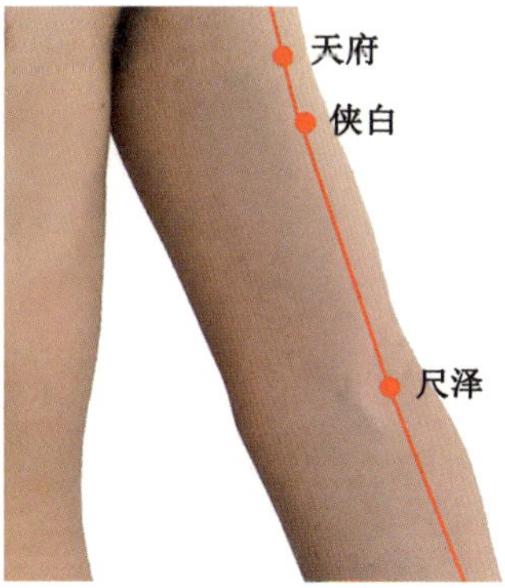

图11-2-2 手太阴肺经（2）

6.孔最（郄穴）

【定位】尺泽穴与太渊穴连线上，腕横纹上7寸处（图11-2-3）。

【主治】①咳血，咳嗽，气喘，咽喉肿痛；②肘臂挛痛。

7.列缺（络穴；八脉交会穴）

【定位】桡骨茎突上方，腕横纹上1.5寸，当肱桡肌与拇长展肌腱之间（图11-2-4）。简便取穴法：两手虎口自然平直交叉，一手食指按在另一手桡骨茎突上，指尖下凹陷中是穴。

【主治】①咳嗽，气喘，咽喉肿痛；②头痛，齿痛，项强，口眼歪斜等头项疾患。

8.经渠

【定位】桡骨茎突与桡动脉之间凹陷处，腕横纹上1寸（图11-2-4）。

【主治】①咳嗽，气喘，胸痛，咽喉肿痛；②手腕痛。

9.太渊（输穴；原穴；八会穴之脉会）

【定位】在掌后腕横纹桡侧，桡动脉的桡侧凹陷中（图11-2-4）。

【主治】①咳嗽，气喘；②无脉症；③腕臂痛。

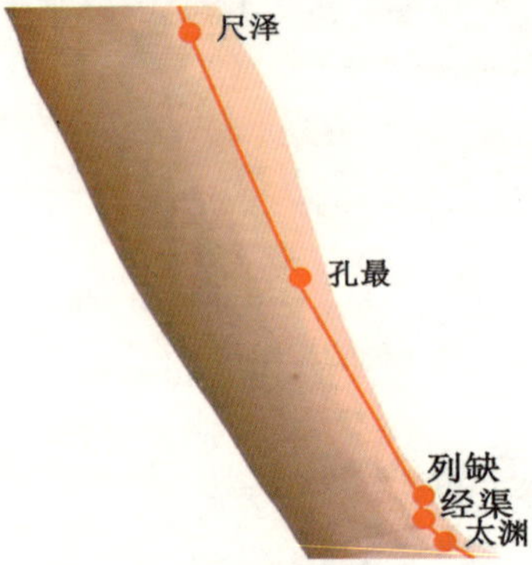

图 11-2-3　手太阴肺经（3）

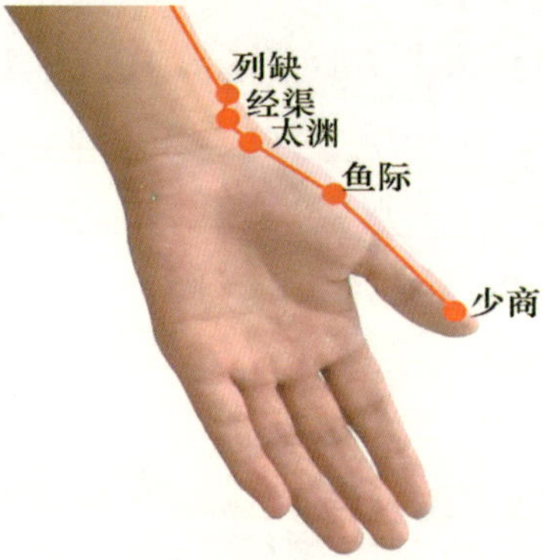

图 11-2-4　手太阴肺经（4）

10.鱼际（荥穴）

【定位】第1掌骨中点，赤白肉际处（图11-2-4）。

【主治】①咳嗽，咳血；②咽干，咽喉肿痛，失音；③小儿疳积。

11.少商（井穴）

【定位】拇指桡侧指甲角旁0.1寸（图11-2-4）。

【主治】①咽喉肿痛，鼻衄；②高热，昏迷，癫狂。

二、手阳明大肠经

（一）经脉循行

手阳明大肠经起于食指桡侧端，循行于上肢外侧的前缘，上走肩，入缺盆，络肺属大肠；从缺盆上走颈，经颈部入下齿，过人中沟，止于对侧鼻旁。

（二）本经主治

本经腧穴主治头面五官疾患、热病、皮肤病、肠胃病、神志病等及经脉循行部位的其他病证。

（三）本经腧穴

1.商阳（井穴）

【定位】食指桡侧指甲角旁0.1寸（图11-2-5）。

【主治】①齿痛，咽喉肿痛等五官疾患；②热病，昏迷。

2.二间（荥穴）

【定位】微握拳，当食指桡侧第2掌指关节前凹陷中（图11-2-5）。

【主治】①鼻衄，齿痛等五官疾患；②热病。

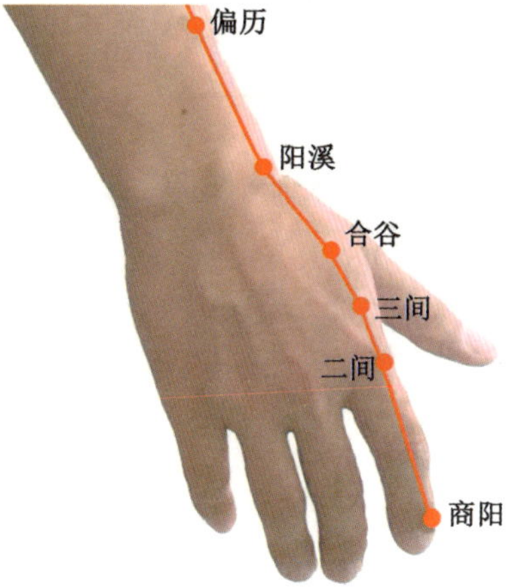

图 11-2-5 手阳明大肠经（1）

3.三间（输穴）

【定位】微握拳，在食指桡侧第2掌指关节后凹陷处（图11-2-5）。

【主治】①齿痛，咽喉肿痛；②腹胀，肠鸣；③嗜睡。

4.合谷（原穴）

【定位】在手背，第1、2掌骨间，当第2掌骨桡侧的中点处（图11-2-5）。简便取穴：以一手的拇指指骨关节横纹，放在另一手拇、食指之间的指蹼缘上，当拇指尖下是穴。又名虎口。

【主治】①头痛，目赤肿痛，鼻衄，齿痛，口眼歪斜，耳聋等头面五官诸疾；②诸痛证；③热病，无汗，多汗；④经闭，滞产。

5.阳溪（经穴）

【定位】腕背横纹桡侧，当拇短伸肌腱与拇长伸肌腱之间的凹陷中（图11-2-5）。

【主治】①手腕痛；②头痛，目赤肿痛，耳聋等头面五官疾患。

6.偏历（络穴）

【定位】屈肘，在阳溪穴与曲池穴连线上，腕横纹上3寸处（图11-2-6）。

【主治】①耳鸣，鼻衄等五官疾患；②手臂酸痛；③腹部胀满，水肿。

7.温溜（郄穴）

【定位】屈肘，在阳溪穴与曲池穴连线上，腕横纹上5寸处（图11-2-6）。

【主治】①急性肠鸣腹痛；②疔疮；③头痛，面肿，咽喉肿痛；④肩背酸痛。

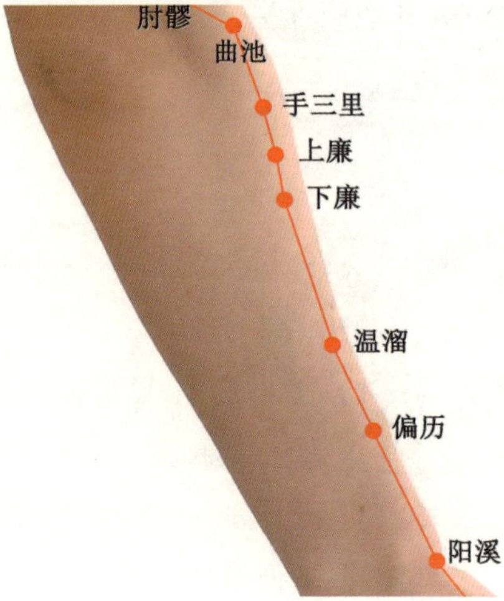

图11-2-6 手阳明大肠经（2）

8.下廉

【定位】在阳溪穴与曲池穴连线上，肘横纹下4寸处（图11-2-6）。

【主治】①肘臂痛；②头痛，眩晕，目痛；③腹胀，腹痛。

9.上廉

【定位】在阳溪穴与曲池穴连线上，肘横纹下3寸处（图11-2-6）。

【主治】①肘臂痛，半身不遂，手臂麻木；②头痛；③肠鸣腹痛。

10.手三里

【定位】在阳溪穴与曲池穴连线上，肘横纹下2寸处（图11-2-6）。

【主治】①手臂无力，上肢不遂；②腹痛，腹泻；③齿痛，颊肿。

11.曲池（合穴）

【定位】屈肘成直角，在肘横纹外侧端与肱骨外上髁连线中点（图11-2-7）。

【主治】①手臂痹痛，上肢不遂；②热病，高血压，癫狂；③腹痛，吐泻；④五官疼痛；⑤瘾疹，湿疹，瘰疬。

12.肘髎

【定位】屈肘，曲池穴外上方1寸，当肱骨边缘处（图11-2-7）。

【主治】肘臂部疼痛、麻木、挛急。

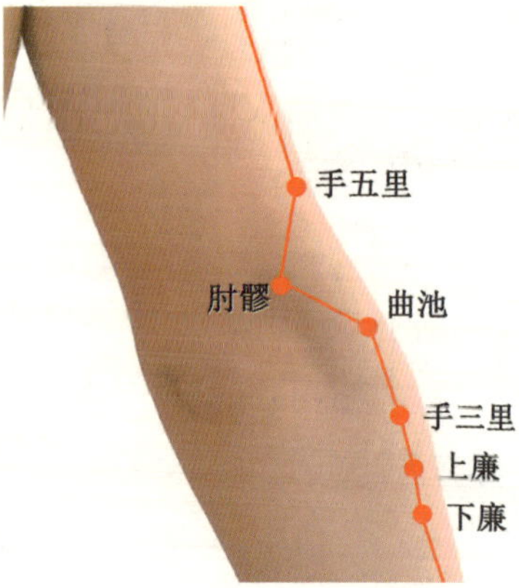

图11-2-7 手阳明大肠经（3）

13.手五里

【定位】在曲池穴与肩髃穴连线上，曲池穴上3寸处（图11-2-7）。

【主治】①肘臂挛痛；②瘰疬。

14.臂臑

【定位】在曲池穴与肩髃穴连线上，曲池穴上7寸，三角肌止点处（图11-2-8）。

【主治】①肩臂疼痛不遂，颈项拘挛；②瘰疬；③目疾。

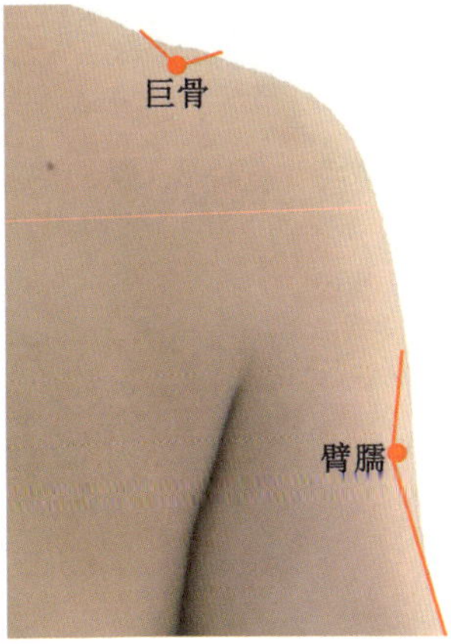

图 11-2-8　手阳明大肠经（4）

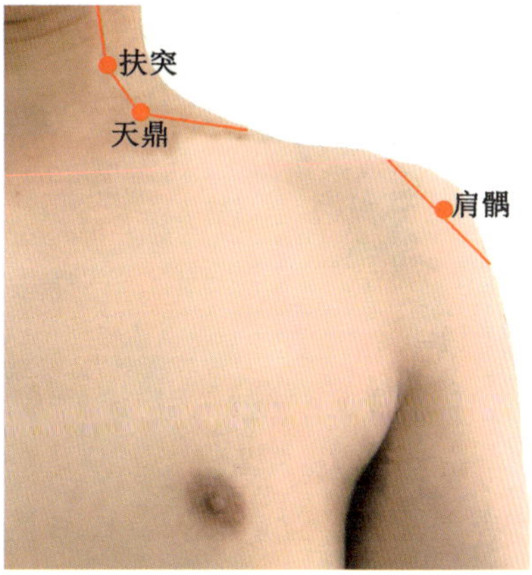

图 11-2-9　手阳明大肠经（5）

15.肩髃

【定位】肩峰端下缘，当肩峰与肱骨大结节之间，三角肌上部中央。臂外展或平举时，肩部出现两个凹陷，当肩峰前下方凹陷处（图11-2-9）。

【主治】①肩臂挛痛，上肢不遂；②瘾疹。

16.巨骨

【定位】在锁骨肩峰端与肩胛冈之间凹陷处（图11-2-8）。

【主治】①肩臂挛痛，臂不举；②瘰疬，瘿气。

17.天鼎

【定位】在胸锁乳突肌后缘，扶突穴直下1寸（图11-2-9）。

【主治】①暴喑气梗，咽喉肿痛；②瘰疬，瘿气。

18.扶突

【定位】在结喉旁约3寸，当胸锁乳突肌的胸骨头与锁骨头之间（图11-2-9）。

【主治】①咽喉肿痛，暴喑；②瘿气，瘰疬；③咳嗽，气喘；④颈部手术针麻用穴。

19.口禾髎

【定位】在上唇部，水沟穴旁0.5寸，当鼻孔外缘直下（图11-2-10）。

【主治】①鼻塞，鼽衄；②口歪，口噤。

20.迎香

【定位】在鼻翼外缘中点旁开约0.5寸，当鼻唇沟中（图11-2-10）。

【主治】①鼻塞，鼽衄；②口歪；③胆道蛔虫症。

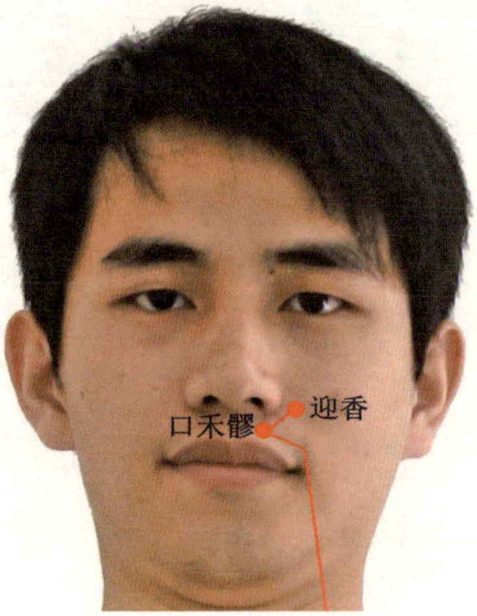

图 11-2-10　手阳明大肠经（6）

三、足阳明胃经

（一）经脉循行

足阳明胃经起于鼻旁，上行鼻根，沿着鼻外侧（承泣）下行，入上齿，环绕口唇，交会承浆，循行过下颌、耳前，止头角；主干线从颈下胸，内行部分入缺盆，属胃络脾；外行部分循行于胸腹第二侧线，抵腹股沟处，下循下肢外侧前缘，止于第二趾外侧端；分支从膝下3寸和足背分出，分别到中趾和足大趾。

（二）本经主治

本经腧穴主治胃肠病、头面五官病、神志病、皮肤病、热病及经脉循行部位的其他病证。

（三）本经腧穴

1.承泣

【定位】目正视，瞳孔直下，当眼球与眶下缘之间（图11-2-11）。

【主治】①目疾；②口眼歪斜，面肌痉挛。

2.四白

【定位】目正视，瞳孔直下，当眶下孔凹陷处（图11-2-11）。

【主治】①目疾；②口眼歪斜，三叉神经痛，面肌痉挛；③头痛，眩晕。

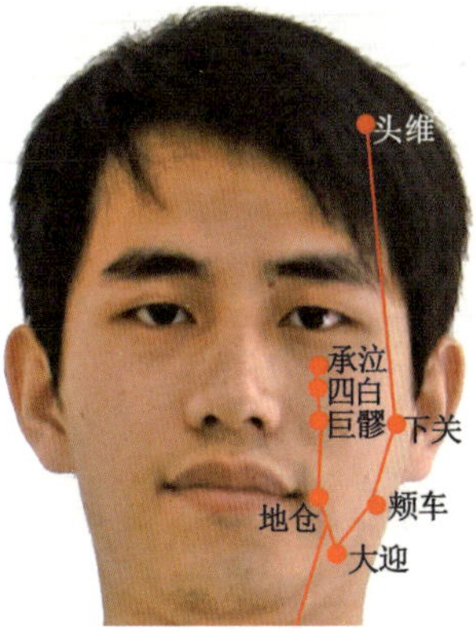

图11-2-11　足阳明胃经（1）

3.巨髎

【定位】目正视，瞳孔直下，平鼻翼下缘处，当鼻唇沟外侧（图11-2-11）。

【主治】①口角歪斜；②鼻衄，齿痛，唇颊肿。

4.地仓

【定位】口角旁约0.4寸，上直对瞳孔（图11-2-11）。

【主治】①口角歪斜，流涎；②三叉神经痛。

5.大迎

【定位】在下颌角前下方约1.3寸，咬肌附着部前缘。当闭口鼓气时，下颌角前下方出现一沟形的凹陷中取穴（图11-2-11）。

【主治】口角歪斜，颊肿，齿痛。

6.颊车

【定位】在下颌角前上方约1横指，按之凹陷处，当咀嚼时咬肌隆起最高点处（图11-2-11）。

【主治】①齿痛，牙关不利，颊肿；②口角歪斜。

7.下关

【定位】在耳屏前，下颌骨髁状突前方，当颧弓与下颌切迹所形成的凹陷中。合口有孔，张口即闭，宜闭口取穴（图11-2-11）。

【主治】①牙关不利，三叉神经痛，齿痛；②口眼歪斜；③耳聋，耳鸣，聤耳。

8.头维

【定位】当额角发际上0.5寸，头正中线旁4.5寸（图11-2-11）。

【主治】①头痛；②目眩，目痛。

9.人迎

【定位】喉结旁1.5寸，在胸锁乳突肌的前缘，颈总动脉之后（图11-2-12）。

【主治】①瘿气，咽喉肿痛，瘰疬；②高血压；③气喘。

10.水突

【定位】在颈部，当人迎穴与气舍穴连线的中点，胸锁乳突肌的前缘（图11-2-12）。

【主治】①咽喉肿痛；②咳嗽，气喘。

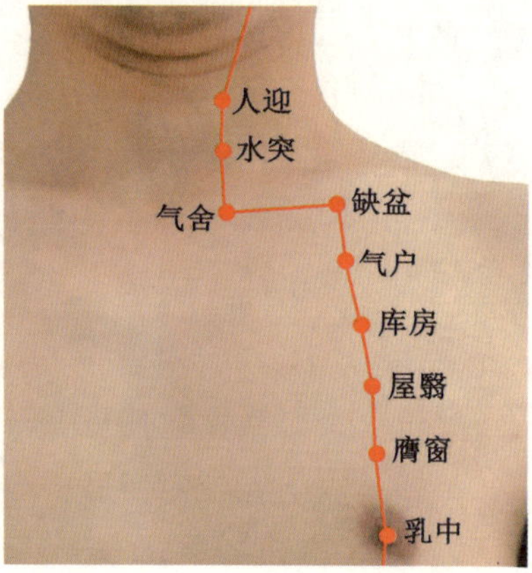

图 11-2-12　足阳明胃经（2）

11.气舍

【定位】人迎穴直下，在锁骨内侧端的上缘，胸锁乳突肌的胸骨头与锁骨头之间（图11-2-12）。

【主治】①咽喉肿痛，瘿瘤，瘰疬；②气喘，呃逆；③颈项强。

12.缺盆

【定位】在锁骨上窝中央，前正中线旁开4寸（图11-2-12）。

【主治】①咳嗽，气喘；②咽喉肿痛，缺盆中痛，瘰疬。

13.气户

【定位】在锁骨下缘，前正中线旁开4寸（图11-2-12）。

【主治】①咳嗽，气喘，呃逆；②胸胁满痛。

14.库房

【定位】在第1肋间隙，前正中线旁开4寸（图11-2-12）。

【主治】①咳嗽，气喘，咳唾脓血；②胸胁胀痛。

15.屋翳

【定位】在第2肋间隙，前正中线旁开4寸（图11-2-12）。

【主治】①咳嗽，气喘，咳唾脓血；②胸胁胀痛；③乳痈。

16.膺窗

【定位】在第3肋间隙，前正中线旁开4寸（图11-2-12）。

【主治】①咳嗽，气喘；②胸胁胀痛；③乳痈。

17.乳中

【定位】在第4肋间隙，乳头中央（图11-2-13）。

注：本穴通常只作为定位标志，不宜针灸。

18.乳根

【定位】在第5肋间隙，当乳头直下，前正中线旁开4寸（图11-2-13）。

【主治】①乳痈，乳汁少；②咳嗽，气喘，呃逆；③胸痛。

19.不容

【定位】脐中上6寸，前正中线旁开2寸（图11-2-14）。

【主治】呕吐，胃痛，纳少，腹胀等胃疾。

20.承满

【定位】脐中上5寸，前正中线旁开2寸（图11-2-14）。

【主治】胃痛，吐血，纳少等胃疾。

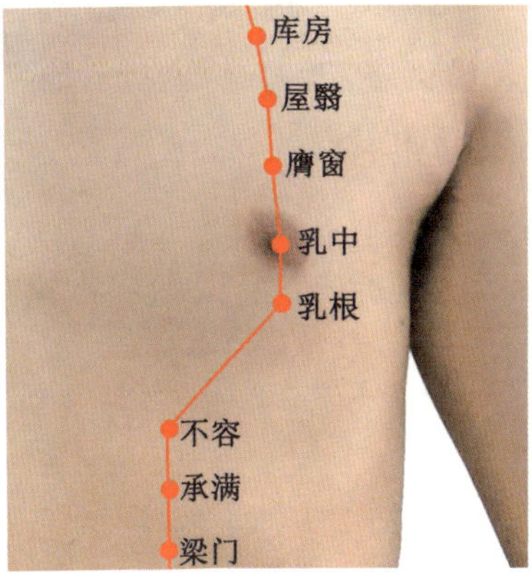

图 11-2-13　足阳明胃经（3）

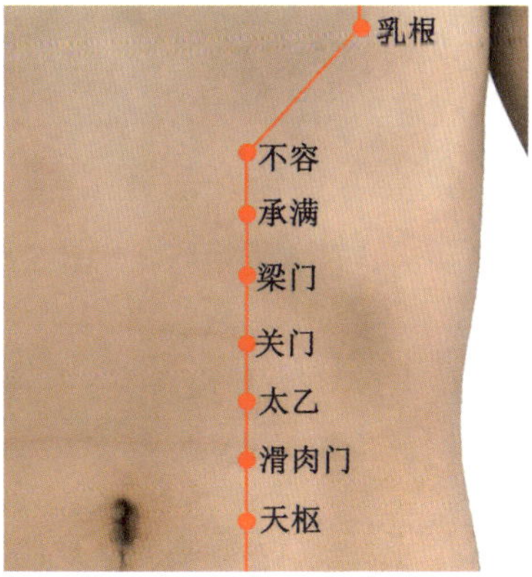

图 11-2-14　足阳明胃经（4）

21.梁门

【定位】脐中上4寸，前正中线旁开2寸（图11-2-14）。

【主治】纳少，胃痛，呕吐等胃疾。

22.关门

【定位】脐中上3寸，前正中线旁开2寸（图11-2-14）。

【主治】腹胀，腹痛，肠鸣腹泻等胃肠疾。

23.太乙

【定位】脐中上2寸，前正中线旁开2寸（图11-2-14）。

【主治】①胃病；②心烦，癫狂。

24.滑肉门

【定位】脐中上1寸，前正中线旁开2寸（图11-2-14）。

【主治】①胃痛，呕吐；②癫狂。

25.天枢（大肠募穴）

【定位】脐中旁开2寸（图11-2-15）。

【主治】①腹痛，腹胀，便秘，腹泻，痢疾等胃肠病；②月经不调，痛经。

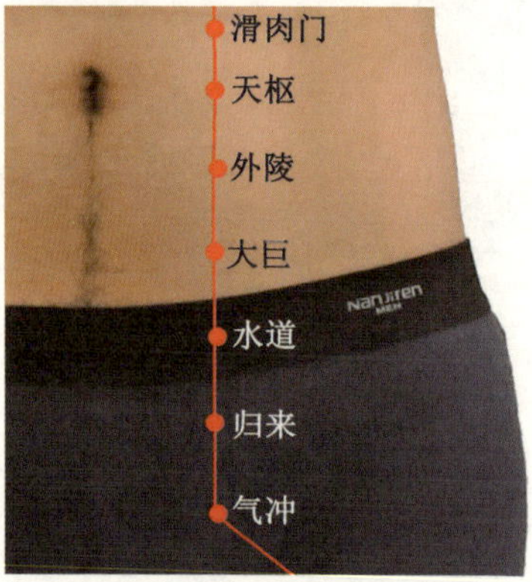

图 11-2-15　足阳明胃经（5）

26.外陵

【定位】脐中下1寸，前正中线旁开2寸（图11-2-15）。

【主治】①腹痛，疝气；②痛经。

27.大巨

【定位】脐中下2寸，前正中线旁开2寸（图11-2-15）。

【主治】①小腹胀满，小便不利，疝气；②遗精，早泄。

28.水道

【定位】脐中下3寸，前正中线旁开2寸（图11-2-15）。

【主治】①小腹胀满，小便不利，疝气；②痛经，不孕。

29.归来

【定位】脐中下4寸，前正中线旁开2寸（图11-2-15）。

【主治】①小腹痛，疝气；②月经不调，带下，阴挺。

30.气冲

【定位】在腹股沟稍上方，脐中下5寸，前正中线旁开2寸（图11-2-16）。

【主治】①肠鸣腹痛，疝气；②月经不调，不孕，阳痿，阴肿。

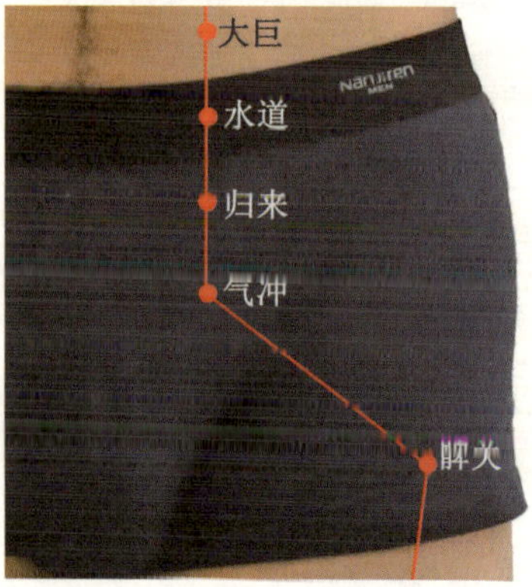

图 11-2-16　足阳明胃经（6）

31.髀关

【定位】在髂前上棘与髌骨外上缘连线上，屈髋时平会阴，居缝匠肌外侧凹陷处（图11–2–16）。

【主治】下肢痿痹，腰痛膝冷。

32.伏兔

【定位】在髂前上棘与髌骨外上缘连线上，髌骨外上缘上6寸（图11–2–17）。

【主治】①下肢痿痹，腰痛膝冷；②疝气，脚气。

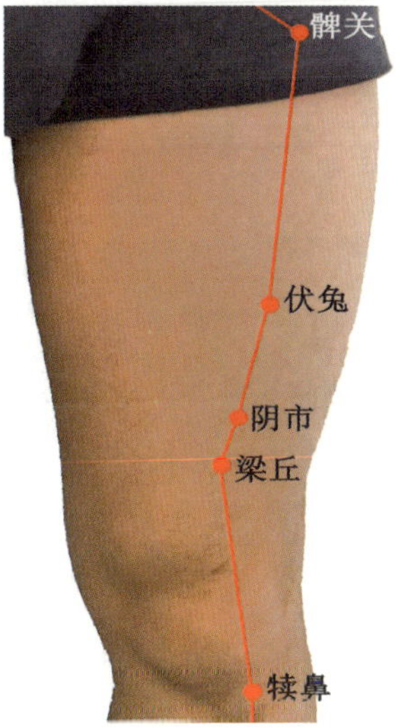

图 11–2–17　足阳明胃经（7）

33.阴市

【定位】在髂前上棘与髌骨外上缘连线上，髌骨外上缘上3寸（图11–2–17）。

【主治】①下肢痿痹，膝关节屈伸不利；②疝气。

34.梁丘（郄穴）

【定位】屈膝，在髂前上棘与髌骨外上缘连线上，髌骨外上缘上2寸（图11–2–17）。

【主治】①膝肿痛，下肢不遂；②急性胃痛，乳痈，乳痛。

35.犊鼻（又名外膝眼）

【定位】屈膝，在髌韧带外侧凹陷中（图11–2–18）。

【主治】膝痛，屈伸不利，下肢麻痹。

36.足三里（合穴；胃之下合穴）

【定位】犊鼻穴下3寸，胫骨前嵴外一横指处（图11–2–18）。

【主治】①胃痛，呕吐，噎膈，腹胀，腹泻，痢疾，便秘等胃肠诸疾；②下肢痿痹；③心悸，高血压，癫狂；④乳痈；⑤虚劳诸证，为强壮保健要穴。

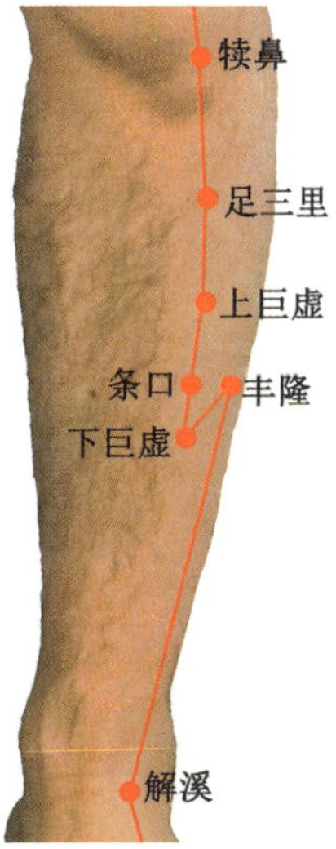

图 11–2–18　足阳明胃经（8）

37.上巨虚（大肠下合穴）

【定位】在犊鼻穴下6寸，足三里穴下3寸（图11-2-18）。

【主治】①肠鸣，腹痛，腹泻，便秘，肠痈等肠胃疾患；②下肢痿痹。

38.条口

【定位】上巨虚穴下2寸（图11-2-18）。

【主治】①下肢痿痹，转筋；②肩臂痛；③脘腹疼痛。

39.下巨虚（小肠下合穴）

【定位】上巨虚穴下3寸（图11-2-18）。

【主治】①腹泻，痢疾，小腹痛；②下肢痿痹；③乳痈。

40.丰隆（络穴）

【定位】外踝尖上8寸，条口穴外1寸，胫骨前嵴外二横指处（图11-2-18）。

【主治】①头痛，眩晕，癫狂；②咳嗽痰多；③下肢痿痹。

41.解溪（经穴）

【定位】足背踝关节横纹中央凹陷处，当拇长伸肌腱与趾长伸肌腱之间（图11-2-19）。

【主治】①下肢痿痹，踝关节病，垂足；②头痛，眩晕，癫狂；③腹胀，便秘。

42.冲阳（原穴）

【定位】在足背最高处，当拇长伸肌腱和趾长伸肌腱之间，足背动脉搏动处（图11-2-19）。

【主治】①胃痛；②口眼歪斜；③癫狂痫；④足痿无力。

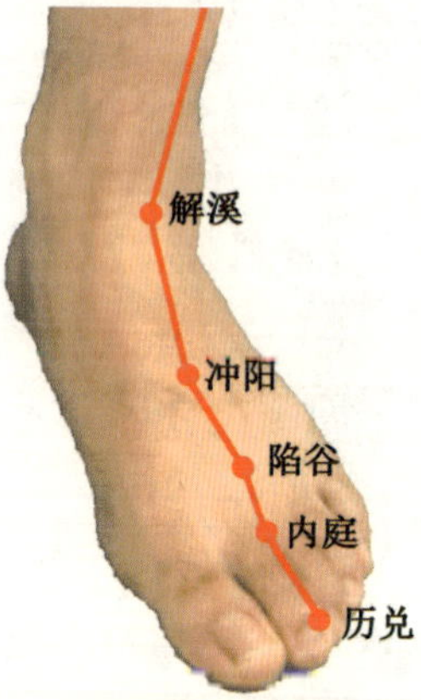

图11-2-19　足阳明胃经（9）

43.陷谷（输穴）

【定位】足背第2、3跖骨结合部前，第2、3跖趾关节后凹陷处（图11-2-19）。

【主治】①面肿，水肿；②足背肿痛；③肠鸣腹痛。

44.内庭（荥穴）

【定位】足背第2、3趾间缝纹端（图11-2-19）。

【主治】①齿痛，咽喉肿痛，鼻衄；②热病；③胃病吐酸，腹泻，痢疾，便秘；④足背肿痛，跖趾关节痛。

45.厉兑（井穴）

【定位】第2趾外侧趾甲角旁约0.1寸（图11-2-19）。

【主治】①鼻衄，齿痛，咽喉肿痛；②热病，多梦，癫狂。

四、足太阴脾经

（一）经脉循行

足太阴脾经起于足大趾，循行于小腿内侧的中间，至内踝上八寸后循行于小腿内侧的前缘，经膝股部内侧前缘，入腹属脾络胃，上膈，经过咽，止于舌；分支从胃注心中；另有一条分布于胸腹部第三侧线，经锁骨下，止于腋下大包穴。

（二）本经主治

本经腧穴主治脾胃病、妇科、前阴病及经脉循行部位的其他病证。

（三）本经腧穴

1.隐白（井穴）

【定位】足大趾内侧趾甲角旁0.1寸（图11-2-20）。

【主治】①月经过多，崩漏；②便血，尿血等慢性出血；③癫狂，多梦，惊风；④腹满，暴泄。

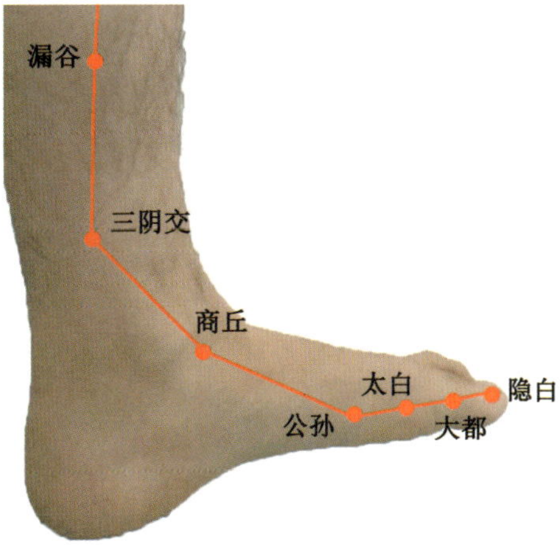

图 11-2-20　足太阴脾经（1）

2.大都（荥穴）

【定位】足大趾内侧，第1跖趾关节前下方，赤白肉际处（图11-2-20）。

【主治】①腹胀，胃痛，呕吐，腹泻，便秘；②热病，无汗。

3.太白（输穴；原穴）

【定位】第1跖骨小头后缘，赤白肉际凹陷处（图11-2-20）。

【主治】①肠鸣，腹胀，腹泻，胃痛，便秘；②体重节痛。

4.公孙（络穴；八脉交会穴）

【定位】第1跖骨基底部的前下方，赤白肉际处（图11-2-20）。

【主治】胃痛，呕吐，腹痛，腹泻，痢疾。

5.商丘（经穴）

【定位】内踝前下方凹陷中，当舟骨结节与内踝尖连线的中点处（图11-2-20）。

【主治】①腹胀，腹泻，便秘，黄疸；②足踝痛。

6.三阴交

【定位】内踝尖上3寸，胫骨内侧面后缘（图11-2-20）。

【主治】①肠鸣腹胀，腹泻等脾胃虚弱诸证；②月经不调，带下，阴挺，不孕，滞产，遗精，阳痿，遗尿等生殖泌尿系统疾患；③心悸，失眠，高血压；④下肢痿痹；⑤阴虚诸证。

7.漏谷

【定位】在内踝尖与阴陵泉的连线上，内踝尖上6寸（图11-2-21）。

【主治】①腹胀，肠鸣；②小便不利，遗精；③下肢痿痹。

8.地机（郄穴）

【定位】在内踝尖与阴陵泉穴的连线上，阴陵泉穴下3寸（图11-2-21）。

【主治】①痛经，崩漏，月经不调；②腹痛，腹泻，小便不利，水肿。

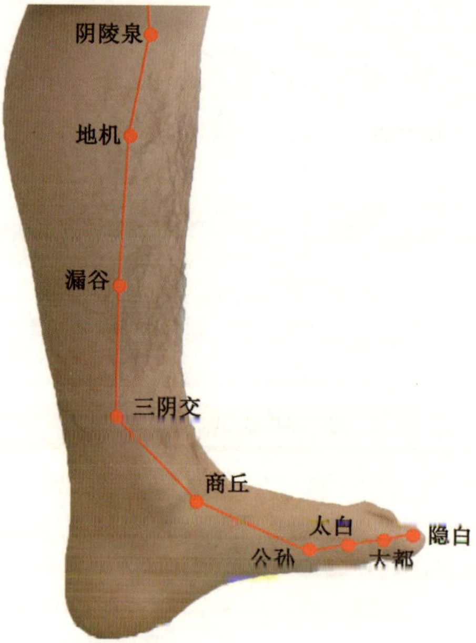

图11-2-21　足太阴脾经（2）

9.阴陵泉（合穴）

【定位】胫骨内侧髁下方凹陷处（图11-2-22）。

【主治】①腹胀，腹泻，水肿，黄疸，小便不利；②膝痛。

10.血海

【定位】屈膝，在髌骨内上缘上2寸，当股四头肌内侧头的隆起处（图11-2-22）。简便取穴法：病人屈膝，医者以左手掌心按于病人右膝髌骨上缘，二指至五指向上伸直，拇指约呈45°斜置，拇指尖下是穴。对侧取法仿此。

【主治】①月经不调，痛经，经闭；②瘾疹，湿疹，丹毒。

11.箕门

【定位】在血海穴与冲门穴的连线上，血海穴直上6寸（图11-2-22）。

【主治】①小便不利，遗尿；②腹股沟肿痛。

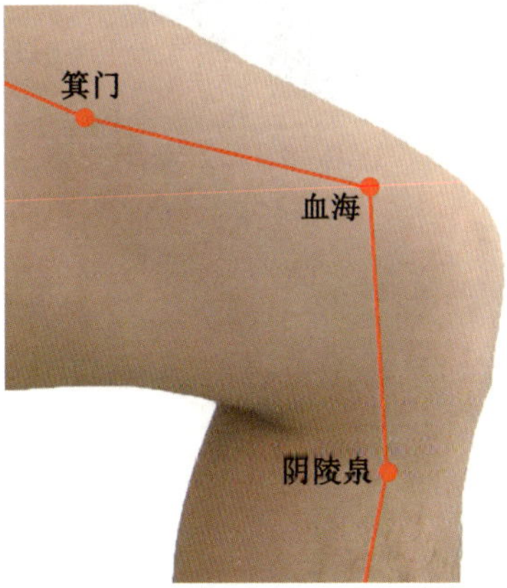

图11-2-22　足太阴脾经（3）

12.冲门

【定位】在腹股沟外侧，距耻骨联合上缘中点3.5寸，当髂外动脉搏动处的外侧（图11-2-23）。

【主治】腹痛，疝气，崩漏，带下。

13.府舍

【定位】冲门穴上方0.7寸，前正中线旁开4寸（图11-2-23）。

【主治】腹痛，积聚，疝气。

14.腹结

【定位】府舍穴上3寸，大横穴下1寸（图11-2-24）。

【主治】腹痛，腹泻，疝气。

15.大横

【定位】脐中旁开4寸（图11-2-24）。

【主治】腹痛，腹泻，便秘。

16.腹哀

【定位】脐中上3寸，前正中线旁开4寸（图11-2-24）。

【主治】消化不良，腹痛，便秘，痢疾。

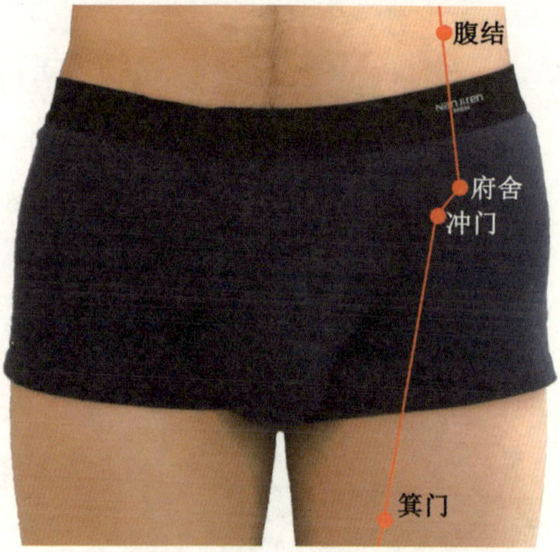

图 11-2-23　足太阴脾经（4）

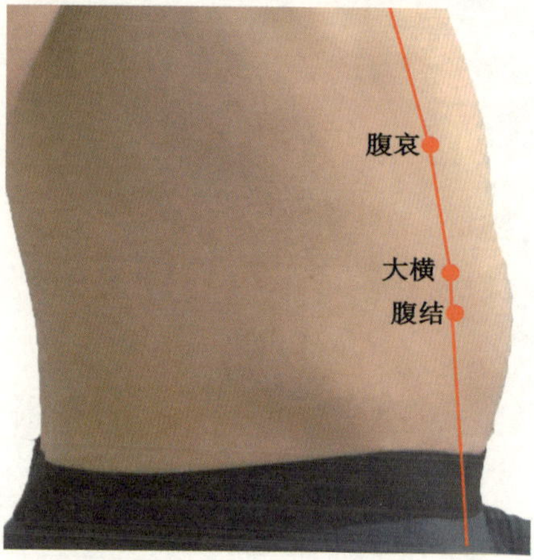

图 11-2-24　足太阴脾经（5）

17.食窦

【定位】在第5肋间隙，前正中线旁开6寸（图11-2-25）。

【主治】①胸胁胀痛；②嗳气，翻胃，腹胀，水肿。

18.天溪

【定位】在第4肋间隙，前正中线旁开6寸（图11-2-25）。

【主治】①胸胁疼痛，咳嗽；②乳痈，乳汁少。

19.胸乡

【定位】在第3肋间隙，前正中线旁开6寸（图11-2-25）。

【主治】胸胁胀痛。

20.周荣

【定位】在第2肋间隙，前正中线旁开6寸（图11-2-25）。

【主治】①咳嗽，气逆；②胸胁胀满。

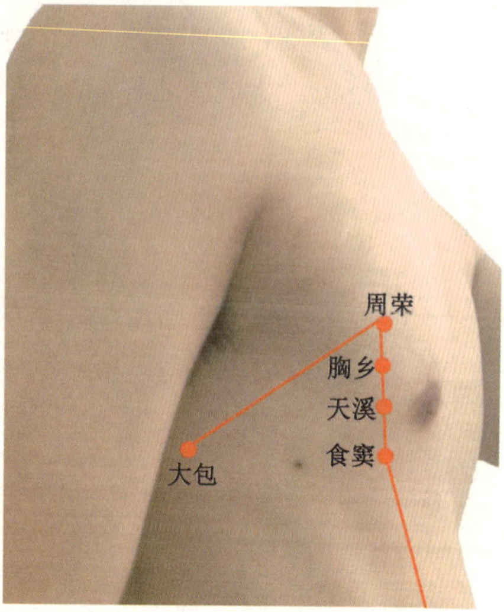

图 11-2-25　足太阴脾经（6）

21.大包（脾之大络）

【定位】在侧胸部腋中线上，当第6肋间隙处（图11-2-25）。

【主治】①气喘；②胸胁痛；③全身疼痛，急性扭伤，四肢无力。

五、手少阴心经

（一）经脉循行

手少阴心经起于心中，联系心系、肺、咽及目系，属心络小肠，浅出腋下，循行于上肢内侧后缘，止于小指桡侧端。

（二）本经主治

本经腧穴主治心、胸、神志及经脉循行部位的其他病证。

（三）本经腧穴

1.极泉

【定位】腋窝正中，腋动脉搏动处（图11-2-26）。

【主治】①心痛，心悸；②肩臂疼痛，胁肋疼痛，臂丛神经损伤；③瘰疬，腋臭；④上肢针麻用穴。

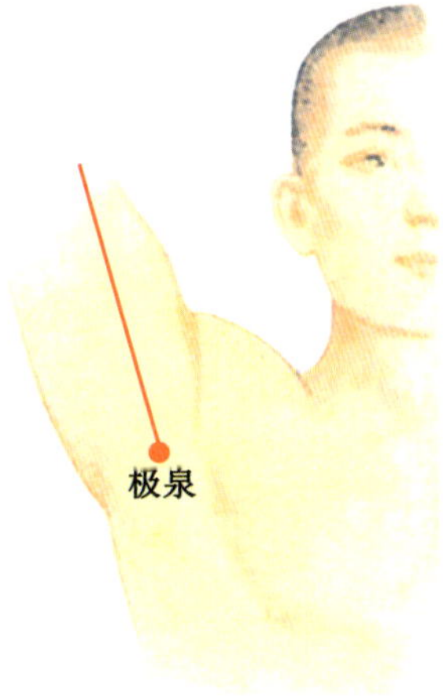

图 11-2-26 手少阴心经（1）

2.青灵

【定位】臂内侧，在极泉穴与少海穴的连线上，肘横纹上3寸，肱二头肌的尺侧缘（图11-2-27）。

【主治】①头痛，振寒，目黄；②胁痛，肩臂疼痛。

3.少海（合穴）

【定位】屈肘，当肘横纹内侧端与肱骨内上髁连线的中点处（图11-2-28）。

【主治】①心痛，癔病；②肘臂挛痛，臂麻手颤，头项痛，腋胁痛；③瘰疬。

4.灵道（经穴）

【定位】腕横纹上1.5寸，尺侧腕屈肌腱的桡侧缘（图11-2-28）。

【主治】①心痛，悲恐善笑；②暴喑；③肘臂挛痛。

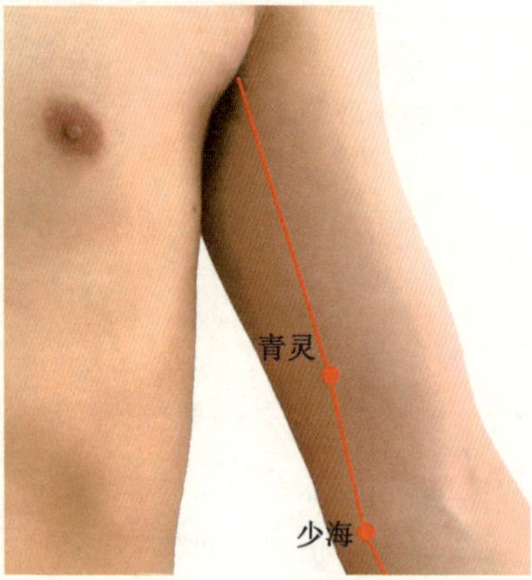

图11-2-27 手少阴心经（2）

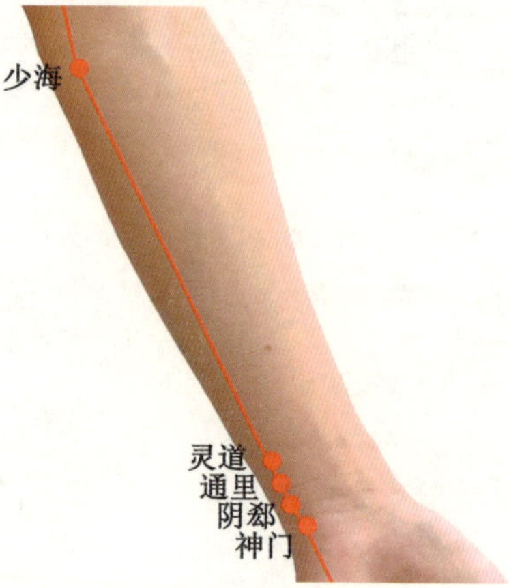

图11-2-28 手少阴心经（3）

5.通里（络穴）

【定位】腕横纹上1寸，尺侧腕屈肌腱的桡侧缘（图11–2–28）。

【主治】① 心悸，怔忡；②舌强不语，暴喑；③腕臂痛。

6.阴郄（郄穴）

【定位】腕横纹上0.5寸，尺侧腕屈肌腱的桡侧缘（图11–2–28）。

【主治】① 心痛，惊悸；②骨蒸盗汗；③吐血，衄血。

7.神门（输穴；原穴）

【定位】腕横纹尺侧端，尺侧腕屈肌腱的桡侧凹陷处（图11–2–29）。

【主治】①心痛，心烦，惊悸，怔忡，健忘，失眠，痴呆，癫狂痫等心与神志病变；②高血压；③胸胁痛。

8.少府（荥穴）

【定位】在手掌面，第4、5掌骨之间，握拳时当小指与无名指指端之间（图11–2–29）。

【主治】①心悸，胸痛；②阴痒，阴痛；③痈疡；④小指挛痛。

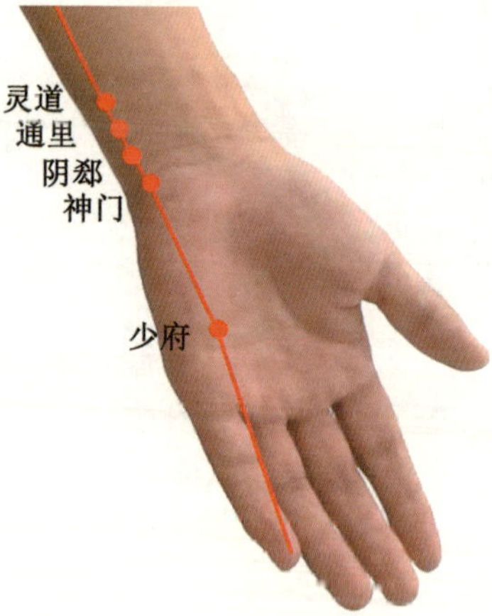

图11-2-29 手少阴心经（4）

9.少冲（井穴）

【定位】小指桡侧指甲角旁0.1寸（图11-2-30）。

【主治】①心悸，心痛，癫狂；②热病，昏迷；③胸胁痛。

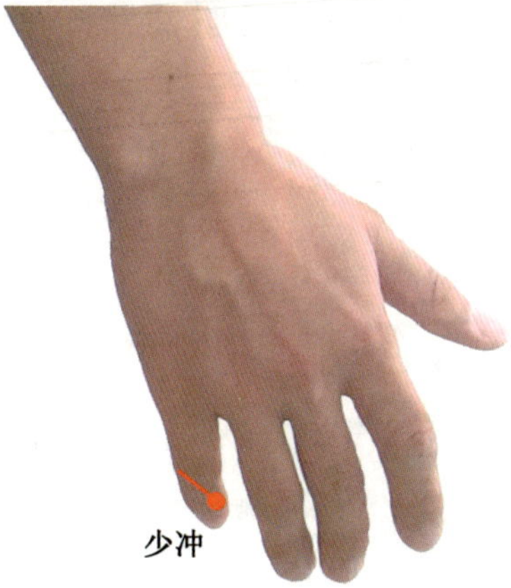

图 11-2-30　手少阴心经（5）

六、手太阳小肠经

（一）经脉循行

手太阳小肠经起于小指尺侧端，循行于上肢外侧的后缘，绕行肩胛部，内行从缺盆络心，属小肠，联系胃、咽；上行从缺盆至目外眦、耳，分支从面颊抵鼻，止于目内眦。

（二）本经主治

本经腧穴主治头面五官病、热病、神志病及经脉循行部位的其他病证。

（三）本经腧穴

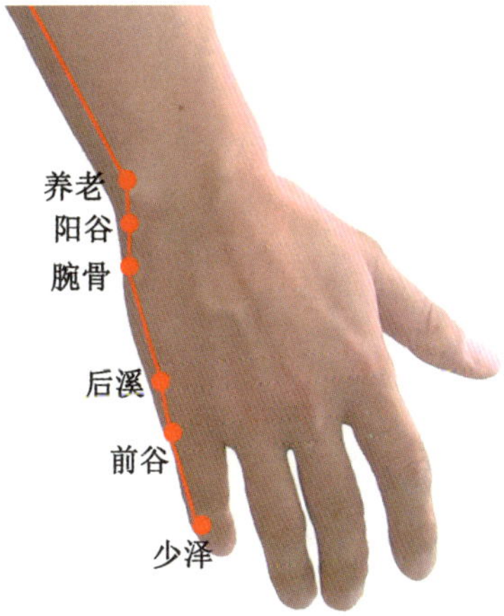

图 11-2-31　手太阳小肠经（1）

1.少泽（井穴）

【定位】小指尺侧指甲角旁0.1寸（图11-2-31）。

【主治】①乳痈，乳汁少；②昏迷，热病；③头痛，目翳，咽喉肿痛。

2.前谷（荥穴）

【定位】微握拳，第5指掌关节前尺侧，掌指横纹头赤白肉际（图11-2-31）。

【主治】①热病；②乳痈，乳汁少；③头痛，目痛，耳鸣，咽喉肿痛。

3.后溪（输穴；八脉交会穴）

【定位】微握拳，第5指掌关节后尺侧的远侧掌横纹头赤白肉际（图11-2-31）。

【主治】①头项强痛，腰背痛，手指及肘臂挛痛；②耳聋，目赤；③癫狂痫；④疟疾。

4.腕骨（原穴）

【定位】第5掌骨基底与三角骨之间的凹陷处，赤白肉际（图11-2-31）。

【主治】①指挛腕痛，头项强痛；②目翳，黄疸；③热病，疟疾。

5.阳谷（经穴）

【定位】腕背横纹尺侧端，当尺骨茎突与三角骨之间的凹陷处（图11-2-31）。

【主治】①颈颔肿，臂外侧痛，腕痛；②头痛，目眩，耳鸣，耳聋；③热病，癫狂痫。

6.养老（郄穴）

【定位】以手掌面向胸，当尺骨茎突桡侧骨缝凹缘中（图11-2-31）。

【主治】①目视不明；②肩、背、肘、臂酸痛。

7.支正（络穴）

【定位】阳谷穴与小海穴的连线上，腕背横纹上5寸（图11-2-32）。

【主治】①头痛，项强，肘臂酸痛；②热病，癫狂；③疣证。

8.小海（合穴）

【定位】屈肘，当尺骨鹰嘴与肱骨内上髁之间凹陷处（图11-2-32）。

【主治】①肘臂疼痛，麻木；②癫痫。

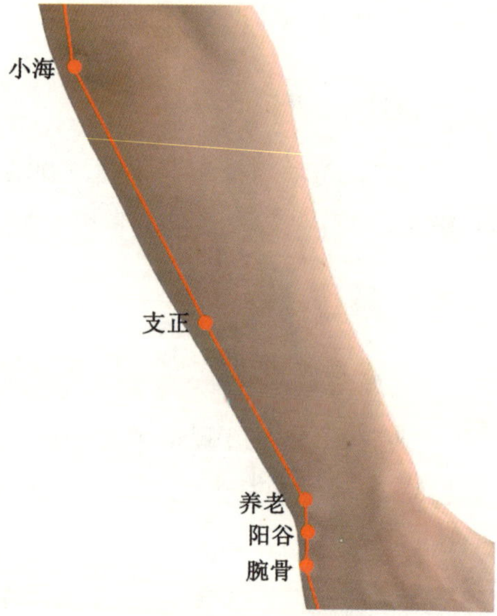

图11-2-32　手太阳小肠经（2）

9.肩贞

【定位】臂内收，腋后纹头上1寸（图11-2-33）。

【主治】①肩臂疼痛，上肢不遂；②瘰疬。

10.臑俞

【定位】臂内收，腋后纹头直上，肩胛冈下缘凹陷中（图11-2-33）。

【主治】①肩臂疼痛，肩不举；②瘰疬。

11.天宗

【定位】肩胛骨冈下窝中央凹陷处，约肩胛冈下缘与肩胛下角之间的上1/3折点处取穴（图11–2–33）。

【主治】①肩胛疼痛，肩背部损伤；②气喘。

12.秉风

【定位】肩胛骨冈上窝中央，天宗穴直上，举臂有凹陷处（图11–2–33）。

【主治】肩胛疼痛，上肢酸麻。

13.曲垣

【定位】肩胛骨冈上窝内侧端，在臑俞穴与第2胸椎棘突连线的中点处（图11–2–33）。

【主治】肩胛疼痛。

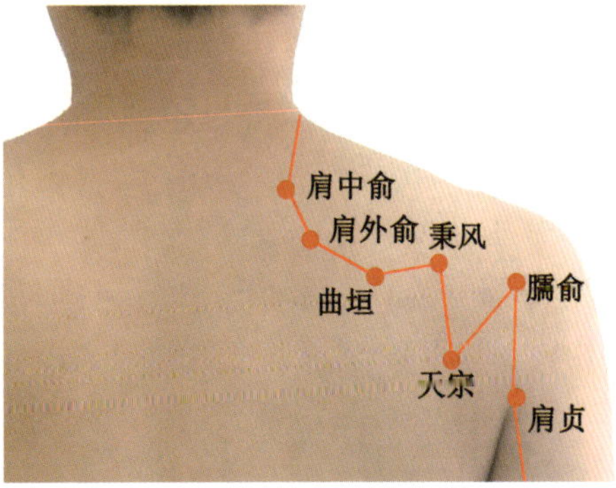

图11–2–33　手太阳小肠经（3）

14.肩外俞

【定位】第1胸椎棘突下旁开3寸（图11–2–33）。

【主治】肩背疼痛，颈项强急。

15.肩中俞

【定位】第7颈椎棘突下旁开2寸（图11–2–33）。

【主治】①咳嗽，气喘；②肩背疼痛。

16.天窗

【定位】扶突穴后，在胸锁乳突肌的后缘，约喉结旁开3.5寸（图11–2–34）。

【主治】①耳鸣，耳聋，咽喉肿痛，暴喑；②颈项强痛。

17.天容

【定位】在下颌角的后方，胸锁乳突肌的前缘凹陷中（图11–2–34）。

【主治】①耳鸣，耳聋，咽喉肿痛；②头痛，颈项强痛。

18.颧髎

【定位】目外眦直下，颧骨下缘凹陷处（图11–2–34）。

【主治】口眼歪斜，眼睑瞤动，齿痛，三叉神经痛。

19.听宫

【定位】耳屏前，下颌骨髁状突的后方，张口时呈凹陷处（图11-2-34）。

【主治】①耳鸣，耳聋，聤耳等诸耳疾；②齿痛。

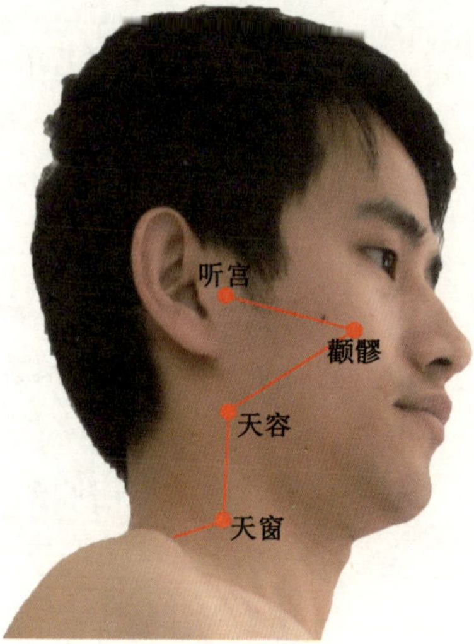

图 11-2-34　手太阳小肠经（4）

七、足太阳膀胱经

（一）经脉循行

足太阳膀胱经起于目内眦，循行至头顶并入络脑；分支至耳上角，在枕部分出两支向下，分别循行分布于背腰臀部，入内属膀胱络肾，向下贯臀，在腘窝相合后循行于小腿后侧，止于小趾外侧端。

（二）本经主治

本经腧穴主治头面五官病，项、背、腰、下肢病证及神志病；位于背部两条侧线的背俞穴及其他腧穴主治相应的脏腑病证和有关的组织器官病证。

（三）本经腧穴

1.睛明

【定位】目内眦角稍上方凹陷处（图11-2-35）。

【主治】①目赤肿痛，流泪，视物不明，目眩，近视，夜盲，色盲等目疾；②急性腰扭伤，坐骨神经痛；③心动过速。

2.攒竹

【定位】眉头凹陷中，约在目内眦直上（图11-2-35）。

【主治】①头痛，眉棱骨痛；②眼睑瞤动，眼睑下垂，口眼歪斜，目视不明，流泪，目赤肿痛；③呃逆。

3.眉冲

【定位】攒竹穴直上，入发际0.5寸（图11-2-35）。

【主治】①头痛，目眩；②鼻塞，鼻衄。

4.曲差

【定位】前发际正中直上0.5寸（神庭穴），旁开1.5寸，即神庭与头维连线的内1/3与中1/3交点（图11–2–35）。

【主治】①头痛，目眩；②鼻塞，鼻衄。

5.五处

【定位】发际正中直上1寸，旁开1.5寸，即曲差穴上0.5寸（图11–2–35）。

【主治】①头痛，目眩；②癫痫。

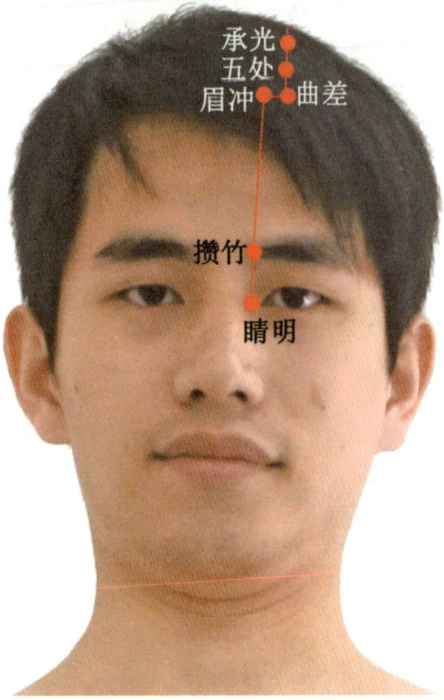

图 11–2–35　足太阳膀胱经（1）

6.承光

【定位】前发际正中直上2.5寸，旁开1.5寸，即五处穴后1.5寸（图11–2–35）。

【主治】①头痛，目眩；②鼻塞；③热病。

7.通天

【定位】前发际正中直上4寸，旁开1.5寸，即承光穴后1.5寸（图11–2–36）。

【主治】①头痛，眩晕；②鼻塞，鼻衄，鼻渊。

8.络却

【定位】前发际正中直上5.5寸，旁开1.5寸，即通天穴后1.5寸（图11–2–36）。

【主治】头晕，目视不明，耳鸣。

9.玉枕

【定位】后发际正中直上2.5寸，旁开1.3寸，约平枕外粗隆上缘的凹陷处（图11–2–36）。

【主治】①头项痛，目痛；②鼻塞。

10.天柱

【定位】后发际正中直上0.5寸

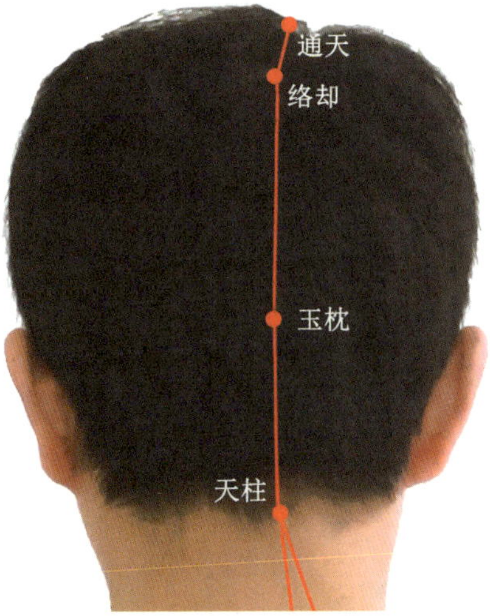

图 11–2–36　足太阳膀胱经（2）

（哑门穴），旁开1.3寸，当斜方肌外缘凹陷中（图11–2–36）。

【主治】①后头痛，项强，肩背腰痛；②鼻塞；③癫狂痫，热病。

11.大杼（八会穴之骨会）

【定位】第 1 胸椎棘突下，旁开1.5寸（图11–2–37）。

【主治】①咳嗽；②项强，肩背痛。

12.风门

【定位】第2胸椎棘突下，旁开1.5寸（图11–2–37）。

【主治】①感冒，咳嗽，发热，头痛；②项强，胸背痛。

13.肺俞（肺之背俞穴）

【定位】第3胸椎棘突下，旁开1.5寸（图11–2–37）。

【主治】①咳嗽，气喘，咯血等肺疾；②骨蒸潮热，盗汗。

14.厥阴俞（心包背俞穴）

【定位】第4胸椎棘突下，旁开1.5寸（图11–2–37）。

【主治】①心痛，心悸；②咳嗽，胸闷；③呕吐。

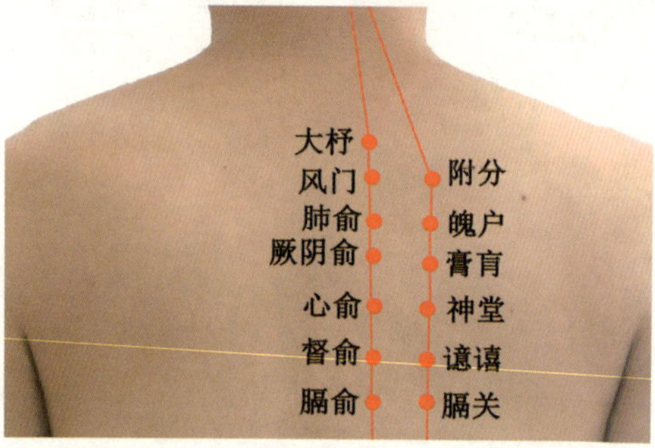

图 11–2–37　足太阳膀胱经（3）

15.心俞（心之背俞穴）

【定位】第5胸椎棘突下，旁开1.5寸（图11–2–37）。

【主治】①心痛，惊悸，失眠，健忘，癫痫，盗汗等心与神志病变；②咳嗽，吐血。

16.督俞

【定位】第6胸椎棘突下，旁开1.5寸（图11–2–37）。

【主治】①心痛，胸闷；②寒热，气喘。

17.膈俞（八会穴之血会）

【定位】第7胸椎棘突下，旁开1.5寸（图11–2–38）。

【主治】①呕吐，呃逆，气喘，吐血等上逆之证；②贫血；③瘾疹，皮肤瘙痒；④潮热，盗汗。

18.肝俞（肝之背俞穴）

【定位】第9胸椎棘突下，旁开1.5寸（图11–2–38）。

【主治】①肝疾，胁痛，目疾；②癫狂痫；③脊背痛。

19.胆俞（胆之背俞穴）

【定位】第10胸椎棘突下，旁开1.5寸（图11-2-38）。

【主治】①黄疸，口苦，胁痛等肝胆疾患；②肺痨，潮热。

20.脾俞（脾之背俞穴）

【定位】第11胸椎棘突下，旁开1.5寸（图11-2-38）。

【主治】①腹胀，纳呆，呕吐，腹泻，痢疾，便血，水肿等脾胃疾患；②背痛。

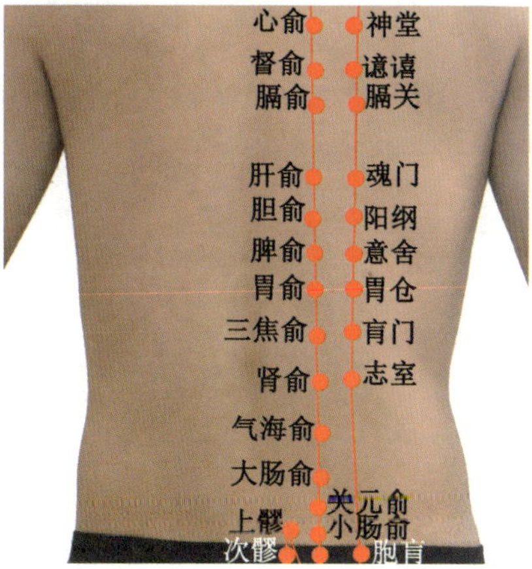

图 11-2-38　足太阳膀胱经（4）

21.胃俞（胃之背俞穴）

【定位】第12胸椎棘突下，旁开1.5寸（图11-2-38）。

【主治】胃脘痛，呕吐，腹胀，肠鸣等胃疾。

22.三焦俞（三焦背俞穴）

【定位】第1腰椎棘突下，旁开1.5寸（图11-2-38）。

【主治】①肠鸣，腹胀，呕吐，腹泻，痢疾，水肿等脾胃疾患；②腰背强痛。

23.肾俞（肾之背俞穴）

【定位】第2腰椎棘突下，旁开1.5寸（图11-2-38）。

【主治】①腰痛；②遗尿，遗精，阳痿，月经不调，带下等生殖泌尿系疾患；③耳鸣，耳聋。

24.气海俞

【定位】第3腰椎棘突下，旁开1.5寸（图11-2-38）。

【主治】①肠鸣，腹胀；②痛经，腰痛。

25.大肠俞（大肠背俞穴）

【定位】第4腰椎棘突下，旁开1.5寸（图11-2-38）。

【主治】①腰腿痛；②腹胀，腹泻，便秘。

26.关元俞

【定位】第5腰椎棘突下，旁开1.5寸（图11-2-39）。

【主治】①腹胀，腹泻；②腰骶痛；③小便频数或不利，遗尿。

27.小肠俞（小肠背俞穴）

【定位】第1骶椎棘突下，旁开1.5寸，约平第1骶后孔（图11-2-39）。

【主治】①遗精，遗尿，尿血，尿痛，带下；②腹泻，痢疾，疝气；③腰骶痛。

28.膀胱俞（膀胱背俞穴）

【定位】第2骶椎棘突下，旁开1.5寸，约平第2骶后孔（图11-2-39）。

【主治】①小便不利，遗尿；②腰骶痛；③腹泻，便秘。

29.中膂俞

【定位】第3骶椎棘突下，旁开1.5寸，约平第3骶后孔（图11-2-39）。

【主治】①腹泻，疝气；②腰骶痛。

30.白环俞

【定位】第4骶椎棘突下，旁开1.5寸，约平第4骶后孔（图11-2-39）。

【主治】①遗尿，遗精，月经不调，带下，疝气；②腰骶痛。

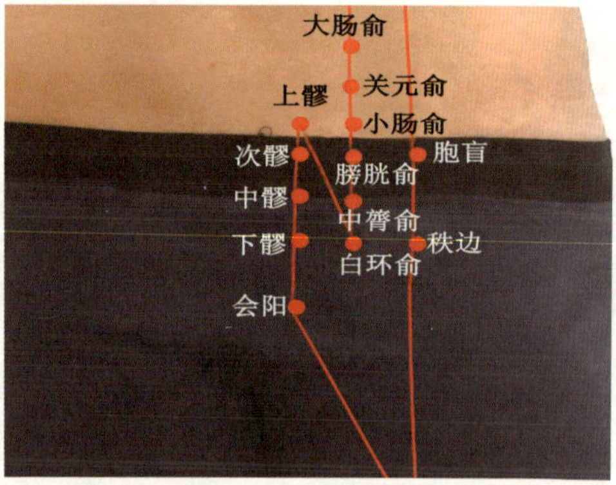

图11-2-39 足太阳膀胱经（5）

31.上髎

【定位】第1骶后孔中，约当髂后上棘与后正中线之间（图11-2-39）。

【主治】①大小便不利，月经不调，带下，阴挺，遗精，阳痿；②腰骶痛。

32.次髎

【定位】第2骶后孔中，约当髂后上棘下与后正中线之间（图11-2-39）。

【主治】①月经不调，痛经，带下等妇科疾患；②小便不利，遗精，疝气；③腰骶痛，下肢痿痹。

33.中髎

【定位】第3骶后孔中，次髎穴下内方，约当中膂俞与后正中线之间（图11-2-39）。

【主治】①便秘，腹泻；②小便不利，月经不调，带下；③腰骶痛。

34.下髎

【定位】第4骶后孔中，中髎穴下内方，约当白环俞与后正中线之间（图11-

2-39）。

【主治】①腹痛，便秘；②小便不利，带下；③腰骶痛。

35.会阳

【定位】尾骨端旁开0.5寸（图11-2-39）。

【主治】①痔疾，腹泻；②阳痿，带下。

36.承扶

【定位】臀横纹的中点（图11-2-40）。

【主治】①腰骶臀股部疼痛；②痔疾。

37.殷门

【定位】承扶穴与委中穴的连线上，承扶穴下6寸（图11-2-40）。

【主治】腰痛，下肢痿痹。

38.浮郄

【定位】在腘横纹外侧端，委阳穴上1寸，股二头肌腱的内侧（图11-2-40）。

【主治】①股腘部疼痛、麻木；②便秘。

39.委阳（三焦下合穴）

【定位】腘横纹外侧端，当股二头肌腱的内侧（图11-2-40）。

【主治】①腹满，小便不利；②腰脊强痛，腿足挛痛。

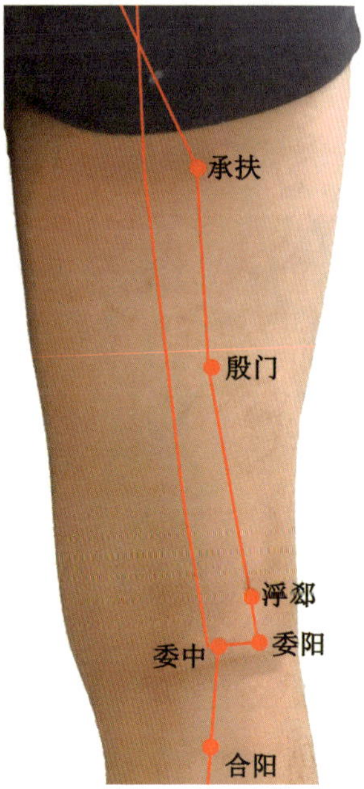

图11-2-40　足太阳膀胱经（6）

40.委中（合穴；膀胱下合穴）

【定位】腘横纹中点，当股二头肌腱与半腱肌肌腱的中间（图11-2-40）。

【主治】①腰背痛，下肢痿痹；②腹痛，急性吐泻；③小便不利，遗尿；④丹毒。

41.附分

【定位】第2胸椎棘突下，旁开3寸（图11-2-41）。

【主治】颈项强痛，肩背拘急，肘臂麻木。

42.魄户

【定位】第3胸椎棘突下，旁开3寸（图11-2-41）。

【主治】①咳嗽，气喘，肺痨；②项强，肩背痛。

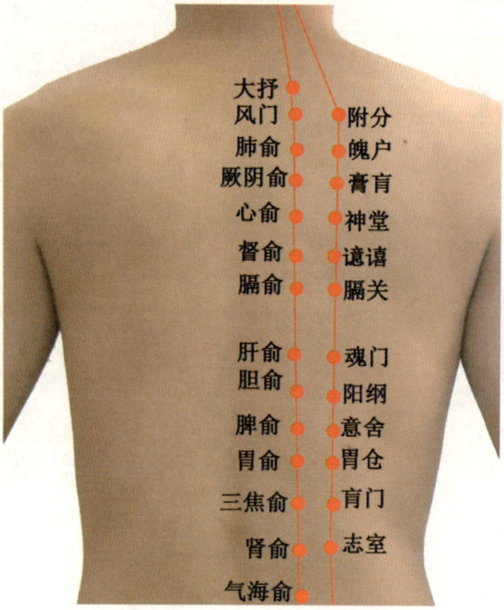

图 11-2-41　足太阳膀胱经（7）

43.膏肓

【定位】第4胸椎棘突下，旁开3寸（图11-2-41）。

【主治】①咳嗽，气喘，肺痨，②肩胛痛；③虚劳诸疾。

44.神堂

【定位】第5胸椎棘突下，旁开3寸（图11-2-41）。

【主治】①咳嗽，气喘，胸闷；②脊背强痛。

45.譩譆

【定位】第6胸椎棘突下，旁开3寸（图11-2-41）。

【主治】①咳嗽，气喘；②肩背痛；③疟疾，热病。

46.膈关

【定位】第7胸椎棘突下，旁开3寸（图11-2-41）。

【主治】①胸闷，嗳气，呕吐；②脊背强痛。

47.魂门

【定位】第9胸椎棘突下，旁开3寸（图11-2-41）。

【主治】①胸胁痛，背痛；②呕吐，腹泻。

48.阳纲

【定位】第10胸椎棘突下，旁开3寸（图11-2-41）。

【主治】肠鸣，腹痛，腹泻，黄疸，消渴。

49.意舍

【定位】第11胸椎棘突下，旁开3寸（图11-2-41）。

【主治】腹胀，肠鸣，呕吐，腹泻。

50.胃仓

【定位】第12胸椎棘突下，旁开3寸（图11-2-41）。

【主治】①胃脘痛，腹胀，小儿食积，水肿；②背脊痛。

51.肓门

【定位】第1腰椎棘突下，旁开3寸（图11-2-41）。

【主治】①腹痛，痞块，便秘；②乳疾。

52.志室（又名精宫）

【定位】第2腰椎棘突下，旁开3寸（图11-2-41）。

【主治】①遗精，阳痿，小便不利；②腰脊强痛。

53.胞肓

【定位】第2骶椎棘突下，旁开3寸（图11-2-39）。

【主治】①肠鸣，腹胀，便秘；②癃闭；③腰脊强痛。

54.秩边

【定位】第4骶椎棘突下，旁开3寸（图11-2-39）。

【主治】①腰骶痛，下肢痿痹；②小便不利，便秘，痔疾。

55.合阳

【定位】委中穴直下2寸（图11-2-42）。

【主治】①腰脊强痛，下肢痿痹；②疝气，崩漏。

56.承筋

【定位】合阳穴与承山穴连线的中点，腓肠肌肌腹中央（图11-2-42）。

【主治】①腰腿拘急、疼痛；②痔疾。

57.承山

【定位】腓肠肌两肌腹之间凹陷的顶端处，约在委中穴与昆仑穴之间中点（图11-2-42）。

【主治】①腰腿拘急、疼痛；②痔疾，便秘。

58.飞扬（络穴）

【定位】昆仑穴直上7寸，承山穴外下方1寸处（图11-2-42）。

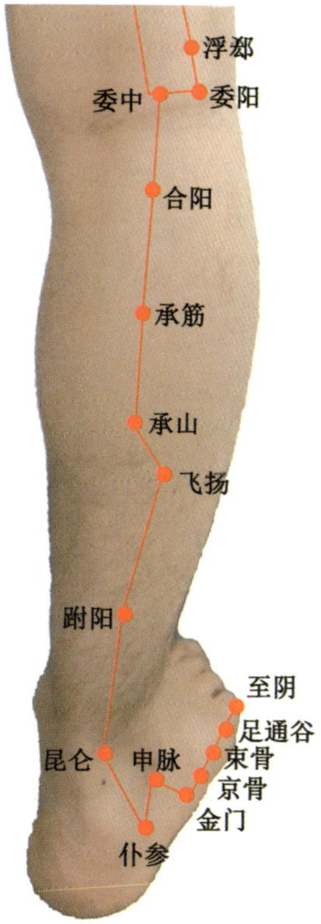

图11-2-42　足太阳膀胱经（8）

【主治】①头痛，目眩；②腰腿疼痛；③痔疾。

59.跗阳（阳跷脉郄穴）

【定位】昆仑穴直上3寸（图11-2-42）。

【主治】①腰骶痛，下肢痿痹，外踝肿痛；②头痛。

60.昆仑（经穴）

【定位】外踝尖与跟腱之间的凹陷处（图11-2-42）。

【主治】①后头痛，项强，腰骶疼痛，足踝肿痛；②癫痫；③滞产。

61.仆参

【定位】昆仑穴直下，跟骨外侧，赤白肉际处（图11-2-43）。

【主治】①下肢痿痹，足跟痛；②癫痫。

62.申脉（八脉交会穴）

【定位】外踝直下方凹陷中（图11-2-43）。

【主治】①头痛，眩晕；②癫狂痫，失眠；③腰腿酸痛。

63.金门（郄穴）

【定位】申脉穴前下方，骰骨外侧凹陷中（图11-2-43）。

【主治】①头痛，腰痛，下肢痿痹，外踝痛；②癫痫，小儿惊风。

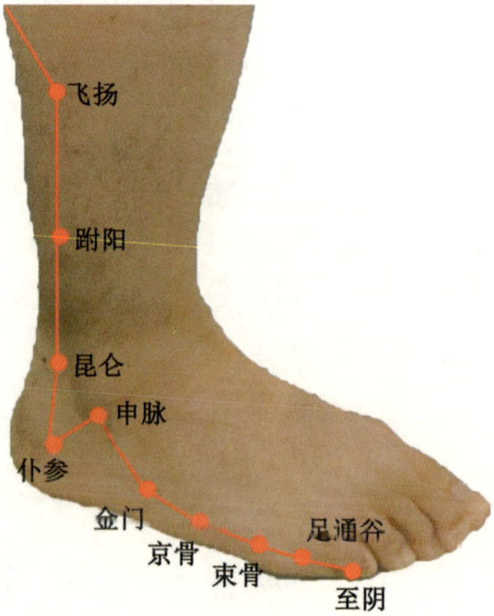

图 11-2-43　足太阳膀胱经（9）

64.京骨（原穴）

【定位】第5跖骨粗隆下方，赤白肉际处（图11-2-43）。

【主治】①头痛，项强，腰痛；②癫痫。

65.束骨（输穴）

【定位】第5跖骨小头的后缘，赤白肉际处（图11-2-43）。

【主治】①头痛，项强，目眩，腰腿痛；②癫狂。

66.足通谷（荥穴）

【定位】第5跖趾关节的前方，赤白肉际处（图11-2-43）。

【主治】①头痛，项强，鼻衄；②癫狂。

67.至阴（井穴）

【定位】足小趾外侧趾甲角旁0.1寸（图11-2-43）。

【主治】①胎位不正，滞产；②头痛，目痛，鼻塞，鼻衄。

八、足少阴肾经

（一）经脉循行

足少阴肾经起于足小趾之下，斜走足心，经舟骨粗隆下、内踝后侧，沿小腿、腘窝、大腿的内后侧上行，穿过脊柱，属于肾（腧穴通路：还出于前，向上行于腹部前正中线旁0.5寸，胸部前正中线旁2寸，止于锁骨下缘），络膀胱。肾部直行脉向上穿过肝、膈，进入肺中，再沿喉咙上行，止于舌根两旁；肺部支脉，联络于心，流注于胸中。

（二）本经主治

本经腧穴主治妇科病、前阴病、肾脏病，以及与肾有关的肺、心、肝、脑病，咽喉、舌等经脉循行经过部位的其他病证。

（三）本经腧穴

1.涌泉（井穴）

【定位】足趾跖屈时，约当足底（去趾）前1/3凹陷处（图11-2-44）。

【主治】①昏厥，中暑，癫狂痫，小儿惊风；②头痛，头晕，目眩，失眠；③咳血，咽喉肿痛，喉痹；④大便难，小便不利；⑤奔豚气；⑥足心热。急救要穴之一。

2.然谷（荥穴）

【定位】内踝前下方，足舟骨粗隆下缘凹陷中（图11-2-45）。

【主治】①月经不调，阴挺，阴痒，白浊；②遗精，阳痿；③消

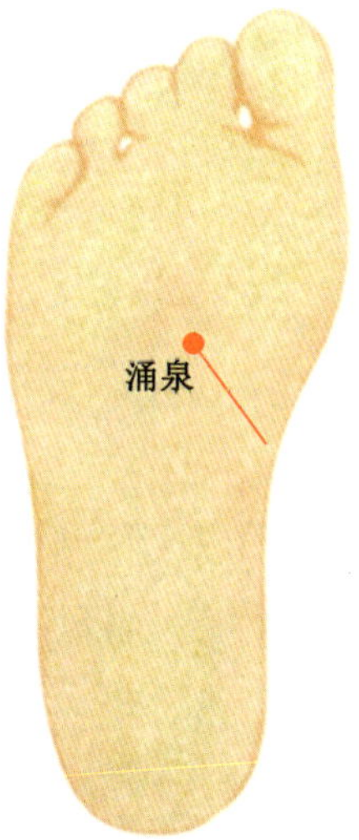

图 11-2-44　足少阴肾经（1）

渴，腹泻，小便不利；④咳血，咽喉肿痛；⑤小儿脐风，口噤。

3.太溪（输穴；原穴）

【定位】内踝高点与跟腱后缘连线的中点凹陷处（图11-2-45）。

【主治】①头痛，目眩，失眠，健忘，咽喉肿痛，齿痛，耳鸣，耳聋；②咳嗽，气喘，咳血，胸痛；③消渴，小便频数，便秘；④月经不调，遗精，阳痿；⑤腰脊痛，下肢厥冷。

4.大钟（络穴）

【定位】太溪穴下0.5寸，当跟骨内侧前缘（图11-2-45）。

【主治】①痴呆；②癃闭，遗尿，便秘；③月经不调；④咳血，气喘；⑤腰脊强痛，足跟痛。

5.水泉（郄穴）

【定位】太溪穴直下1寸，当跟骨结节内侧上缘（图11-2-45）。

【主治】①月经不调，痛经，经闭，阴挺；②小便不利。

6.照海（八脉交会穴）

【定位】内踝高点正下缘凹陷处（图11-2-45）。

【主治】①失眠，癫痫；②咽喉干痛，目赤肿痛；③月经不调，带下，阴挺，小便频数，癃闭。

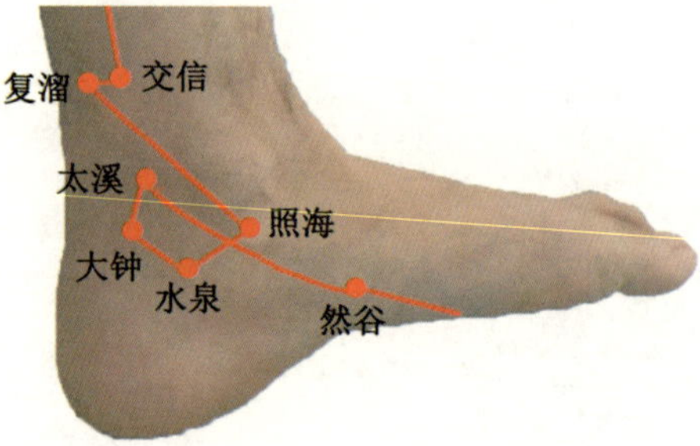

图 11-2-45　足少阴肾经（2）

7.复溜（经穴）

【定位】太溪穴上2寸，当跟腱的前缘（图11-2-45）。

【主治】①水肿，汗证；②腹胀，腹泻；③腰脊强痛，下肢痿痹。

8.交信（阴跷脉之郄穴）

【定位】太溪穴上2寸，胫骨内侧面后缘，约当复溜穴前0.5寸（图11-2-45）。

【主治】①月经不调，崩漏，阴挺，阴痒，疝气，五淋；②腹泻，便秘，痢疾。

9.筑宾（阴维脉之郄穴）

【定位】太溪穴与阴谷穴的连线上，太溪穴直上5寸，约当腓肠肌内侧肌腹下缘处（图11–2–46）。

【主治】①癫狂；②疝气；③呕吐涎沫，吐舌；④小腿内侧痛。

10.阴谷（合穴）

【定位】屈膝，腘窝内侧，当半腱肌腱与半膜肌腱之间（图11–2–46）。

【主治】①癫狂；②阳痿，月经不调，崩漏，小便不利；③膝股内侧痛。

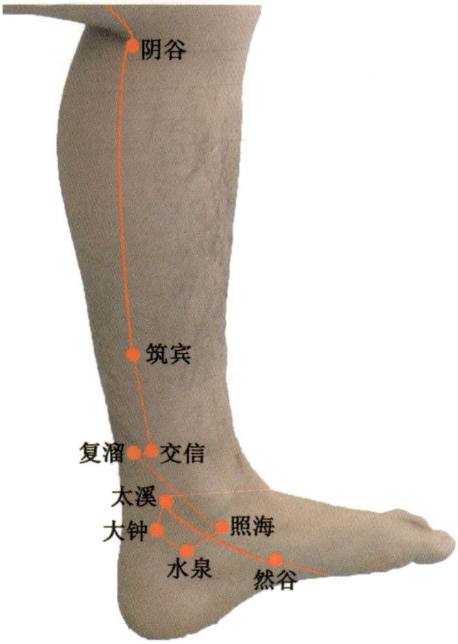

图 11–2–46　足少阴肾经（3）

11.横骨

【定位】脐下5寸，耻骨联合上际，前正中线旁开0.5寸（图11–2–47）。

【主治】①少腹胀痛；②小便不利，遗尿，遗精，阳痿；③疝气。

12.大赫

【定位】脐下4寸，前正中线旁开0.5寸（图11–2–47）。

【主治】遗精，阳痿，阴挺，带下。

13.气穴

【定位】脐下3寸，前正中线旁开0.5寸（图11–2–47）。

【主治】①奔豚气；②月经不调，带下；③小便不利；④腹泻。

14.四满

【定位】脐下2寸，前正中线旁开0.5寸（图11–2–47）。

【主治】①月经不调，崩漏，带下，产后恶露不净；②遗精，小腹痛；③脐下积、聚、疝、瘕，水肿。

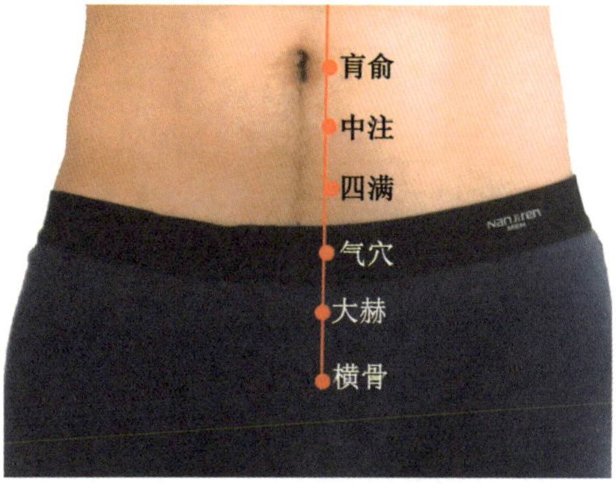

图 11–2–47　足少阴肾经（4）

15.中注

【定位】脐下1寸，前正中线旁开

0.5寸（图11–2–47）。

【主治】月经不调，腹痛，便秘，腹泻。

16.肓俞

【定位】脐旁0.5寸（图11–2–47）。

【主治】①腹痛，腹胀，腹泻，便秘；②月经不调；③疝气。

17.商曲

【定位】脐上2寸，前正中线旁开0.5寸（图11–2–48）。

【主治】胃痛，腹痛，腹胀，腹泻，便秘，腹中积聚。

18.石关

【定位】脐上3寸，前正中线旁开0.5寸（图11–2–48）。

【主治】①胃痛，呕吐，腹痛，腹胀，便秘；②不孕。

19.阴都

【定位】脐上4寸，前正中线旁开0.5寸（图11–2–48）。

【主治】胃痛，腹胀，便秘。

20.腹通谷

【定位】脐上5寸，前正中线旁开0.5寸（图11–2–48）。

【主治】①腹痛，腹胀，胃痛，呕吐；②心痛，心悸，胸痛。

21.幽门

【定位】脐上6寸，前正中线旁开0.5寸（图11–2–48）。

【主治】善哕，呕吐，腹痛，腹胀，腹泻。

22.步廊

【定位】第5肋间隙，前正中线旁开2寸（图11–2–48）。

【主治】胸痛，咳嗽，气喘，乳痈。

23.神封

【定位】第4肋间隙，前正中线旁开2寸（图11–2–48）。

【主治】胸胁支满，咳嗽，气喘，乳痈。

24.灵墟

【定位】第3肋间隙，前正中线旁开2寸（图11–2–48）。

【主治】胸胁支满，咳嗽，气喘，乳痈。

25.神藏

【定位】第2肋间隙，前正中线旁开2寸（图11–2–48）。

【主治】胸胁支满，咳嗽，气喘，乳痈。

26.彧中

【定位】第1肋间隙，前正中线旁开2寸（图11–2–48）。

【主治】胸胁支满，咳嗽，气喘，痰涌。

27.俞府

【定位】锁骨下缘，前正中线旁开2寸（图11–2–48）。

【主治】咳嗽，气喘，胸痛。

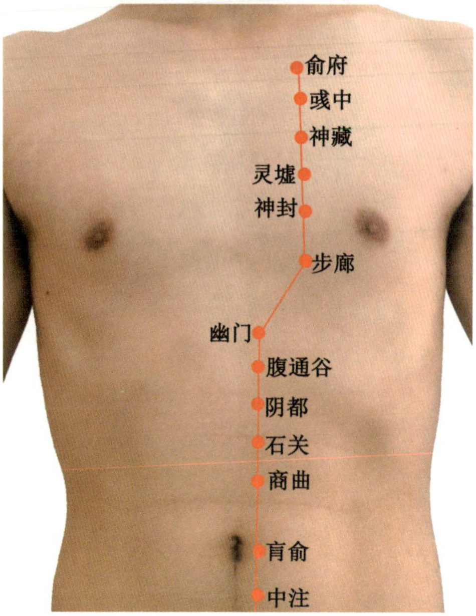

图11–2–48　足少阴肾经（5）

九、手厥阴心包经

（一）经脉循行

手厥阴心包经起于胸中，属心包，下膈，联络三焦；外行支出于侧胸上部，循行于上肢的中间部，入掌止于中指端；掌中分支止于无名指末端。

（二）本经主治

本经腧穴主治心、心包、胸、胃、神志病，以及经脉循行经过部位的其他病证。

（三）本经腧穴

1.天池

【定位】乳头外侧1寸，当第4肋间隙中（图11–2–49）。

【主治】①咳嗽，痰多，胸闷，气喘，胸痛；②乳痈；③瘰疬。

2.天泉

【定位】腋前纹头下2寸，肱二头肌长、短头之间（图11–2–49）。

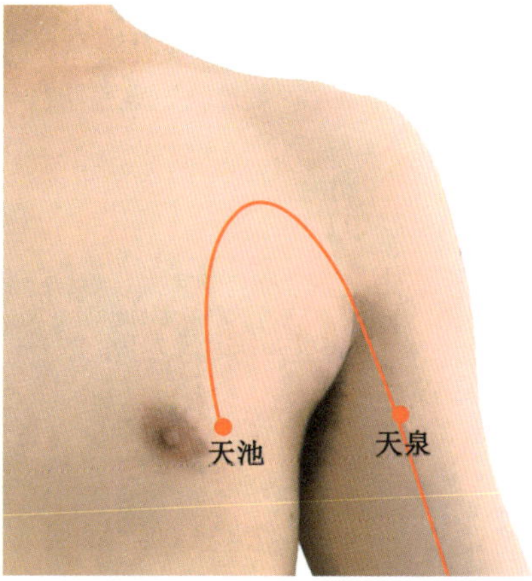

图11–2–49　手厥阴心包经（1）

【主治】①心痛，咳嗽，胸胁胀满；②胸背及上臂内侧痛。

3.曲泽（合穴）

【定位】肘微屈，肘横纹中，肱二头肌腱尺侧缘（图11-2-50）。

【主治】①心痛，心悸，善惊；②胃痛，呕血，呕吐；③暑热病；④肘臂挛痛。

4.郄门（郄穴）

【定位】腕横纹上5寸，掌长肌腱与桡侧腕屈肌腱之间（图11-2-50）。

【主治】①心痛，心悸，心烦胸痛；②咳血，呕血，衄血；③疔疮；④癫痫。

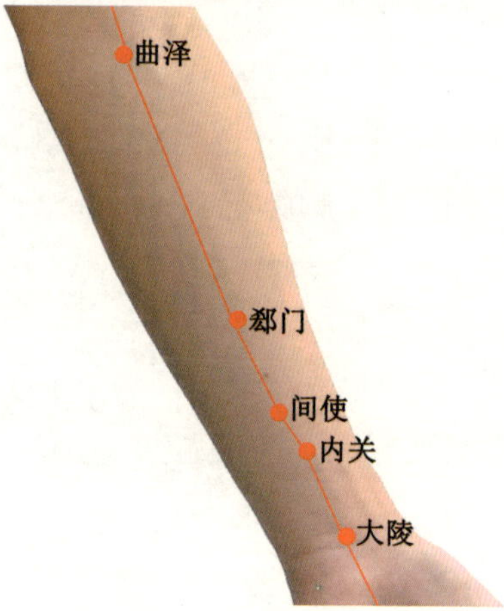

图 11-2-50 手厥阴心包经（2）

5.间使（经穴）

【定位】腕横纹上3寸，掌长肌腱与桡侧腕屈肌腱之间（图11-2-50）。

【主治】①心痛，心悸；②胃痛，呕吐；③热病，疟疾；④癫狂痫。

6.内关（络穴；八脉交会穴）

【定位】腕横纹上2寸，掌长肌腱与桡侧腕屈肌腱之间（图11-2-50）。

【主治】①心痛，心悸：②胃痛，呕吐，呃逆，③胁痛，胁下痞块；④中风，失眠，眩晕，郁证，癫狂痫，偏头痛；⑤热病；⑥肘臂挛痛。

7.大陵（输穴；原穴）

【定位】腕横纹中央，掌长肌腱与桡侧腕屈肌腱之间（图11-2-51）。

【主治】①心痛，心悸；②胃痛，呕吐，口臭；③胸胁满痛；④喜笑悲恐，癫狂痫；⑤臂、手挛痛。

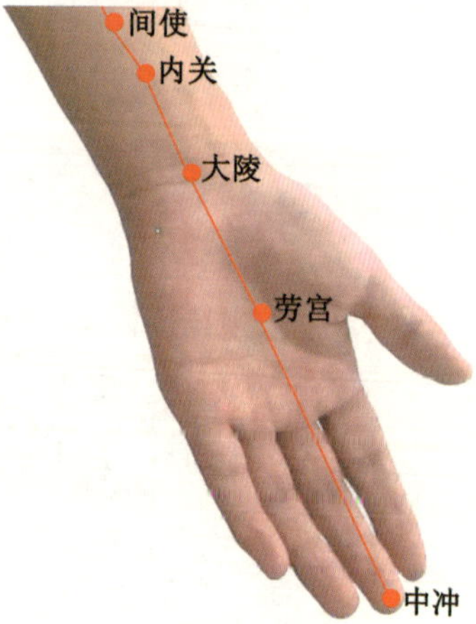

图 11-2-51 手厥阴心包经（3）

8.劳宫（荥穴）

【定位】掌心横纹中，第2、3掌骨中间。简便取穴法：握拳，中指尖下是穴（图11-2-51）。

【主治】①中风昏迷，中暑；②心痛，烦闷，癫狂痫；③口疮，口臭；④鹅掌风。

9.中冲（井穴）

【定位】中指尖端的中央（图11-2-51）。

【主治】①中风昏迷，舌强不语，中暑，昏厥，小儿惊风；②热病。

十、手少阳三焦经

（一）经脉循行

手少阳三焦经起于无名指末端，循行于上肢外侧中间部，上肩，经颈部上行联系耳内及耳前后、面颊、目锐眦等部；体腔支从缺盆进入，联系心包、膻中、三焦等。

（二）本经主治

本经腧穴主治头、目、耳、颊、咽喉、胸胁病和热病，以及经脉循行经过部位的其他病证。

（三）本经腧穴

1.关冲（井穴）

【定位】无名指尺侧指甲根角旁0.1寸（图11-2-52）。

【主治】①头痛，目赤，耳鸣，耳聋，喉痹，舌强；②热病，心烦。

2.液门（荥穴）

【定位】第4、5掌指关节之间的前缘凹陷中（图11-2-52）。

【主治】①头痛，目赤，耳鸣，耳聋，喉痹；②疟疾；③手臂痛。

3.中渚（输穴）

【定位】手背，第4、5掌骨小头后缘之间凹陷中，当液门穴后1寸（图11-2-52）。

【主治】①头痛，目赤，耳鸣，耳聋，喉痹；②热病；③肩背肘臂酸痛，手指不能屈伸。

4.阳池（原穴）

【定位】腕背横纹中，指总伸肌腱尺侧缘凹陷中（图11-2-52）。

【主治】①目赤肿痛，耳聋，喉痹；②消渴，口干；③腕痛，肩臂痛。

5.外关（络穴；八脉交会穴）

【定位】腕背横纹上2寸，尺骨与桡骨正中间（图11-2-53）。

【主治】①热病；②头痛，目赤肿痛，耳鸣，耳聋；③瘰疬，胁肋痛；④上肢痿痹不遂。

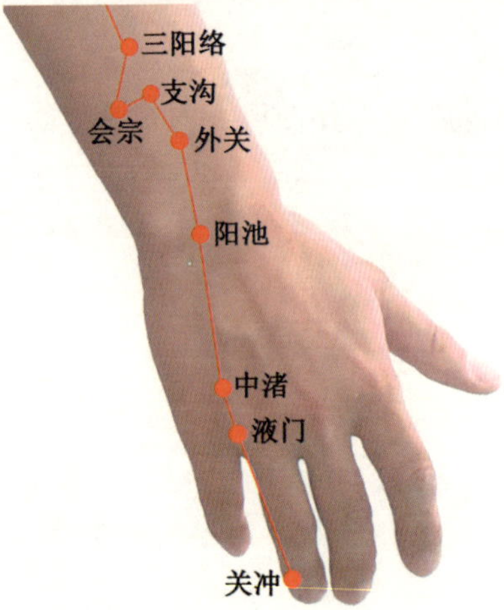

图 11-2-52 手少阳三焦经（1）

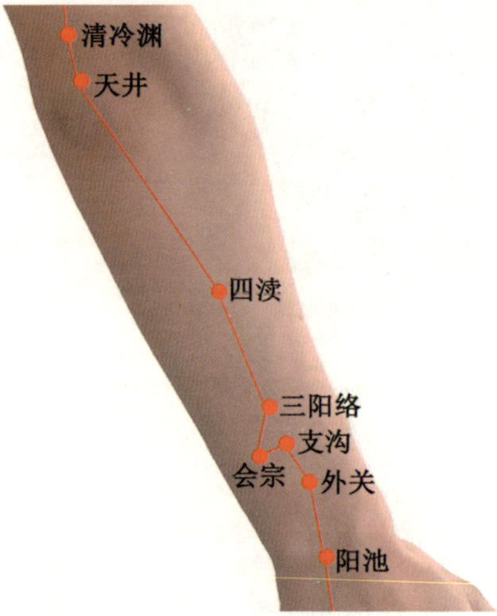

图 11-2-53 手少阳三焦经（2）

6.支沟（经穴）

【定位】腕背横纹上3寸，尺骨与桡骨正中间（图11-2-53）。

【主治】①便秘；②耳鸣，耳聋，暴喑；③瘰疬，胁肋疼痛；④热病。

7.会宗（郄穴）

【定位】支沟穴尺侧约1寸，当尺骨桡侧缘（图11-2-53）。

【主治】耳聋，痫证，上肢肌肤痛。

8.三阳络

【定位】支沟穴上1寸，尺骨与桡骨之间（图11-2-53）。

【主治】耳聋，暴喑，齿痛，手臂痛。

9.四渎

【定位】尺骨鹰嘴下5寸，尺骨与桡骨之间（图11-2-53）。

【主治】耳聋，暴喑，齿痛，手臂痛。

10.天井（合穴）

【定位】屈肘，尺骨鹰嘴上1寸凹陷中（图11-2-54）。

【主治】①耳聋；②癫痫；③瘰疬，瘿气；④偏头痛，胁肋痛，颈项肩臂痛。

11.清冷渊

【定位】屈肘，天井穴上1寸（图11–2–54）。

【主治】头痛，目黄，肩臂痛不能举。

12.消泺

【定位】肩髎穴与天井穴连线上，清冷渊穴上3寸（图11–2–54）。

【主治】头痛，赤痛，项背痛。

13.臑会

【定位】肩髎穴与天井穴连线上，肩髎穴下3寸，三角肌后缘（图11–2–54）。

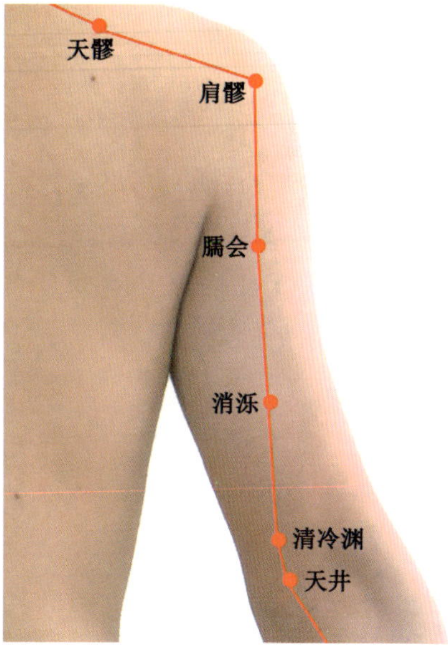

图 11–2–54　手少阳三焦经（3）

【主治】①瘰疬；②瘿气；③上肢痹痛。

14.肩髎

【定位】肩峰后下方，上臂外展时，当肩髃穴后寸许凹陷中（图11–2–54）。

【主治】肩臂挛痛不遂。

15.天髎

【定位】肩井穴与曲垣穴连线的中点，当肩胛骨上角凹陷处（图11–2–55）。

【主治】肩臂痛，颈项强急。

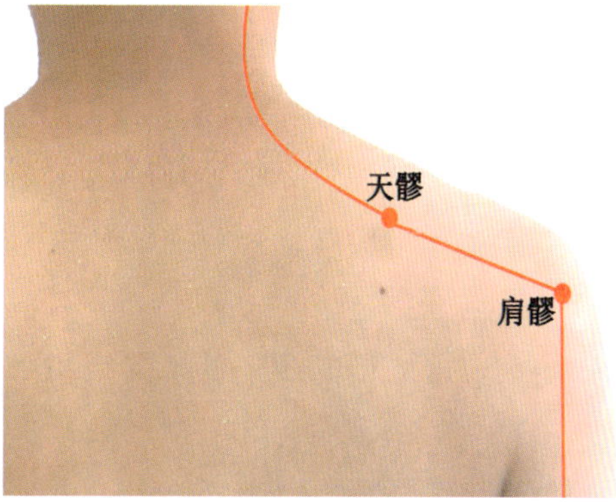

图 11–2–55　手少阳三焦经（4）

16.天牖

【定位】乳突后下方，胸锁乳突肌后缘，平下颌角处（图11–2–56）。

【主治】①头痛，头眩，项强，目不明，暴聋，鼻衄，喉痹；②瘰疬；③肩背痛。

17.翳风

【定位】乳突前下方与耳垂之间的凹陷中（图11–2–56）。

【主治】①耳鸣，耳聋：②口眼歪斜，牙关紧闭，颊肿；③瘰疬。

18.瘈脉

【定位】耳后，当翳风穴与角孙穴沿耳轮连线的下1/3与上2/3交界处（图11–2–56）。

【主治】①头痛，耳鸣，耳聋；③小儿惊风。

19.颅息

【定位】耳后，当翳风穴与角孙穴沿耳轮连线的上1/3与下2/3交界处（图11–2–56）。

【主治】①头痛，耳鸣，耳聋；③小儿惊风。

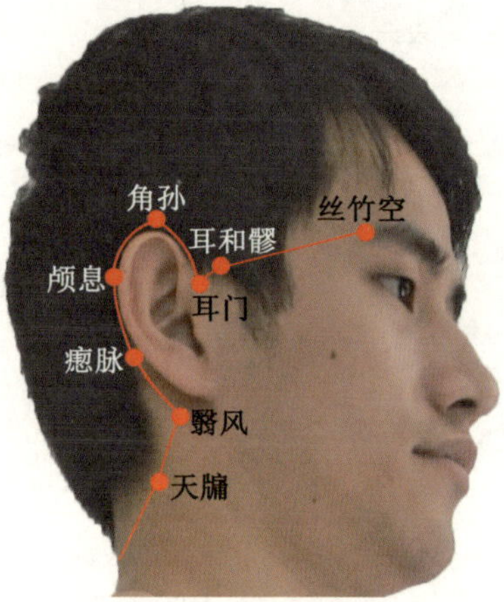

图 11–2–56　手少阳三焦经（5）

20.角孙

【定位】当耳尖发际处（图11–2–56）。

【主治】①头痛，项强；②目赤肿痛，目翳；③齿痛，颊肿。

21.耳门

【定位】耳屏上切迹前，下颌骨髁状突后缘，张口有孔（图11–2–56）。

【主治】①耳鸣，耳聋，聤耳；②齿痛，头颌痛。

22.耳和髎

【定位】鬓发后际，平耳廓根前，当颞浅动脉后缘（图11–2–56）。

【主治】①头痛，耳鸣；②牙关紧闭，口歪。

23.丝竹空

【定位】眉梢的凹陷处（图11–2–56）。

【主治】①癫痫；②头痛，眩晕，目赤肿痛，眼睑瞤动；③齿痛。

十一、足少阳胆经

（一）经脉循行

足少阳胆经起于目外眦，向上到达额角，向后行至耳后（风池），经颈、肩部后下入缺盆；耳部支脉从耳后进入耳中，出走耳前，到目外眦后方；外眦部支脉，从外眦部分出，下走大迎，上达目眶下，下行经颊车，由颈部向下会合前脉于缺盆；从缺盆部发出内行支进入胸中，通过横膈，联系肝胆，经胁肋内，下达腹股沟动脉部，再经过外阴毛际，横行入髋关节部（环跳）；从缺盆部发出的外行支，下经腋、侧胸、季胁部与前脉会合于髋关节部，再向下沿着大腿外侧、膝外侧、腓骨前、腓骨下段、外踝前至足背，沿足背下行止于第四趾外侧；足背分支止于足大趾。

（二）本经主治

本经腧穴主治肝胆病，侧头、目、耳、咽喉、胸胁病，以及经脉循行经过部位的其他病证。

（三）本经腧穴

1.瞳子髎

【定位】目外眦外侧0.5寸，眶骨外缘凹陷中（图11-2-57）。

【主治】①头痛；②目赤肿痛，羞明流泪，内障，目翳等目疾。

2.听会

【定位】耳屏间切迹前，下颌骨髁状突后缘，张口有孔（图11-2-57）。

【主治】①耳鸣，耳聋，聤耳；②齿痛，口眼歪斜。

3.上关

【定位】下关穴直上，颧弓上缘（图11-2-57）。

【主治】①耳鸣，耳聋，聤耳；②齿痛，面痛，口眼歪斜，口噤。

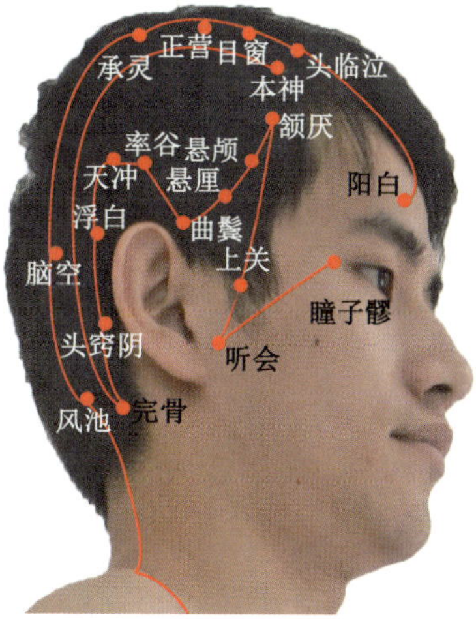

图 11-2-57　足少阳胆经（1）

4.颔厌

【定位】头维穴与曲鬓穴弧形连线的上1/4与下3/4交界处（图11-2-57）。

【主治】①头痛，眩晕；②惊痫，瘛疭；③耳鸣，目外眦痛，齿痛。

5.悬颅

【定位】头维穴与曲鬓穴弧形连线的中点（图11-2-57）。

【主治】偏头痛，目赤肿痛，齿痛。

6.悬厘

【定位】头维穴与曲鬓穴弧形连线的下1/4与上3/4交界处（图11-2-57）。

【主治】偏头痛，目赤肿痛，耳鸣。

7.曲鬓

【定位】耳前鬓发后缘直上，平角孙穴（图11-2-57）。

【主治】头痛连齿，颊颌肿，口噤。

8.率谷

【定位】耳尖直上，入发际1.5寸（图11-2-57）。

【主治】①头痛，眩晕；②小儿急、慢惊风。

9.天冲

【定位】耳根后缘直上，入发际2寸（图11-2-57）。

【主治】①头痛，癫痫；②牙龈肿痛。

10.浮白

【定位】耳根上缘向后入发际横量1寸（图11-2-57）。

【主治】①头痛，耳鸣，耳聋，齿痛；②瘿气。

11.头窍阴

【定位】乳突后上缘，当浮白穴与完骨穴的连线上（图11-2-57）。

【主治】①头痛，眩晕，颈项强痛；②耳鸣，耳聋。

12.完骨

【定位】耳后，乳突后下方凹陷处（图11-2-57）。

【主治】①癫痫，头痛，颈项强痛；②喉痹，颊肿，齿痛，口歪。

13.本神

【定位】入前发际0.5寸，督脉（神庭）穴旁开3寸（图11-2-57）。

【主治】①癫痫，小儿惊风，中风；②头痛，目眩。

14.阳白

【定位】目正视，瞳孔直上，眉上1寸（图11-2-57）。

【主治】①头痛；②目眩，目痛，视物模糊，眼睑瞤动。

15.头临泣

【定位】目正视，瞳孔与风池穴连线上，入前发际0.5寸（图11-2-57）。

【主治】①头痛；②目痛，目眩，流泪，目翳；③鼻塞，鼻渊；④小儿惊痫。

16.目窗

【定位】目正视，瞳孔与风池穴连线上，头临泣穴后1寸（图11-2-57）。

【主治】①头痛；②目痛，目眩，远视，近视；③小儿惊痫。

17.正营

【定位】目正视，瞳孔与风池穴连线上，目窗穴后1寸（图11-2-57）。

【主治】头痛，头晕，目眩。

18.承灵

【定位】目正视，瞳孔与风池穴连线上，正营穴后1.5寸（图11-2-57）。

【主治】①头痛，眩晕，目痛；②鼻渊，鼻衄，鼻窒，多涕。

19.脑空

【定位】目正视，瞳孔与风池穴连线上，承灵穴后1.5寸，与督脉脑户穴相平处（图11-2-57）。

【主治】①热病；②头痛，颈项强痛；③目眩，目赤肿痛，鼻痛，耳聋；④惊悸，癫痫。

20.风池

【定位】胸锁乳突肌与斜方肌上端之间的凹陷中，平风府穴（图11-2-58）。

【主治】①中风，癫痫，头痛，眩晕，耳鸣等内风为患者；②感冒，鼻塞，鼽衄，目赤肿痛，羞明流泪，耳聋，口眼歪斜等外风为患者；③颈项强痛。

21.肩井

【定位】肩上，大椎穴与肩峰连线的中点（图11-2-58）。

【主治】①颈项强痛，肩背疼痛，上肢不遂；②难产，乳痈，乳汁不下；③瘰疬。

22.渊腋

【定位】举臂，腋中线上，第4肋间隙（图11-2-59）。

【主治】①胸满，胁痛；②上肢痹痛，腋下肿。

23.辄筋

【定位】渊腋穴前1寸，第4肋间隙（图11-2-59）。

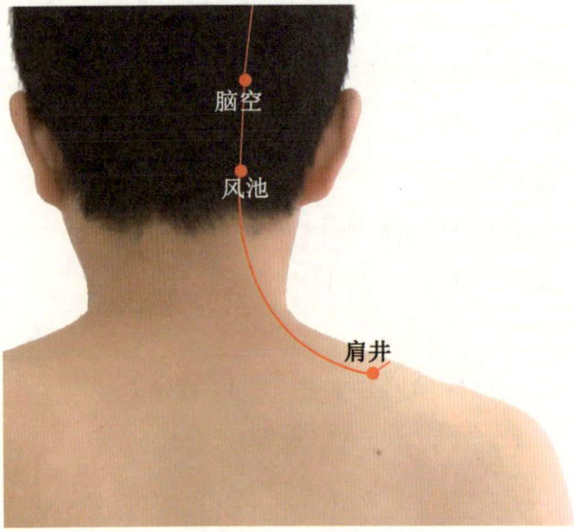

图 11-2-58　足少阳胆经（2）

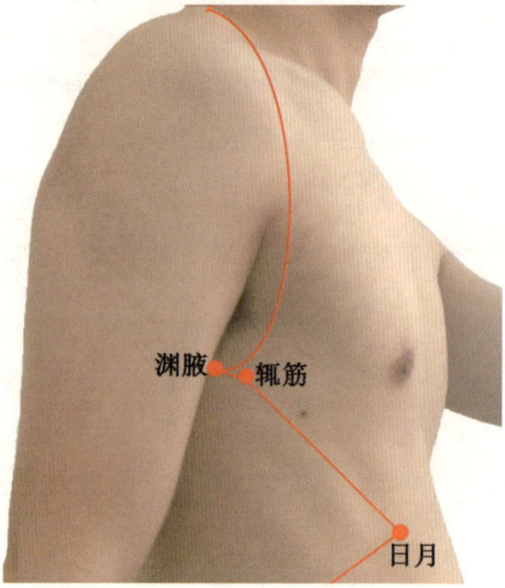

图 11-2-59　足少阳胆经（3）

【主治】①胸满，气喘；②胁痛，呕吐，吞酸；③腋肿，肩背痛。

24.日月（胆之募穴）

【定位】乳头直下，第7肋间隙（图11-2-60）。

【主治】①黄疸，呕吐，吞酸，呃逆等胆腑病；②胁痛。

25.京门（肾之募穴）

【定位】侧卧，第12肋游离端下际处（图11-2-60）。

【主治】①小便不利，水肿；②腹胀，肠鸣，腹泻；③腰痛，胁痛。

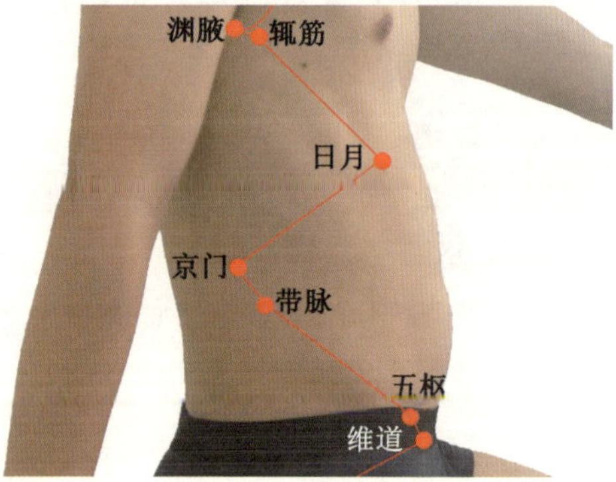

图 11-2-60　足少阳胆经（4）

26.带脉

【定位】侧腹，第11肋骨游离端直下平脐处（图11-2-60）。

【主治】①月经不调，闭经，赤白带下；②疝气；③腰痛，胁痛。

27.五枢

【定位】侧腹，髂前上棘前0.5寸，约平脐下3寸处（图11-2-61）。

【主治】①阴挺，赤白带下，月经不调；②疝气；③少腹痛，腰胯痛。

28.维道

【定位】五枢穴前下方0.5寸（图11-2-61）。

【主治】①阴挺，赤白带下，月经不调；②疝气；③少腹痛，腰胯痛。

29.居髎

【定位】侧卧，髂前上棘与股骨大转子高点连线的中点处（图11–2–61）。

【主治】①腰腿痹痛，瘫痪；②疝气，少腹痛。

30.环跳

【定位】侧卧屈股，当股骨大转子高点与骶管裂孔连线的外1/3与内2/3交界处（图11–2–61）。

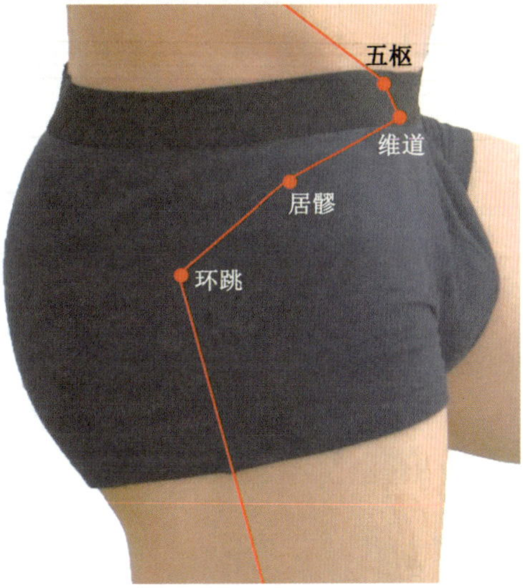

图 11–2–61　足少阳胆经（5）

【主治】①腰胯疼痛，下肢痿痹，半身不遂；②遍身风疹。

31.风市

【定位】大腿外侧正中，腘横纹上7寸。或垂手直立时，中指尖下是穴（图11–2–62）。

【主治】①下肢痿痹、麻木，半身不遂；②遍身瘙痒。

32.中渎

【定位】大腿外侧正中，腘横纹上5寸（图11–2–62）。

【主治】下肢痿痹、麻木，半身不遂。

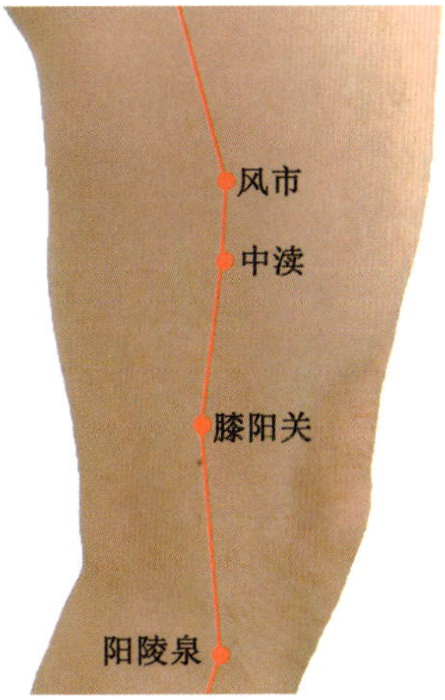

图 11–2–62　足少阳胆经（6）

33.膝阳关

【定位】阳陵泉上3寸，股骨外上髁外上方凹陷中（图11–2–62）。

【主治】膝腘肿痛、挛急，小腿麻木。

34.阳陵泉（合穴；胆之下合穴；八会穴之筋会）

【定位】腓骨小头前下方凹陷中（图11–2–63）。

【主治】①黄疸，胁痛，口苦，呕吐，吞酸等胆腑病；②膝肿痛，下肢痿痹、麻木；③小儿惊风。

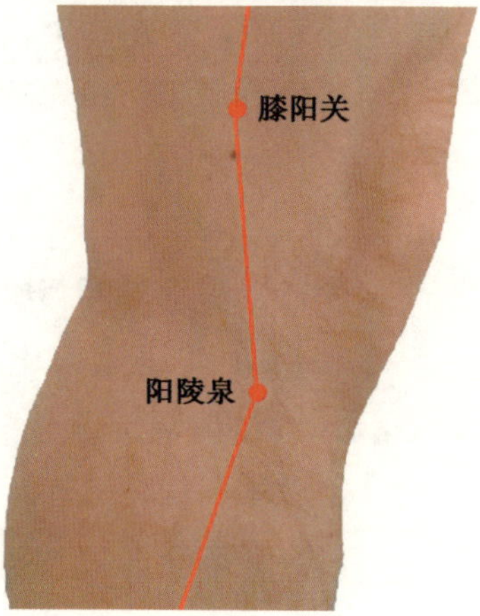

图 11-2-63 足少阳胆经（7）

35.阳交（阳维脉之郄穴）

【定位】外踝高点上7寸，腓骨后缘（图11-2-64）。

【主治】①惊狂，癫痫，瘛疭；②胸胁满痛；③下肢痿痹。

36.外丘（郄穴）

【定位】外踝高点上7寸，腓骨前缘（图11-2-64）。

【主治】①癫狂；②胸胁胀满；③下肢痿痹。

37.光明（络穴）

【定位】外踝高点上5寸，腓骨前缘（图11-2-64）。

【主治】①目痛，夜盲；②胸乳胀痛；③下肢痿痹。

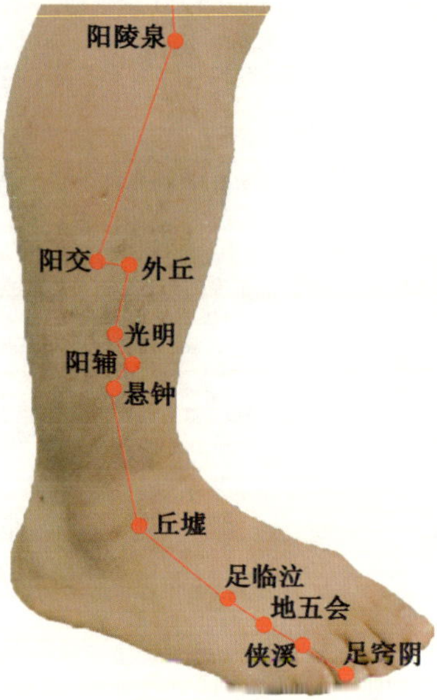

图 11-2-64 足少阳胆经（8）

38.阳辅（经穴）

【定位】外踝高点上4寸，腓骨前缘稍前处（图11-2-64）。

【主治】①偏头痛，目外眦痛，咽喉肿痛，腋下肿痛，胸胁满痛；②瘰疬；③下肢痿痹。

39.悬钟（又名绝骨；八会穴之髓会）

【定位】外踝高点上3寸，腓骨后缘（图11-2-64）。

【主治】①痴呆，中风，半身不遂；②颈项强痛，胸胁满痛，下肢痿痹。

40.丘墟（原穴）

【定位】外踝前下方，趾长伸肌腱的外侧凹陷中（图11-2-64）。

【主治】①目赤肿痛，目生翳膜；②颈项痛，腋下肿，胸胁痛，外踝肿痛；

③下肢痿痹。

41.足临泣（输穴；八脉交会穴）

【定位】第4、5跖骨结合部的前方凹陷处，足小趾伸肌腱的外侧（图11-2-64）。

【主治】①偏头痛，目赤肿痛，胁肋疼痛，足跗疼痛；②月经不调，乳痈；③瘰疬。

42.地五会

【定位】第4、5跖骨间，当小趾伸肌腱的内侧缘处（图11-2-64）。

【主治】①头痛，目赤肿痛，耳鸣，耳聋；②乳痈；③腋肿，胁痛，足跗肿痛。

43.侠溪（荥穴）

【定位】足背，第4、5趾间纹头上凹陷处（图11-2-64）。

【主治】①惊悸；②头痛，眩晕，耳鸣，耳聋；③颊肿，目外眦赤痛，胁肋疼痛，膝股痛，足跗肿痛；③乳痈。

44.足窍阴（井穴）

【定位】第4趾外侧趾甲根角旁0.1寸（图11-2-64）。

【主治】①头痛，目赤肿痛，耳鸣，耳聋，咽喉肿痛；②胸胁痛，足跗肿痛。

十二、足厥阴肝经

（一）经脉循行

足厥阴肝经起于足大趾外侧，经足背、内踝前上行于大腿内侧，联系阴部，入体腔联系于胃、肝、胆、膈、胁肋，经咽喉上联目系，上行出于额部，与督脉交会于巅顶部。目系支脉下经颊里，环绕唇内。肝部支脉上膈，注于肺中。

（二）本经主治

本经腧穴主治肝、胆、脾、胃病，妇科病，少腹、前阴病，以及经脉循行经过部位的其他病证。

（三）本经腧穴

1.大敦（井穴）

【定位】足大趾外侧趾甲根角旁约0.1寸（图11-2-65）。

【主治】①疝气，少腹痛；②遗尿，癃闭，五淋，尿血；③月经不调，崩漏，缩阴，阴中痛，阴挺；④癫痫，善寐。

2.行间（荥穴）

【定位】足背，当第1、2趾间的趾蹼缘上方纹头处（图11-2-65）。

【主治】①中风，癫痫；②头痛，目眩，目赤肿痛，青盲，口歪；③月经不调，痛经，闭经，崩漏，带下，阴中痛，疝气；④遗尿，癃闭，五淋；⑤胸胁满痛；⑥下肢内侧痛，足跗肿痛。

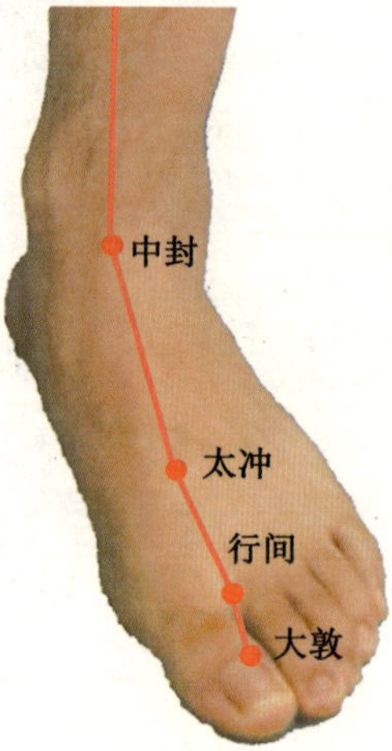

图11-2-65　足厥阴肝经（1）

3.太冲（输穴；原穴）

【定位】足背，第1、2跖骨结合部之前凹陷中（图11-2-65）。

【主治】①中风，癫狂痫，小儿惊风；②头痛，眩晕，耳鸣，目赤肿痛，口歪，咽痛；③月经不调，痛经，经闭，崩漏，带下；④胁痛，腹胀，呕逆，黄疸；⑤癃闭，遗尿；⑥下肢痿痹，足跗肿痛。

4.中封（经穴）

【定位】内踝前1寸，胫骨前肌腱内缘凹陷中（图11-2-65）。

【主治】①疝气，遗精，小便不利；②腰痛，少腹痛，内踝肿痛。

5.蠡沟（络穴）

【定位】内踝尖上5寸，胫骨内侧面的中央（图11-2-66）。

【主治】①月经不调，赤白带下，阴挺，阴痒；②小便不利，疝气，睾丸肿痛。

6.中都（郄穴）

【定位】内踝尖上7寸，胫骨内侧面的中央（图11-2-66）。

【主治】①疝气，小腹痛；②崩漏，恶露不尽。

7.膝关

【定位】胫骨内上髁后下方，阴陵泉穴后1寸（图11-2-66）。

【主治】膝髌肿痛，下肢痿痹。

8.曲泉（合穴）

【定位】屈膝，当膝内侧横纹头上方，半腱肌、半膜肌止端前缘凹陷中（图11-2-66）。

【主治】①月经不调，痛经，带下，阴挺，阴痒，产后腹痛；②遗精，阳痿，疝气，小便不利；③膝髌肿痛，下肢痿痹。

9.阴包

【定位】股骨内上髁上4寸，缝匠肌后缘（图11-2-67）。

【主治】①月经不调，小便不利，遗尿；②腰骶痛引少腹。

10.足五里

【定位】曲骨穴旁开2寸，直下3寸（图11-2-67）。

【主治】①少腹痛，小便不通，阴挺，睾丸肿痛；②瘰疬。

11.阴廉

【定位】曲骨穴旁开2寸，直下2寸（图11-2-67）。

【主治】月经不调，带下，少腹痛。

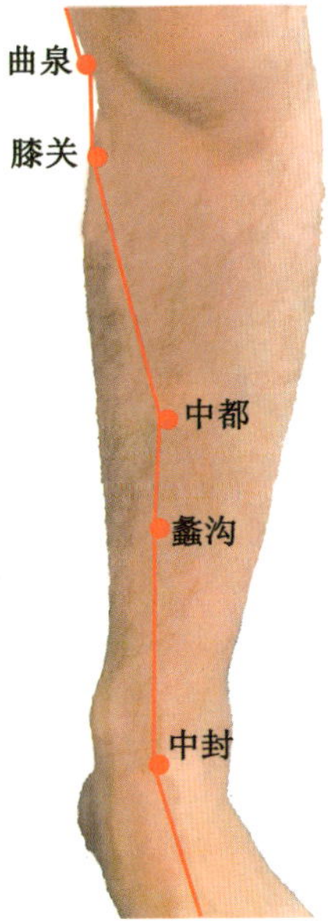

图11-2-66　足厥阴肝经（2）

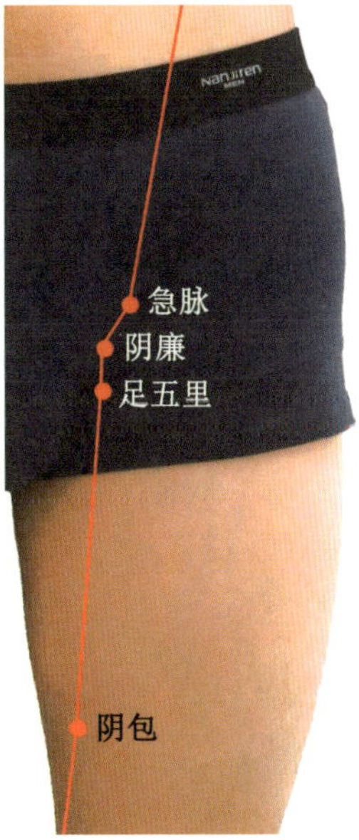

图11-2-67　足厥阴肝经（3）

12.急脉

【定位】耻骨联合下缘中点旁开2.5寸，当气冲穴外下方腹股沟处（图11-2-67）。

【主治】少腹痛，疝气，阴挺。

13.章门（脾之募穴；八会穴之脏会）

【定位】第11肋游离端下际（图11-2-68）。

【主治】①腹痛，腹胀，肠鸣，腹泻，呕吐；②胁痛，黄疸，痞块，小儿疳积。

14.期门（肝之募穴）

【定位】乳头直下，第6肋间隙，前正中线旁开4寸（图11-2-68）。

【主治】①胸胁胀痛，乳痈；②呕吐，吞酸，呃逆，腹胀，腹泻；③奔豚；④伤寒热入血室。

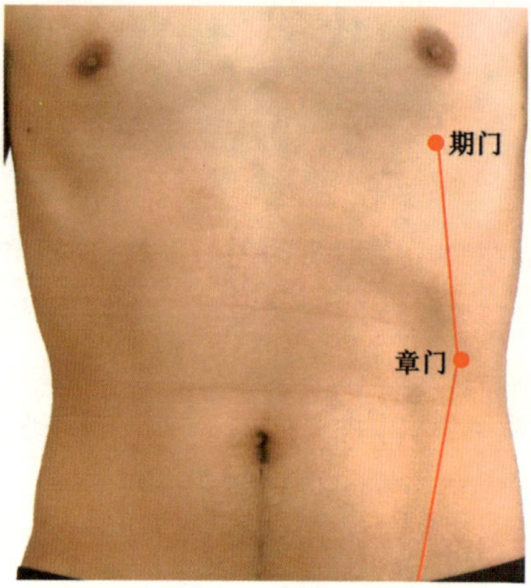

图11-2-68　足厥阴肝经（4）

第三节　奇经八脉

一、督脉

（一）经脉循行

起于小腹内，下出于会阴部，向后、向上行于脊柱的内部，上达项后风府，进入脑内，上行巅顶，沿前额下行鼻柱，止于上唇内龈交穴。

（二）本经主治

本经腧穴主治神志病，热病，腰骶、背、头项等局部病证及相应的内脏病证。

（三）本经腧穴

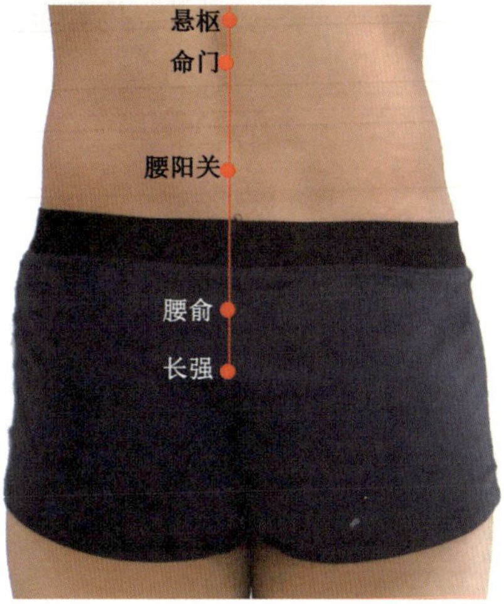

图 11-3-1　督脉（1）

1.长强（督脉络穴）

【定位】跪伏或胸膝位，当尾骨尖端与肛门连线的中点处（图11-3-1）。

【主治】①腹泻，痢疾，便血，便秘，痔疮，脱肛；②癫狂痫，瘛疭，脊强反折。

2.腰俞

【定位】正当骶管裂孔处（图11-3-1）。

【主治】①腹泻，痢疾，便血，便秘，痔疮，脱肛；②月经不调，经闭；③腰脊强痛，下肢痿痹。

3.腰阳关

【定位】后正中线上，第4腰椎棘突下凹陷中；约与髂嵴相平（图11-3-1）。

【主治】①腰骶疼痛，下肢痿痹；②月经不调，赤白带下；③遗精，阳痿。

4.命门

【定位】后正中线上，第2腰椎棘突下凹陷中（图11-3-2）。

【主治】①腰脊强痛，下肢痿痹；②月经不调，赤白带下，痛经，经闭，不孕；③遗精，阳痿，精冷不育，小便频数；④小腹冷痛，腹泻。

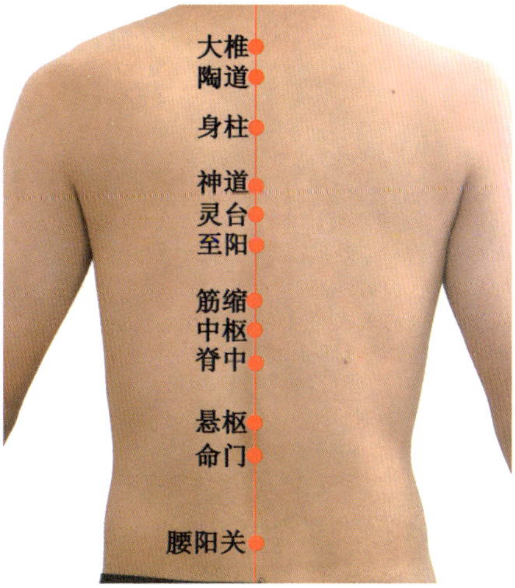

图 11-3-2　督脉（2）

5.悬枢

【定位】后正中线上，第1腰椎棘突下凹陷中（图11-3-2）。

【主治】①腰脊强痛；②腹胀，腹痛，完谷不化，腹泻，痢疾。

6.脊中

【定位】后正中线上，第11胸椎棘突下凹陷中（图11-3-2）。

【主治】①癫痫；②黄疸，腹泻，痢疾，小儿疳积；③痔疮，脱肛，便血；④腰脊强痛。

7.中枢

【定位】后正中线上，第10胸椎棘突下凹陷中（图11-3-2）。

【主治】①黄疸；②呕吐，腹满，胃痛，食欲不振；③腰背疼痛。

8.筋缩

【定位】后正中线上，第9胸椎棘突下凹陷中（图11-3-2）。

【主治】①癫狂痫；②抽搐，脊强，背痛，四肢不收，筋挛拘急；③胃痛，黄疸。

9.至阳

【定位】后正中线上，第7胸椎棘突下凹陷中（图11-3-2）。

【主治】①黄疸；②胸胁支满，咳嗽，气喘；③腰背疼痛，脊强。

10.灵台

【定位】后正中线上，第6胸椎棘突下凹陷中（图11-3-2）。

【主治】①咳嗽，气喘；②脊痛，项强；③疔疮。

11.神道

【定位】后正中线上，第5胸椎棘突下凹陷中（图11-3-2）。

【主治】①心痛，心悸，怔忡，失眠，健忘；②中风不语，癫痫；③咳嗽，气喘；④腰脊强，肩背痛。

12.身柱

【定位】后正中线上，第3胸椎棘突下凹陷中；约与两侧肩胛冈高点相平（图11-3-2）。

【主治】①身热头痛，咳嗽，气喘；②惊厥，癫狂痫；③腰脊强痛；④疔疮发背。

13.陶道

【定位】后正中线上，第1胸椎棘突下凹陷中（图11-3-2）。

【主治】①热病，疟疾；②恶寒发热，咳嗽，气喘，骨蒸潮热；③癫狂，脊强。

14.大椎

【定位】后正中线上，第7颈椎棘突下凹陷中（图11-3-2）。

【主治】①热病，疟疾；②恶寒发热，咳嗽，气喘，骨蒸潮热，胸痛；③癫狂痫，小儿惊风；④项强，脊痛；⑤风疹，痤疮。

15.哑门

【定位】正坐，头微前倾，后正中线上，入发际上0.5寸（图11-3-3）。

【主治】①暴喑，舌缓不语；②中风，癫狂痫，癔病；③头重，头痛，颈项强急。

16.风府

【定位】正坐，头微前倾，后正中线上，入发际上1寸（图11-3-3）。

【主治】①中风，癫狂痫，癔病；②眩晕，头痛，颈项强痛；③咽喉肿痛，失音，目痛，鼻衄。

17.脑户

【定位】风府穴直上1.5寸，当枕骨粗隆上缘凹陷处（图11-3-3）。

【主治】头晕，项强，失音，癫痫。

18.强间

【定位】脑户穴直上1.5寸；或当风府穴与百会穴连线的中点处（图11-3-3）。

【主治】头痛，目眩，项强，癫狂。

19.后顶

【定位】强间穴直上1.5寸；或百会穴直后1.5寸（图11-3-3）。

【主治】头痛，眩晕，癫狂痫。

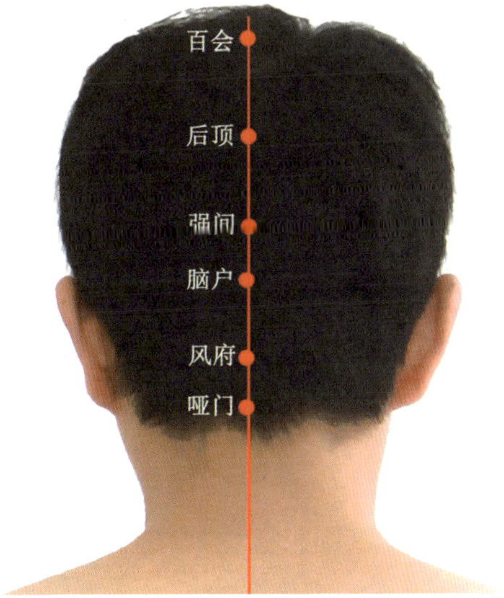

图 11-3-3 督脉（3）

20.百会

【定位】后发际正中直上7寸；或当头部正中线与两耳尖连线的交点处（图11-3-3）。

【主治】①中风，痴呆，癫狂痫，癔病，瘛疭；②头风，头痛，眩晕，耳鸣；③惊悸，失眠，健忘；④脱肛，阴挺，腹泻。

21.前顶

【定位】百会穴前1.5寸；或额前部发际正中直上3.5寸处。

【主治】中风，头痛，眩晕，鼻渊，癫痫。

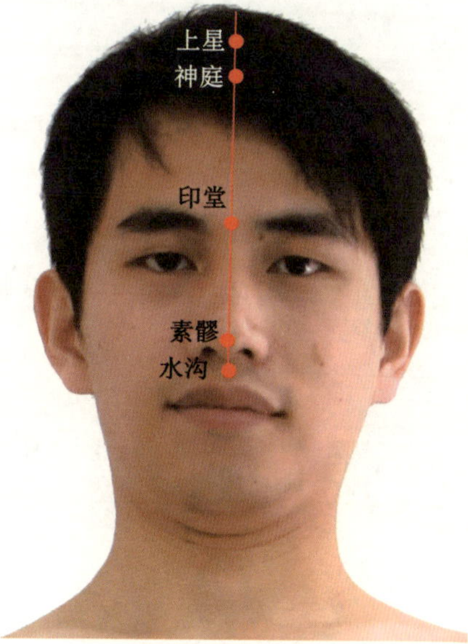

图 11-3-4 督脉（4）

22.囟会

【定位】前顶穴前1.5寸；或额前部发际正中直上2寸。

【主治】头痛，眩晕，鼻渊，癫痫。

23.上星

【定位】囟会穴前1寸；或额前部发际正中直上1寸（图11-3-4）。

【主治】①头痛，目痛，鼻渊，鼻衄；②热病，疟疾；③癫狂。

24.神庭

【定位】额前部发际正中直上0.5寸（图11-3-4）。

【主治】①癫狂痫，中风；②头痛，目眩，失眠，惊悸；③目赤，目翳，鼻渊，鼻衄。

25.印堂

【定位】在额部，当两眉头的中间（图11-3-4）。

【主治】头痛，眩晕，鼻衄，鼻渊，小儿惊风，失眠。

26.素髎

【定位】鼻尖正中（图11-3-4）。

【主治】①昏迷，惊厥，新生儿窒息；②鼻渊，鼻衄，喘息。

27.水沟（又名人中）

【定位】在人中沟的上1/3与下2/3交界处（图11-3-4）。

【主治】①昏迷，昏厥，中风，中暑，癔病，癫狂痫，急慢惊风；②鼻塞，鼻衄，面肿，口歪，齿痛，牙关紧闭；③闪挫腰痛。

28.兑端

【定位】上唇正中的尖端，红唇与皮肤交接处。

【主治】①昏迷，昏厥，癫狂，癔病；②口歪，口噤，口臭，齿痛；③消渴嗜饮。

29.龈交

【定位】上唇系带与齿龈连接处。

【主治】①口歪，口噤，口臭，齿衄，齿痛，鼻衄，面赤颊肿；②癫狂，项强。

二、任脉

（一）经脉循行

任脉起于小腹内，下出会阴部，向前上行于阴毛部，在腹内沿前正中线上行，经关元等穴至咽喉部，再上行环绕口唇，经过面部，进入目眶下，联系于目。

（二）本经主治

本经腧穴主治少腹、脐腹、胃脘、胸、颈、咽喉、头面等局部病证和相应的内脏病证，部分腧穴有强壮作用或可治疗神志病。

（三）本经腧穴

1.会阴

【定位】男性在阴囊根部与肛门连线的中点处；女性在大阴唇后联合与肛门连线的中点处。

【主治】①溺水窒息，昏迷，癫狂痫；②小便不利，遗尿，阴痛，阴痒，脱肛，阴挺，痔疮；③遗精，月经不调。

2.曲骨

【定位】前正中线上，脐下5寸，当耻骨联合上缘中点处（图11-3-5）。

【主治】①少腹胀满，小便淋沥，遗尿；②阳痿，阴囊湿痒；③月经不调，痛经，赤白带下。

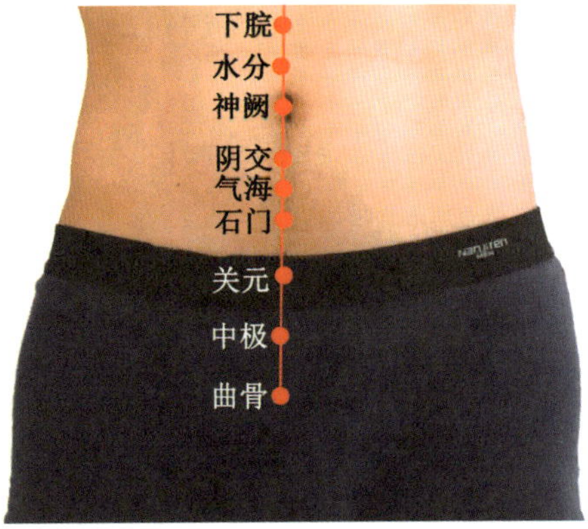

图 11-3-5　任脉（1）

3.中极（膀胱募穴）

【定位】前正中线上，脐下4寸（图11-3-5）。

【主治】①遗尿，小便不利，癃闭；②遗精，阳痿，不育；③月经不调，崩漏，阴挺，阴痒，不孕，产后恶露不止，带下。

4.关元（小肠募穴）

【定位】前正中线上，脐下3寸（图11-3-5）。

【主治】①中风脱证，虚劳冷惫；②少腹疼痛，腹泻，痢疾，脱肛，疝气；③五淋，便血，尿血，尿闭，尿频；④遗精，阳痿，早泄，白浊；⑤月经不调，痛经，经闭，崩漏，带下，阴挺，恶露不尽，胞衣不下。

5.石门（三焦募穴）

【定位】前正中线上，脐下2寸（图11-3-5）。

【主治】①腹胀，腹泻，痢疾，绕脐疼痛；②奔豚，疝气，水肿，小便不利；③遗精，阳痿；④经闭，带下，崩漏，产后恶露不止。

6.气海（肓之原穴）

【定位】前正中线上，脐下1.5寸（图11-3-5）。

【主治】①虚脱，形体羸瘦，脏气衰惫，乏力；②水谷不化，绕脐疼痛，腹泻，痢疾，便秘；③小便不利，遗尿；④遗精，阳痿，疝气；⑤月经不调，痛经，经闭，崩漏，带下，阴挺，产后恶露不止，胞衣不下；⑥水肿，气喘。

7.阴交

【定位】前正中线上，脐下1寸（图11-3-5）。

【主治】①腹痛，水肿，疝气，小便不利；②月经不调，崩漏，带下。

8.神阙

【定位】脐窝中央（图11-3-5）。

【主治】①阳气暴脱，形寒神惫，尸厥，风痫；②腹痛，腹胀，腹泻，痢疾，便秘，脱肛；③水肿，臌胀，小便不利。

9.水分

【定位】前正中线上，脐上1寸（图11-3-6）。

【主治】①水肿，小便不利；②腹痛，腹泻，胃反吐食。

10.下脘

【定位】前正中线上，脐上2寸（图11-3-6）。

【主治】①腹痛，腹胀，腹泻，呕吐，食谷不化；②小儿疳积，痞块。

11.建里

【定位】前正中线上，脐上3寸（图11-3-6）。

【主治】①胃痛，呕吐，食欲不振；②腹胀，腹痛；③水肿。

12.中脘（胃之募穴；八会穴之腑会）

【定位】前正中线上，脐上4寸；或脐与胸剑联合连线的中点处（图11–3–6）。

【主治】①胃痛，腹胀，纳呆，呕吐，吞酸，呃逆，疳积，黄疸；②癫狂痫，脏躁，尸厥，失眠，惊悸，哮喘。

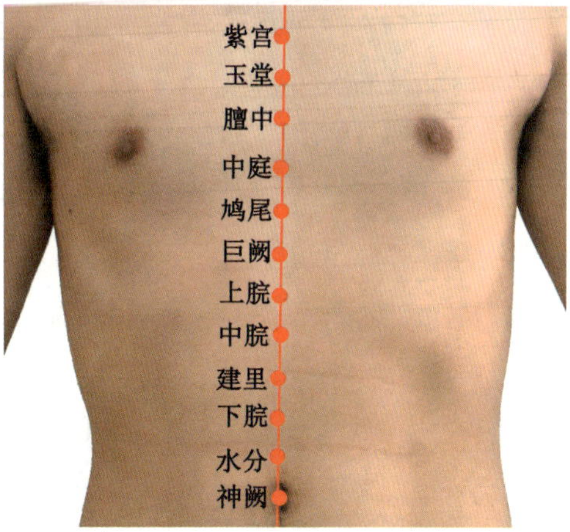

图 11–3–6　任脉（2）

13.上脘

【定位】前正中线上，脐上5寸（图11–3–6）。

【主治】①胃痛，呕吐，呃逆，腹胀；②癫痫。

14.巨阙（心之募穴）

【定位】前正中线上，脐上6寸；或胸剑联合下2寸（图11–3–6）。

【主治】①癫狂痫；②胸痛，心悸；③呕吐，吞酸。

15.鸠尾（任脉络穴；膏之原穴）

【定位】前正中线上，脐上7寸；或剑突下，胸剑联合下1寸（图11–3–6）。

【主治】①癫狂痫；②胸满，咳喘；③皮肤痛或瘙痒。

16.中庭

【定位】胸剑联合的中点处（图11–3–7）。

【主治】①胸腹胀满，噎膈，呕吐；②心痛，梅核气。

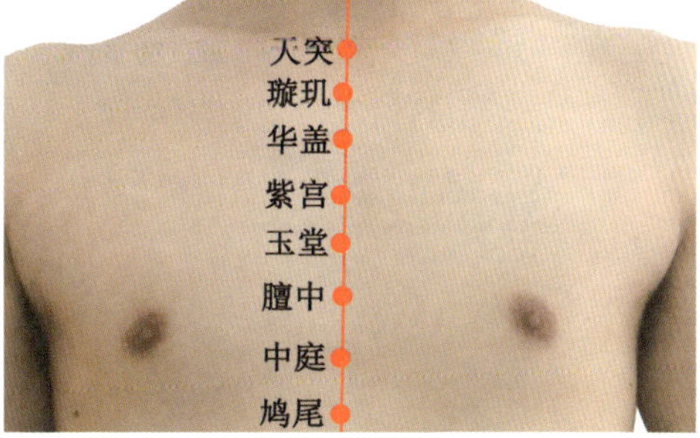

图 11–3–7　任脉（3）

17.膻中（心包募穴；八会穴之气会）

【定位】前正中线上，平第4肋间隙；或两乳头连线与前正中线的交点处（图11–3–7）。

【主治】①咳嗽，气喘，胸闷，心痛，噎膈，呃逆；②产后乳少，乳痈。

18.玉堂

【定位】前正中线上，平第3肋间隙（图11–3–7）。

【主治】①咳嗽，气喘，胸闷，胸痛，乳房胀痛；②喉痹，咽肿。

19.紫宫

【定位】前正中线上，平第2肋间隙（图11–3–7）。

【主治】咳嗽，气喘，胸痛。

20.华盖

【定位】前正中线上，胸骨角的中点处，平第1肋间隙（图11–3–7）。

【主治】咳嗽，气喘，胸痛，喉痹。

21.璇玑

【定位】前正中线上，胸骨柄的中央处（图11–3–7）。

【主治】咳嗽，气喘，胸痛，咽喉肿痛。

22.天突

【定位】胸骨上窝正中（图11–3–7）。

【主治】①咳嗽，哮喘，胸痛，咽喉肿痛；②暴喑，瘿气，梅核气，噎膈。

23.廉泉

【定位】微仰头，在喉结上方，当舌骨体上缘的中点处（图11–3–8）。

【主治】①舌强不语，暴喑，喉痹，吞咽困难；②舌缓流涎，舌下肿痛，口舌生疮。

24.承浆

【定位】颏唇沟的正中凹陷处（图11–3–8）。

【主治】①口歪，齿龈肿痛，流涎；②暴喑，癫狂。

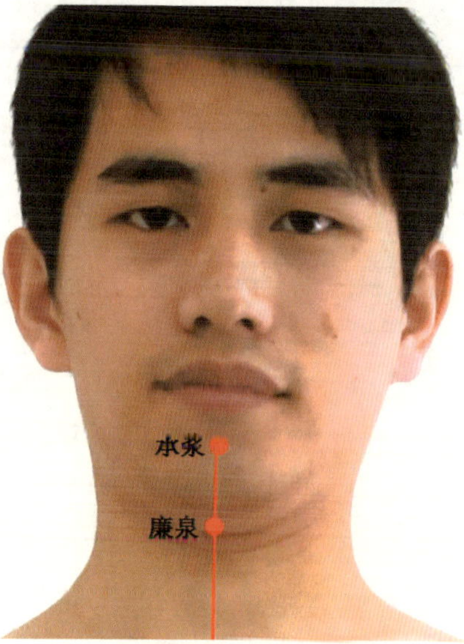

图 11–3–8　任脉（4）

三、冲脉

（一）经脉循行

冲脉起于小腹内，下出于会阴部，向上行于脊柱内；其外行者经气冲与足少阴经交会，沿着腹部两侧，上行至胸中而散，并上达咽喉，环绕口唇；向下的一支，注入足少阴经，从气冲部分出，沿大腿内侧下行进入腘窝中，下行于小腿深部胫骨内侧，到足内踝后的跟骨上缘分出两支，与足少阴经并行；其中向前行的一支，从内踝后的深部跟骨上缘处分出，沿着足背进入大趾间。

（二）主要病候

腹部气逆而拘急。

四、带脉

（一）经脉循行

带脉起于季肋部的下面，斜向下行到带脉、五枢、维道穴，横行绕身一周。

（二）主要病候

腹满，腰部觉冷如坐水中。

五、阴维脉

（一）经脉循行

阴维脉起于小腿内侧，沿大腿内侧上行到腹部，与足太阴经相合，过胸部，与任脉会于颈部。

（二）主要病候

心痛，忧郁。

六、阳维脉

（一）经脉循行

阳维脉起于足跟外侧，向上经过外踝，沿足少阳经上行至髋关节部，经胁肋后侧，从腋后上肩，至前额，再到项后，合于督脉。

（二）主要病候

恶寒发热，腰痛。

七、阴跷脉

（一）经脉循行

阴跷脉起于足舟骨的后方，上行内踝的上面，沿小腿、大腿的内侧直上，经过阴部，向上沿胸部内侧，进入锁骨上窝，上经人迎的上面，过颧部，到目内眦，与足太阳膀胱经和阳跷脉相会合。

（二）主要病候

多眠，癃闭。

八、阳跷脉

（一）经脉循行

阳跷脉起于足跟外侧，经外踝上行腓骨后缘，沿股部外侧和胁后上肩，过颈部上挟口角，进入目内眦，再沿足太阳膀胱经上额，与足少阳经合于风池。

（二）主要病候

不眠，目痛从内眦始。

第四节　经外奇穴

一、概念

奇穴是指有一定名称和明确位置，但未归入或不便归入十四经系统的腧穴。这类腧穴的主治范围比较单纯，多数对某些病证有特殊疗效，因而未归入十四经系统，故称“经外奇穴”。

二、常用奇穴

（一）头颈部穴

1.四神聪

【定位】在顶部，当百会前后左右各1寸，共4穴（图11-4-1）。

【主治】①头痛，眩晕，失眠，健忘，癫痫；②目疾。

2.鱼腰

【定位】在额部，瞳孔直上，眉毛中（图11-4-2）。

【主治】①眉棱骨痛；②眼睑瞤动，眼睑下垂，目赤肿痛，目翳；③口眼㖞斜。

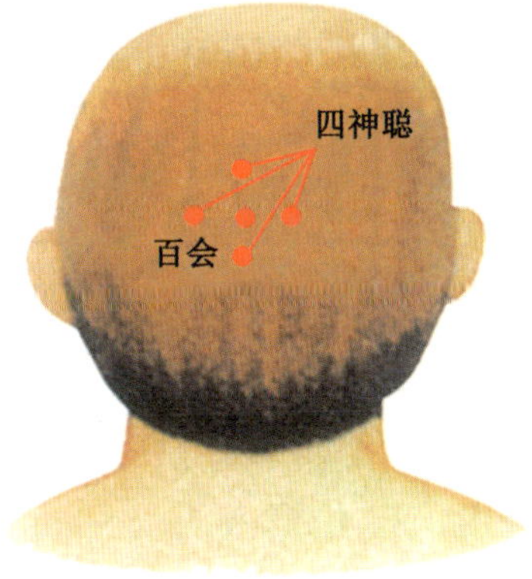

图 11-4-1 经外奇穴（1）

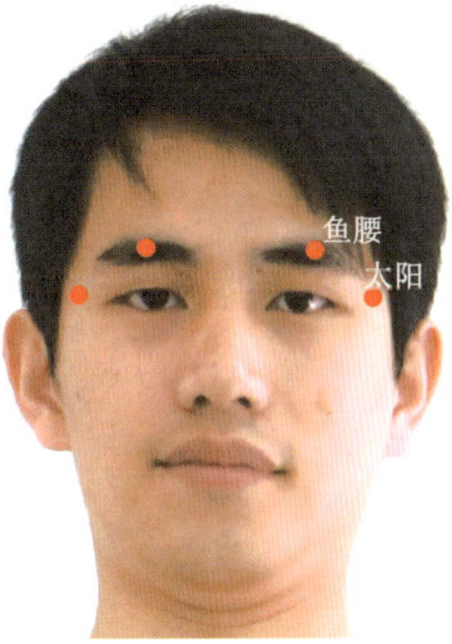

图 11-4-2 经外奇穴（2）

3.上明

【定位】在额部，眉弓中点，眶上缘下。

【主治】目疾。

4.太阳

【定位】在颞部，当眉梢与目外眦之间，向后约一横指的凹陷处（图11-4-2）。

【主治】①头痛；②目疾；③面瘫。

5.耳尖

【定位】在耳廓的上方，当折耳向前，耳廓上方的尖端处（图11-4-3）。

【主治】①目疾；②头痛；③咽喉肿痛。

6.球后

【定位】在面部，当眶下缘外1/4与内3/4交界处。

【主治】目疾。

7.上迎香

【定位】在面部，当鼻翼软骨与鼻甲的交界处，近鼻唇沟上端处。

【主治】鼻渊，鼻部疮疖。

8.内迎香

【定位】在鼻孔内，当鼻翼软骨与鼻甲交界的黏膜上。

【主治】①目赤肿痛，热病，中暑；②鼻疾，喉痹；③眩晕。

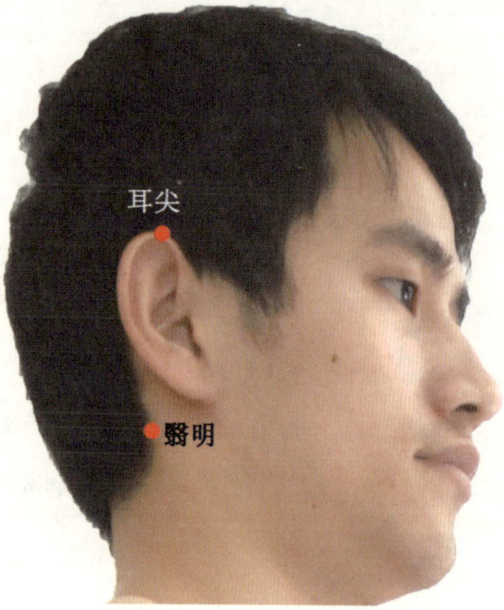

图 11-4-3　经外奇穴（3）

9.夹承浆

【定位】在面部，承浆穴旁开1寸处。

【主治】齿龈肿痛，口㖞。

10.金津、玉液

【定位】在口腔内，当舌系带两侧静脉上，左为金津，右为玉液。

【主治】①口疮，舌强，舌肿；②呕吐，消渴。

11.牵正

【定位】在面颊部，耳垂前0.5~1寸处。

【主治】口㖞，口疮。

12.翳明

【定位】在项部，当翳风后1寸（图11-4-3）。

【主治】①头痛，眩晕，失眠；②目疾，耳鸣。

（二）胸腹部穴

1.子宫

【定位】在下腹部，当脐中下4寸，中极旁开3寸（图11-4-4）。

【主治】①阴挺；②月经不调，痛经，崩漏；③不孕。

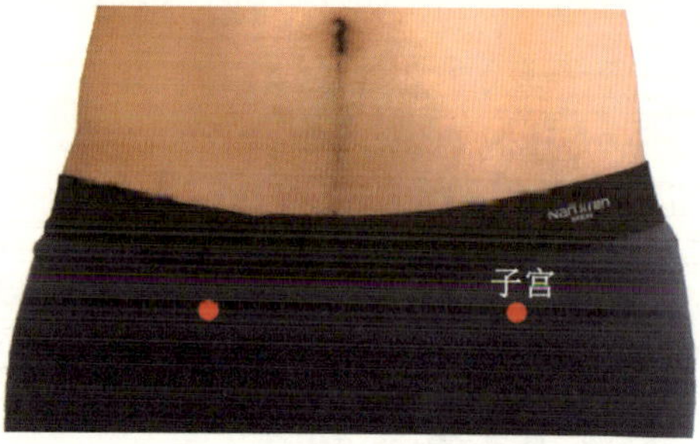

图 11-4-4　经外奇穴（4）

2.三角灸

【定位】以病人两口角之间的长度为一边，作等边三角形，将顶角置于病人脐心，底边呈水平线，两底角处是该穴。

【主治】疝气，腹痛。

（三）背部穴

1.夹脊

【定位】在背腰部，当第1胸椎至第5腰椎棘突下两侧，后正中线旁开0.5寸，一侧17穴，左右共34穴（图11-4-5）。

【主治】适应范围较广，其中上胸部的腧穴治疗心肺、上肢疾病；下胸部的腧穴治疗胃肠疾病；腰部的腧穴治疗腰腹及下肢疾病。

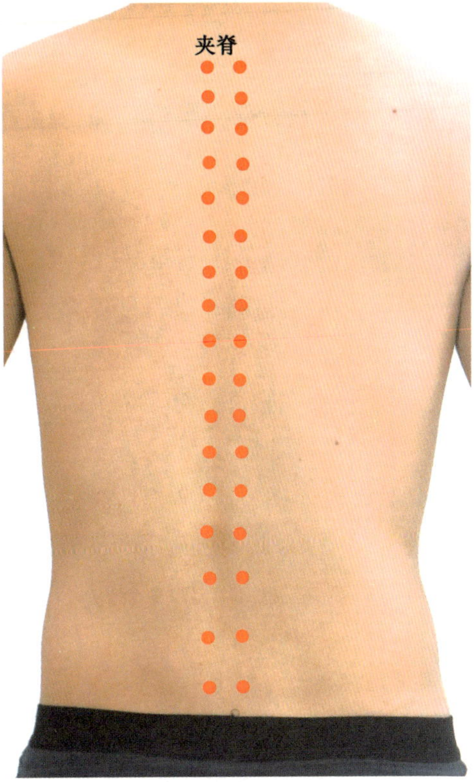

图11-4-5　经外奇穴（5）

2.安眠

【定位】在项部，当翳风穴与风池穴连线的中点。

【主治】①失眠，头痛，眩晕；②心悸；③癫狂。

3.定喘

【定位】在背部，当第7颈椎棘突下，旁开0.5寸（图11-4-6）。

【主治】①哮喘，咳嗽；②肩背痛，落枕。

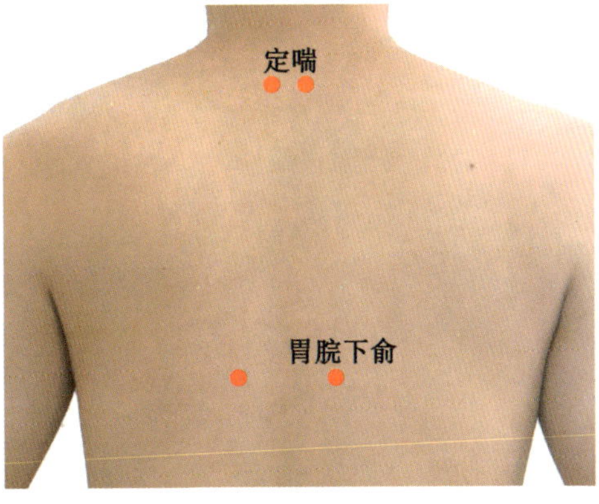

图11-4-6　经外奇穴（6）

4.血压点

【定位】位于颈后部，第6、7颈椎棘突之间左右各旁开2寸处。

【主治】①高血压病，低血压病；②头项强痛，落枕。

5.结核穴

【定位】在项部，当第7颈椎棘突下旁开3.5寸。

【主治】肺痨。

6.胃脘下俞

【定位】在背部，当第8胸椎棘突下，旁开1.5寸（图11-4-6）。

【主治】①胃痛，腹痛，胸胁痛；②消渴。

7.腰眼

【定位】在腰部，当第4腰椎棘突下，旁开约3.5寸凹陷中（图11-4-7）。

【主治】①腰痛；②月经不调，带下；③虚劳。

8.十七椎

【定位】在腰部，当后正中线上，第5腰椎棘突下（图7-4-7）。

【主治】①腰腿痛，下肢瘫痪；②崩漏，月经不调；③小便不利。

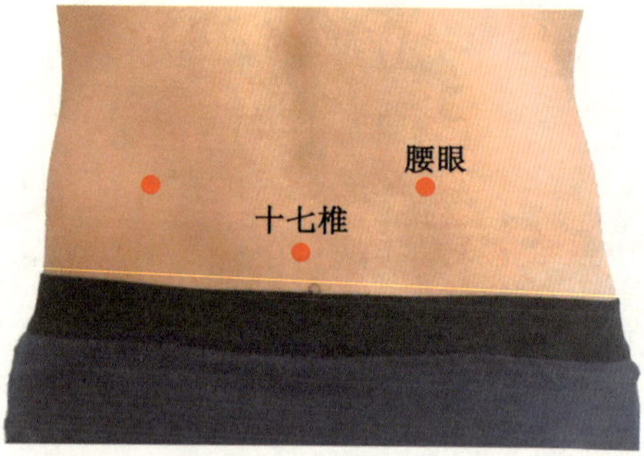

图11-4-7　经外奇穴（7）

9.腰奇

【定位】在骶部，当尾骨端直上2寸，骶角之间凹陷中。

【主治】①癫痫，头痛，失眠；②便秘。

（四）上肢穴

1.肩前

【定位】在肩部，正坐垂臂，当腋前皱襞顶端与肩髃穴连线的中点。

【主治】肩臂痛，臂不能举。

2.肘尖

【定位】在肘后部，屈肘当尺骨鹰嘴的尖端。

【主治】①瘰疬；②痈疽；③肠痈。

3.二白

【定位】在前臂掌侧，腕横纹上4寸，桡侧腕屈肌腱的两侧，一侧各1穴，一臂2穴，左右两臂共4穴（图11–4–8）。

【主治】①痔疾，脱肛；②前臂痛，胸胁痛。

4.中魁

【定位】在中指背侧近侧侧指间关节的中点处。握拳取穴。

【主治】噎膈，呕吐，食欲不振，呃逆。

5.腰痛点

【定位】在手背侧，当第2、第3掌骨及第4、第5掌骨之间，当腕横纹与掌指关节中点处，一侧2穴，左右共4穴。

【主治】急性腰扭伤。

6.落枕穴

【定位】在手背侧，当第2、第3掌骨间，指掌关节后约0.5寸处。

【主治】①落枕，手臂痛；②胃痛。

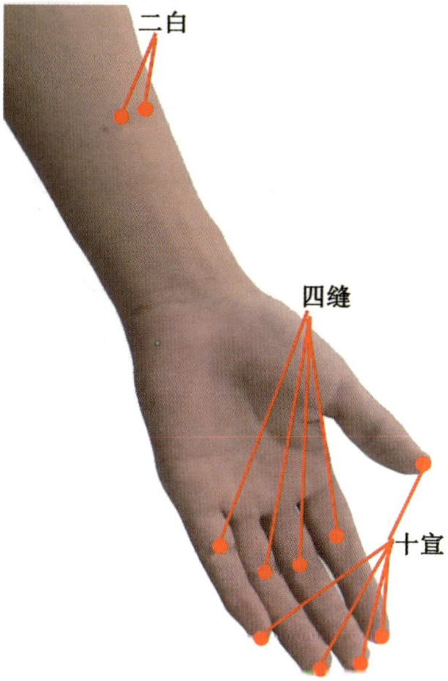

图 11–4–8　经外奇穴（8）

7.外劳宫

【定位】左手背侧，当第2、第3掌骨间，指掌关节后约0.5寸处（指寸）。

【主治】①落枕，手臂肿痛；②脐风。

8.八邪

【定位】在手背侧，微握拳，第1至第5指间，指蹼缘后方赤白肉际处，左右共 8穴。

【主治】①手背肿痛，手指麻木；②烦热，目痛；③毒蛇咬伤。

9.四缝

【定位】在第2至第5指掌侧，近端指关节的中央，一手4穴，左右共8穴（图11–4–8）。

【主治】①小儿疳积；②百日咳。

10.十宣

【定位】在手十指尖端，距指甲游离缘0.1寸（指寸），左右共10穴（图11–

4–8）。

【主治】①昏迷；②癫痫；③高热，咽喉肿痛。

（五）下肢穴

1.环中

【定位】在臀部，环跳穴与腰俞穴连线的中点。

【主治】坐骨神经痛，腰痛，腿痛。

2.百虫窝

【定位】屈膝，在大腿内侧，髌底内侧端上3寸，即血海上1寸（图11–4–9）。

【主治】①虫积；②风湿痒疹，下部生疮。

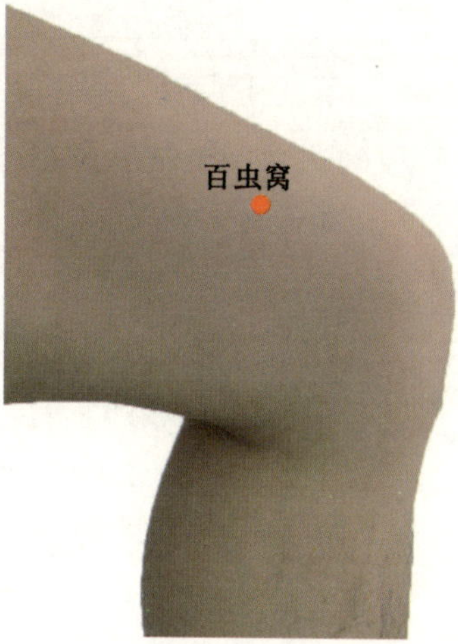

图 11–4–9　经外奇穴（9）

3.鹤顶

【定位】在膝上部，髌底的中点上方凹陷处。

【主治】膝痛，足胫无力，瘫痪。

4.膝眼

【定位】屈膝，在髌韧带两侧凹陷处。在内侧的称内膝眼，在外侧的称外膝眼（图11–4–10）。外膝眼又称犊鼻穴。

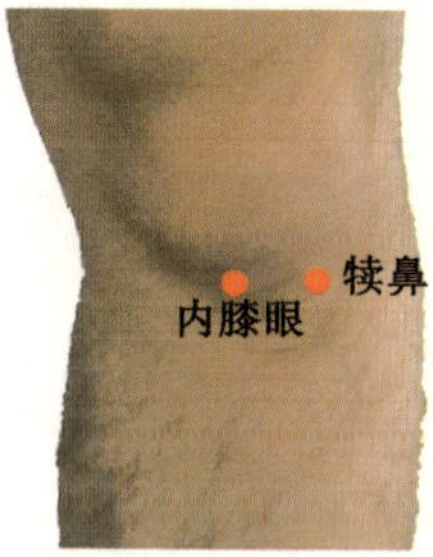

图 11–4–10　经外奇穴（10）

【主治】①膝痛，腿痛；②脚气。

5.胆囊

【定位】在小腿外侧上部，当腓骨小头前下方凹陷处（阳陵泉）直下2寸

（图11-4-11）。

【主治】① 急慢性胆囊炎，胆石症，胆道蛔虫症；②下肢痿痹。

6.阑尾

【定位】在小腿前侧上部，当犊鼻下5寸，胫骨前缘旁开一横指（图11-4-11）。

【主治】①急慢性阑尾炎；②消化不良；③下肢痿痹。

7.内踝尖

【定位】在足内侧面，内踝凸起处。

【主治】①牙痛，乳蛾；②小儿不语；③霍乱；④转筋。

8.外踝尖

【定位】在足外侧面，外踝凸起处（图11-4-11）。

【主治】①脚趾拘急，踝关节肿痛；②脚气；③牙痛。

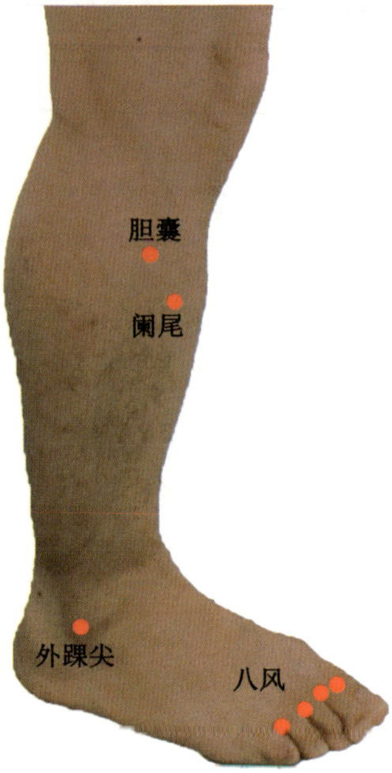

图11-4-11 经外奇穴（11）

9.八风

【定位】在足背侧，第1至第5趾间，趾蹼缘后方赤白肉际处，一足4穴，左右共8穴（图11-4-11）。

【主治】①足跗肿痛，趾痛；②毒蛇咬伤；③脚气。